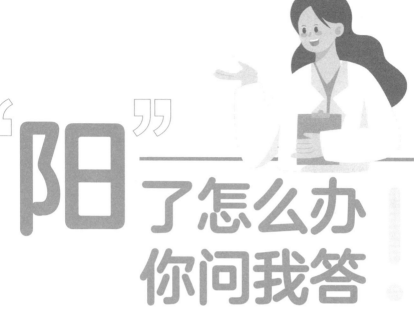

"阳"了怎么办 你问我答

新冠康复指导手册

主　审　迟春花

主　编　任菁菁

副主编　顾文钦　吴李鸣

U0284104

人民卫生出版社

·北　京·

图书在版编目（CIP）数据

"阳"了怎么办，你问我答：新冠康复指导手册 /
任菁菁主编. 一北京：人民卫生出版社，2023.6
ISBN 978-7-117-34957-4

Ⅰ.①阳… Ⅱ.①任… Ⅲ.①新型冠状病毒 – 病毒病
– 康复 – 手册 Ⅳ.①R512.930.9–62

中国国家版本馆 CIP 数据核字（2023）第 103436 号

"阳"了怎么办，你问我答——新冠康复指导手册
"Yang" le Zenmeban, Niwen Woda——Xinguan Kangfu Zhidao Shouce

主　　编	任菁菁
出版发行	人民卫生出版社（中继线 010-59780011）
地　　址	北京市朝阳区潘家园南里 19 号
邮　　编	100021
E - mail	pmph @ pmph.com
购书热线	010-59787592　010-59787584　010-65264830
印　　刷	廊坊一二〇六印刷厂
经　　销	新华书店
开　　本	889×1194　1/32　印张：10.5
字　　数	273 千字
版　　次	2023 年 6 月第 1 版
印　　次	2023 年 6 月第 1 次印刷
标准书号	ISBN 978-7-117-34957-4
定　　价	59.00 元

打击盗版举报电话	010-59787491	E- mail	WQ @ pmph.com
质量问题联系电话	010-59787234	E- mail	zhiliang @ pmph.com
数字融合服务电话	4001118166	E- mail	zengzhi @ pmph.com

序

新冠病毒感染流行期间，全国各地积极应对。浙江大学医学院附属第一医院始终坚持人民至上、生命至上的原则，"新十条"发布以来，医院累计收治新冠病毒感染患者 6 000 余人，其中重型及危重型患者近 800 例，出版和发布一系列专著和指南，对全国的新冠病毒感染的防控工作起到了卓有成效的指导作用。

然而，新冠病毒感染后的康复任务任重道远，浙江大学医学院附属第一医院全科医学科任菁菁主任为提升群众对新冠病毒感染自我照护和康复能力，联合省内外全科医学、老年医学、妇儿、护理及社区防控等领域专家，收集和整理有关新冠病毒感染的最新国内外资料，并总结相关防控实战经验编著此书，为广大人民群众和基层医疗机构医务人员提供了专业的新冠病毒感染后居家康复的指导。

每个人都是自己健康的第一责任人，科学防疫尤为重要。新冠病毒感染目前仍在被不断研究、不断总结，我相信此书的编委团队将一如既往致力于健康教育工作。衷心祝贺本书的出版！

浙江大学医学院附属第一医院党委书记　梁廷波

2023 年 5 月

主审寄语

　　为帮助广大人民群众更好地认识新冠病毒，提高自我防护能力，浙江大学医学院附属第一医院全科医学科任菁菁主任集结全国众多全科医学、老年医学、妇儿、护理及社区防控等领域专家编著了本书。

　　本书从疫苗接种、自我照护、合理用药到特殊人群的康复治疗等人民群众普遍关心的问题进行讲解，旨在提高人民群众的健康素养；同时，也结合新冠病毒感染相关症状、常见慢性病等案例进行分析讲解，为基层医疗机构医务人员提供专业指导，充分发挥全科医生的专业特色，为群众健康保驾护航。

　　本书内容丰富，通俗易懂，实用性强，衷心祝贺本书出版，并期待其能够成为医务工作者的助手，并为促进广大人民群众健康提供帮助。

中华医学会全科医学分会主任委员

迟春花

2023 年 5 月

前言

目前，广大群众普遍渴望深入了解新冠病毒防控常识，因此亟需一本具有健康指导意义的书籍作为指导。

基于此情况，由浙江大学附属第一医院全科医学科牵头，邀请来自全国各综合医院、妇儿专科医院、社区卫生服务中心等 30 多家医疗机构的多名来自全科医学、老年医学、妇儿医学、护理及社区卫生管理专家，共同编著了本书。

本书严格按照国家发布的关于新冠病毒感染诊疗方案最新指南和规范编写，充分体现了科学性、严谨性与实用性。共包括三部分内容，分别为概述篇、问答篇、案例与拓展篇，切合当下主题，能够帮助人民群众更全面地了解新冠病毒感染相关健康常识。全书主要内容采取问答方式，问题易定位且具有实际指导意义，内容详实而易懂，具有较好的健康宣教科普价值，适用于广大人民群众和基层医疗机构医务人员。

在编写过程中，全体编者高度负责、精益求精。但因新冠病毒感染的研究目前仍在不断进展中，本书内容可能会存在疏漏之处，加之编写时间仓促，恳请读者不吝指正！

任菁菁

2023 年 5 月

目录

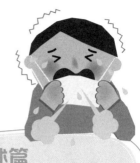

第一篇　概述篇

第二篇　问答篇

第三篇　案例与拓展篇

第一篇

概述篇

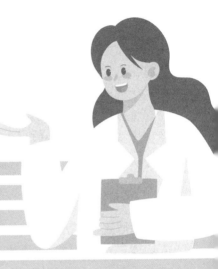

第一章

新型冠状病毒病原体

新型冠状病毒（简称"新冠病毒"）传染性比较强，其病原体是一种先前未在人类发现的冠状病毒。2022 年 12 月 26 日，国家卫生健康委员会宣布将"新型冠状病毒肺炎"更名为"新型冠状病毒感染"。由于新冠病毒感染与其他多种呼吸道感染疾病在临床表现上有许多相似之处，给临床诊断带来了很多困难，因此充分认识该病原体，才能对症下药、精准治疗。

一、病原体介绍

病原体指能引起疾病的微生物和寄生虫的统称，包括病毒、衣原体、立克次体、支原体、细菌、螺旋体和真菌等，其中，病毒是重要的一种病原体。病毒本身不具有细胞结构，无法独立生长和复制，但可以利用宿主细胞系统进行复制，从而感染所有具有细胞的生命体，引发疾病。

病毒的形状和大小（统称形态）各异。由病毒引起的人类疾病种类繁多，已经确定的如伤风、流感、水痘等一般性疾病，以及天花、艾滋病、严重急性呼吸综合征（severe acute respiratory syndrome，SARS）和禽流感等严重疾病。还有一些疾病可能是以病毒为致病因子，例如：人类疱疹病毒 6 型与一些神经性疾病如多发性硬化症和慢性疲劳综合征可能相关。病毒能够导致疾病的能力被称为毒力。

冠状病毒最早发现于 20 世纪 30 年代，该病毒的外表面类似冠状突起，在电子显微镜下可以看到冠状构造，因此得名。在新冠病毒之前，共发现 6 种可感染人类的冠状病毒，冠状病毒感染主要引起从普通感冒到重症肺部感染等不同的临床症状，如中东呼吸综合征（Middle East respiratory syndrome，MERS）和 SARS。此外，冠状病毒还可引起婴儿和新生儿急性胃肠炎，主要症状是水样便、发热、呕吐等，严重者甚至出现血水样便，极少数情况下可引起神经系统综合征。

本书所指的"新冠病毒"，中文全称是"新型冠状病毒"，其英文名称为"SARS-CoV-2（severe acute respiratory syndrome coronavirus 2）"。新冠病毒是已知的第 7 种可以感染人的冠状病毒，属 β 亚类的单股正链 RNA 病毒。

二、发现和命名

2019 年 12 月 31 日，国家疾病预防控制中心研究团队通过对 3 例患者的肺泡灌洗液进行全基因组测序，发现了一种新的乙型冠状病毒属（beta coronavirus）病毒。2020 年 1 月 6 日，该病毒被成功分离，并确认该病毒是一种尚未在人类发现的新病毒，属于与 MERS 和 SARS 不一样的新分支。

2020 年 2 月 11 日，世界卫生组织将新冠病毒感染的肺炎命名为"COVID-19（corona virus disease 2019）"。与此同时，国际病毒分类委员会声明，将新冠病毒命名为"SARS-CoV-2（severe acute respiratory syndrome coronavirus 2）"，同年 2 月 22 日，国家卫生健康委员会发布通知，"新型冠状病毒肺炎"英文名称对应修订为"COVID-19"。

2021 年 5 月 31 日世界卫生组织宣布，决定使用希腊字母命名新冠病毒的主要变异毒株。按该命名规则，我们较为熟悉的毒株有：2020 年 10 月发现于印度的新冠病毒变异毒株（编号 B.1.617.2）命名为德尔塔变异病毒；2021 年 11 月发现于南非的新冠病毒变异毒株（编号 B.1.1.529）命名为奥密克戎变异株等。

（陈碧华　顾文钦）

第二章
新冠病毒感染的诊断与治疗

随着《关于对新型冠状病毒感染实施"乙类乙管"的总体方案》的发布，我国新冠病毒感染诊疗工作进入了新阶段，明确诊断、合理治疗对于有效控制新冠病毒感染的发展至关重要。

一、新冠病毒感染的临床表现

新冠病毒感染的主要临床表现为咽干、咽痛、咳嗽、发热等，发热多为中低热，部分病例亦可表现为高热，热程多不超过3日；部分患者可伴有肌肉酸痛、嗅觉和味觉减退或丧失、鼻塞、流涕、腹泻、结膜炎等。少数患者病情会继续发展，发热持续，并出现肺炎相关表现。重症患者多在发病 5～7 日后出现呼吸困难和/或低氧血症。严重者可快速进展为急性呼吸窘迫综合征、脓毒症休克、难以纠正的代谢性酸中毒和凝血功能障碍，以及多器官功能衰竭等；极少数患者还可有中枢神经系统受累等表现。儿童感染后临床表现与成人相似，高热相对多见。大多数患者预后良好，病情危重者多见于老年人、有慢性基础疾病者、晚期妊娠和围产期女性、肥胖人群等。

二、新冠病毒感染的辅助检查

由于新冠病毒感染（主要指奥密克戎变异株）无症状人群和轻型患者（有症状，但影像检查无肺炎表现）约占 90%，因此实验室检查已成为诊断新冠病毒感染的重要手段。

（一）一般检查

新冠病毒感染的一般实验室检查包括血液检查、生化检查等。发病早期患者外周血白细胞总数正常或减少，可见淋巴细胞计数减少，部分患者可出现转氨酶、乳酸脱氢酶、肌酶、肌红蛋白、肌钙蛋白和铁蛋白增高。部分患者 C 反应蛋白和红细胞沉降率升高，降钙素原正常。重型、危重型病例可见 D- 二聚体升高，外周血淋巴细胞进行性减少，炎症因子升高。

（二）病原学检测

病原学检测是目前新冠病毒感染诊断的主要依据，方法主要有核酸检测、抗原检测、抗体检测和病毒分离培养 4 种。

1. **核酸检测**　核酸检测的灵敏度和特异度高，目前是新冠病毒感染的"金标准"，通过荧光定量 PCR 的方法，将基因序列扩增，通过检测荧光信号来判断检测标本中是否带有病毒的核酸。核酸检测对实验室、仪器设备和技术人员的要求较高，且检测耗时较长。

2. **抗原检测**　抗原检测的原理是利用特异性的抗体直接与病毒的外壳结合并显色，达到诊断的目的。适用于高风险、高流行地区的人群检测，也用于隔离观察人员和有抗原自我检测需求的社区居民。抗原检测的灵敏度与感染者病毒载量成正相关，病毒抗原检测阳性支持诊断，但阴性不能排除（即容易出现"假阳性"）。

3. **抗体检测（血清学检测）**　感染新冠病毒或接种疫苗后，机体免疫系统会产生识别和中和病毒的抗体，因此可通过检测免疫球蛋白（immunoglobulin，Ig）G 和 IgM 抗体起到辅助诊断的作用。其中，新冠病毒特异性 IgM 抗体、IgG 抗体在发病 1 周内阳性率均较低。若恢复期 IgG 抗体水平为急性期 4 倍或以上，则有回顾性诊断意义。

4. **病毒分离培养**　从呼吸道标本、粪便标本等可分离、培养获得新冠病毒。

（三）影像学检查

新冠病毒感染合并肺炎早期肺部呈现多发小斑片影及间质改

变，以肺外带明显，进而发展为两肺多发磨玻璃影、浸润影，严重者可出现肺实变，胸腔积液少见。

三、新冠病毒感染的诊断

对于新冠病毒感染的诊断，主要结合流行病学史、临床症状、核酸/抗原的检查结果综合判断，以新冠病毒核酸检测阳性作为主要的诊断依据。当前，我国对于新冠病毒感染的诊断标准如下。

1. 具有新冠病毒感染的相关临床表现。

2. 具有以下一种及以上病原学、血清学检查结果。

（1）新冠病毒核酸检测阳性。

（2）新冠病毒抗原检测阳性。

（3）新冠病毒分离、培养阳性。

（4）恢复期新冠病毒特异性 IgG 抗体水平为急性期的 4 倍及以上。

四、新冠病毒感染的鉴别诊断

注意与其他病毒（如流感病毒、腺病毒、呼吸道合胞病毒等）引起的病毒性肺炎相鉴别，此类感染以流涕、咽痛、肌痛、头痛、呼吸困难为主要症状，嗅觉和味觉改变不明显，病原学检查有助于区分。同时要与细菌性肺炎、非感染性疾病（如血管炎、皮肌炎、机化性肺炎、其他心脏疾病等）相鉴别，需要通过临床和辅助检查进一步区别。儿童出现皮疹及或黏膜损害时，注意与川崎病的鉴别。

五、新冠病毒感染的临床分型

（一）临床分型

我国将新冠病毒感染者根据严重程度分为轻型、中型、重型和危重型。

1. **轻型** 以上呼吸道感染为主要表现，如咽干、咽痛、咳嗽、发热等。

2. **中型** 持续高热 > 3 日和 / 或咳嗽、气促等，但呼吸频率（respiratory rate，RR） < 30 次 /min、静息状态下吸空气时指氧饱和度 > 93%。影像学可见特征性新冠病毒感染导致的肺炎表现。

3. **重型** 分为成人诊断标准和儿童诊断标准。

（1）成人诊断标准：符合下列任何一条且不能以新冠病毒感染以外其他原因解释可诊断为重型。

1）出现气促，RR ≥ 30 次 /min。

2）静息状态下，正常呼吸时指氧饱和度 ≤ 93%。

3）动脉血氧分压（PaO_2） / 吸氧浓度（FiO_2） ≤ 300mmHg（1mmHg = 0.133kPa），高海拔（海拔超过 1 000m）地区应根据以下公式对 PaO_2/FiO_2 进行校正：PaO_2/FiO_2 × [760/ 大气压（mmHg）]。

4）临床症状进行性加重，肺部影像学显示 24 ~ 48 小时内病灶明显进展 > 50%。

（2）儿童诊断标准：符合下列任何一条可诊断为重型。

1）超高热或持续高热超过 3 日。

2）出现气促（ < 2 月龄：RR ≥ 60 次 /min；2 ~ 12 月龄：RR ≥ 50 次 /min；1 ~ 5 岁：RR ≥ 40 次 /min； > 5 岁：RR ≥ 30 次 /min），且除外发热和哭闹的影响。

3）静息状态下，正常呼吸时指氧饱和度 ≤ 93%。

4）出现鼻翼扇动、三凹征、喘鸣或喘息。

5）出现意识障碍或惊厥。

6）拒食或喂养困难，有脱水症状。

4. **危重型** 符合以下情况之一者可判断为危重型。

（1）出现呼吸衰竭，且需要机械通气。

（2）出现休克。

（3）合并其他器官功能衰竭需进入重症监护病房（intensive care unit，ICU）监护治疗。

六、新冠病毒感染的治疗

基层医疗机构对于新冠病毒感染患者应因地制宜，积极开展中西医结合治疗，具体措施如下。

（一）一般治疗

1. **隔离治疗** 按乙类呼吸道传染病要求隔离治疗。

2. **保证充分能量和营养摄入** 每日摄入 25~30kcal/kg（1kcal = 4.184kJ）热量，注意水、电解质平衡，以清淡饮食为主，推荐摄入适量的优质蛋白质、足够的碳水化合物、新鲜的水果和蔬菜。无法自主进食者，可考虑经鼻胃管或空肠营养管补充营养液，如难以耐受肠内营养，可考虑肠外营养。

3. **对症治疗** 对高热者可进行物理降温、应用解热药物；对咳嗽、咳痰者给予止咳祛痰药物。

4. **监测** 对重症高危人群应进行生命体征监测，特别是静息和活动后的指氧饱和度等（若指氧饱和度 ≤ 93%，建议患者就诊），同时对基础疾病相关指标进行监测。

5. **检查** 根据病情进行必要的检查，如血常规、尿常规、C反应蛋白、生化指标（电解质、转氨酶、心肌酶、肾功能等）、凝血功能、动脉血气分析、胸部影像学等。

6. **根据病情给予规范有效的氧疗处理** 若患者出现憋气、呼吸困难等情况，应测指氧饱和度，指氧饱和度 ≥ 95% 不需要吸氧；指氧饱和度降至 93%~94%，可家庭吸氧。氧疗注意事项如下。

（1）氧流量不超过 2L/min。

（2）氧浓度 30%~40%。

（3）若为轻度缺氧，给予间断吸氧，每日 6 小时，无须持续吸氧。如有慢性阻塞性肺疾病或肺部基础疾病，可给予持续吸氧，每日吸氧时间可在 15 小时以上，避免二氧化碳潴留，定期专科复诊。

（4）吸氧的同时应湿化氧气，不仅能改善缺氧，而且能促进排痰。

7. 抗菌治疗　新冠病毒感染可引起发热、脓痰或脓涕，部分患者剧烈咳嗽可能出现咯血，但抗生素治疗无效，且可致抗生素相关不良反应，因此应避免盲目或不恰当地使用，尤其是联合使用广谱抗生素。对于体温明显改善后又再次升高、长时间大量脓痰或脓涕者，应由医生化验检查评估是否合并细菌感染，决定是否需要应用抗生素。

8. 有基础疾病者应给予对基础疾病的相应治疗。

（二）抗病毒治疗

1. 奈玛特韦/利托那韦（片剂）　通称"Paxlovid"，适用于发病 5 日以内的轻、中型且伴有进展为重型的高风险因素的成年患者。用法：奈玛特韦 300mg 与利托那韦 100mg 同时服用，每 12 小时 1 次，连续服用 5 日。不得与哌替啶、雷诺嗪等药物联用。只有当母亲潜在获益大于胎儿潜在风险时，才能在妊娠期使用。不建议哺乳期使用。中度肾功能损伤者应将奈玛特韦减半服用，重度肝、肾功能损伤者禁用。

2. 阿兹夫定（片剂）　适用于中型新冠病毒感染的成年患者。用法：空腹整片吞服，每次 5mg，每日 1 次，疗程不超过 14 日。使用前应详细阅读说明书，注意与其他药物的相互作用、不良反应等问题。不建议在妊娠期和哺乳期使用，中、重度肝、肾功能损伤患者慎用。

3. 莫诺拉韦（胶囊）　适用于发病 5 日以内的轻、中型且伴有进展为重型的高风险因素的成年患者。用法：口服，每次 800mg，每 12 小时 1 次，连续服用 5 日。不建议在妊娠期和哺乳期使用。

（三）免疫治疗

可使用糖皮质激素，对于氧合指标进行性恶化、影像学进展迅速、机体炎症反应过度激活状态的重型和危重型患者，酌情短期内（不超过 10 日）使用，建议选择地塞米松（每日 5mg）或甲泼尼龙（每日 40mg），避免长时间、大剂量使用糖皮质激素，以减少副作用。

（四）抗凝治疗

用于具有发展为重型的高风险因素、病情进展较快的中型病例，以及重型和危重型病例，无禁忌证的情况下可给予治疗剂量的低分子量肝素或普通肝素。如发生血栓栓塞事件，需按照相应指南进行治疗。

（五）俯卧位治疗

对具有发展为重型的高风险因素、病情进展较快的中、重型及危重型患者，应当给予规范的俯卧位治疗。

具体操作：准备 3 个枕头，分别放于脚踝处、胸下、头侧，使患者双手放松置于身体两侧，头偏向一侧，保持口鼻通畅，尽量取俯卧位，一般维持 2～4 小时后变换为仰卧位 1～2 小时，再改为俯卧位，每日重复 3～6 次，建议每日治疗时间不少于 12 小时。对于确实取俯卧位有困难者，可改为侧卧位。

（六）心理干预

患者常存在紧张焦虑情绪，应当加强心理疏导，必要时辅以药物治疗。

（七）中医治疗

针对早期新冠病毒感染者，根据《新型冠状病毒感染诊疗方案（试行第十版）》《上海市新型冠状病毒感染中医药诊疗专家共识（2022 春季版）》《新冠病毒感染者居家中医药干预指引》《关于在城乡基层充分应用中药汤剂开展新冠病毒感染治疗工作的通知》等文件中推荐的中成药或中药协定方，进行居家治疗。

1. 各型通用

（1）推荐处方：清肺排毒汤加减。

（2）服法：每日 1 剂，水煎服。早晚各服 1 次，餐后 40 分钟服用，3 日为 1 个疗程。

（3）推荐中成药：清肺排毒颗粒。

2. 轻型

（1）疫毒束表证

1）临床表现：发热头痛、无汗、身体酸痛、咽痒或干痛、痰黏少、鼻塞浊涕。舌红，苔薄白或薄黄，脉浮数。

2）推荐处方：葛根、荆芥、柴胡、黄芩、薄荷、桂枝、白芍、金银花、桔梗、枳壳、前胡、川芎、白芷、甘草。

3）服法：每日1剂，分2～4次，每次100～200ml，水煎服。以下处方服用方法相同（如有特殊，请遵医嘱）。

（2）寒湿郁肺证

1）临床表现：发热、乏力、周身酸痛、咽干，或恶心、腹泻、大便黏。舌淡胖、苔白腻、脉濡或滑。

2）推荐处方：寒湿疫方加减。

（3）湿热蕴肺证

1）临床表现：发热、周身酸痛、咽干咽痛、口干不欲多饮，或咳嗽痰少，或胸闷、纳呆、腹泻、大便黏腻。舌红略胖，苔白腻或黄，脉滑数或濡。

2）推荐处方：槟榔、草果、厚朴、知母、黄芩、柴胡、赤芍、连翘、青蒿、苍术、大青叶、甘草。

（4）推荐中成药：藿香正气胶囊、疏风解毒胶囊、清肺排毒颗粒、连花清瘟胶囊（颗粒）等。

（5）针灸治疗推荐穴位：合谷、后溪、阴陵泉、太溪、肺俞、脾俞。

3. 中型

（1）湿毒郁肺证

1）临床表现：发热、咳嗽、恶风寒、周身酸痛、咽干咽痛，或憋闷、腹胀便秘。舌红或暗，舌胖，苔腻，脉滑数或弦滑。

2）推荐处方：宣肺败毒方加减。

（2）寒湿阻肺证

1）临床表现：低热、身热不扬，或未热、干咳、少痰、倦怠乏力、胸闷、脘痞，或呕恶、便溏。舌质淡或淡红，苔白或白腻，脉濡。

2）推荐处方：苍术、陈皮、厚朴、广藿香、草果、麻黄、羌活、生姜、槟榔。

（3）疫毒夹燥证

1）临床表现：发热、咳嗽、咽干、咽痛，或便秘。舌质淡，苔薄白少津而干，脉浮紧。

2）推荐处方：宣肺润燥解毒方加减。

（4）推荐中成药：金花清感颗粒、连花清瘟胶囊（颗粒）、清肺排毒颗粒、宣肺败毒颗粒、散寒化湿颗粒等。

（5）针灸治疗推荐穴位：内关、孔最、曲池、气海、阴陵泉、中脘。

4. 恢复期

（1）肺脾气虚证

1）临床表现：气短、倦怠乏力、纳差、呕恶、痞满、排便无力、便溏不爽。舌淡胖，苔白腻。

2）推荐处方：香砂六君子汤加减。

（2）气阴两虚证

1）临床表现：乏力、气短、口干、口渴、心悸、汗多、纳差、干咳少痰。舌红少津，脉细或虚无力。

2）推荐处方：沙参麦冬汤合竹叶石膏汤加减。

（3）寒饮郁肺证

1）临床表现：痒咳，或阵咳、呛咳、夜咳，遇冷加重，过敏而发，白痰难咯。苔白腻，脉弦紧。

2）推荐处方：射干麻黄汤加减。

（4）针灸治疗推荐穴位：足三里（艾灸）、百会、太溪。隔物灸贴取穴：大椎、肺俞、脾俞、孔最。

（八）康复治疗

重视患者早期康复治疗，针对新冠病毒感染患者的呼吸功能、躯体功能，以及心理障碍，积极开展康复训练和干预，最大限度恢复体能、体质和免疫能力（详见本篇第三章）。

目前，新冠病毒感染患者基层首诊负责制已经全面推行，基层医疗卫生机构围绕"保健康、防重症"工作目标，依托区域医联体做好新冠病毒感染的分级诊疗，着重加强重点人群的社区管理及社区康复，确保存在重症风险的患者能够得到"早发现、早识别、早干预、早转诊"，降低新冠病毒感染的重症转化率和病死率。

（陈碧华　顾文钦）

新冠病毒感染的预防与康复

人体感染新冠病毒后并不能获得持久免疫力，即使"阳康"过后，仍有可能遭受来自新冠病毒不同毒株的威胁。因此，应该做好个人预防和感染后的康复，落实自我健康管理。

一、新冠病毒感染预防

预防新冠病毒感染是保护个人健康的重要措施，通过接种疫苗、加强个人防护、采取健康生活方式等，可以有效预防新冠病毒感染与传播。

（一）接种疫苗

1. 接种新冠病毒疫苗可以减少新冠病毒感染和发病，是降低重症和死亡发生率的有效手段。坚持知情、同意、自愿的原则，鼓励 3 岁以上适龄无接种禁忌且符合接种条件的人群接种及进行加强免疫接种。

2. 老年人等脆弱人群感染新冠病毒后容易发展为重型、危重型，甚至死亡，而老年人接种新冠病毒疫苗可有效降低感染后的重症和死亡风险。没有接种禁忌证的老年人，应尽快完成新冠病毒疫苗全程免疫接种，符合条件者还要进行加强免疫接种。对于感染高风险人群、60 岁以上老年人群、具有较严重基础疾病人群和免疫力低下人群，在完成第一剂次加强免疫接种满 6 个月后，可进行第二剂次加强免疫接种。

3. 根据疫苗研发进展和临床试验结果，进一步完善疫苗接种策略。

（二）个人防护

1. 保持良好的个人及环境卫生，采取均衡营养、合理膳食、适量运动、充足休息、清洁消毒等健康生活方式，避免过度疲劳。提高健康素养，养成勤洗手、戴口罩、常通风、公筷制等卫生习惯和生活方式，倡导咳嗽礼仪，打喷嚏或咳嗽时应掩住口鼻。保持室内通风良好，做好个人防护。

2. 倡导公众遵守传染病防护基本行为准则，自觉提高健康素养和自我防护能力。传染病流行期间减少聚集，保持社交距离，患有基础疾病的老年人及孕妇、3 岁以下婴幼儿等尽量避免前往人员密集场所。出差或旅行前，关注目的地相关传染病流行情况，做好出行计划。乘坐飞机、高铁、火车、大巴车等公共交通工具时，应积极配戴口罩，随时注意手卫生。避免用污染的手触碰眼睛、耳朵等部位，回家后及时适当洗手、洗脸、消毒等。

3. 感染者居家期间，尽可能住在通风较好、相对独立的房间，减少与同住人员近距离接触。感染者非必要不外出，避免前往人群密集的公共场所，不参加聚集性活动；如需外出，应全程配戴 N95 或 KN95 口罩。感染者要做好居室台面、门把手、电灯开关等接触频繁部位及浴室、卫生间等共用区域的清洁和消毒；自觉收集、消毒、包装、封存和投放生活垃圾。社区应针对感染者产生的生活垃圾，采取科学收运管理。

（三）健康生活方式

规律生活、均衡饮食、适量运动、戒烟限酒、充足睡眠、心理平衡等健康生活方式是提高自身免疫力的重要措施。

二、新冠病毒感染康复

新冠病毒感染后可出现一些长期的症状和健康问题，影响患者的日常生活，某些情况下，这些症状可能会持续 12 周以上，且无法用其他诊断来解释，现被称为"新型冠状病毒感染长期症状"，简称"长新冠"。患者处于新冠后或"长新冠"期间应该做好居家康复，密切监测病情，调整生活方式，避免滥用药物，注意营养均衡、康复锻炼、睡眠充足、心理健康，改善新冠病毒感染后症状，逐渐恢复健康生活。

（一）膳食营养

对于新冠病毒感染者，整体的饮食原则为均衡膳食、荤素搭配。若食欲缺乏，每餐进食 50%～60% 的正常进食量即可短期满足日常需求，建议每周称一次体重，待食欲恢复后应尽可能保证足够能量和蛋白质摄入，饮食结构应均衡合理，食物应多样化，以获得充足的维生素、微量元素和膳食纤维。注意补充水分，保持水分充足。对于合并慢性疾病患者，应提供相应的治疗饮食，保证符合疾病营养治疗需要，如糖尿病饮食和慢性肾脏病饮食等。

1. 无吞咽障碍者鼓励经口进食

（1）少食多餐：可以先从易消化的细粮开始（如粥、面条），然后过渡到软一点的米粉、馒头，待肠胃耐受后再增加粗粮，逐步恢复平衡膳食。

（2）蛋白质：主要来源是瘦肉、鱼虾、鸡蛋、牛奶等动物类食物。对于胃肠功能恢复慢者（特别是老年人），可以在三餐基础上食用一些补充剂，如复合型微量营养素、肠内营养液、蛋白粉等。

（3）维生素、微量元素：每日进食蔬菜、水果，利于补充维生素等营养素。

（4）钠盐摄入：新冠病毒感染期间易合并低钠血症，应注意适量补充钠盐；恢复期建议限制钠盐摄入，每日盐的摄入量应少于 5g（约一平茶匙）。

（5）补充水分：首选白开水，建议每日 1 500～2 000ml，保证尿量充足，可观测 24 小时尿量（正常 800～2 000ml、尿色浅淡）。但 24 小时内饮水不要超过 3 000ml，避免发生水中毒，特别是心、肾功能不全者，需要按照心力衰竭或肾衰竭程度和用药情况来制定日常补水量，建议咨询医生，通常不超过 30ml/kg。注意保持出入量平衡、保持大便通畅。

2. 咀嚼或吞咽障碍／存在较高误吸风险的患者（尤其是老年患者）

（1）建议在经口饮食之前，进行吞咽功能评估，根据吞咽功能状况选择经过加工改性、密度均匀的凝胶状或糊状的吞咽障碍食品（如细泥型、细馅型等），也可以进食添加增稠剂制作而成的黏稠度适当的液体或营养补充剂，建议最好在监护条件下进食。

（2）存在高度误吸风险或经口饮食不能满足充足营养时，需要考虑采用其他营养治疗途径，如经鼻胃管或空肠管喂养。

（二）生活起居

1. 老年患者尤其要注意防滑、防摔、防跌倒。小心地滑，避免绊倒，必要时配备拐杖。建议适当加强营养、运动（有氧运动、抗阻运动），延缓肌肉萎缩。

2. 新冠病毒感染出现畏寒、寒战、高热、退热虚弱时避免洗澡，发热症状消退后，如体力允许可以洗澡，但应尽量缩短洗澡时间，避免蒸桑拿。洗浴时注意预防跌倒。避免受凉，注意室内温度和洗澡水温均不宜过高或过低。老年人，尤其是合并基础疾病者在疾病恢复早期应尽量避免洗澡。

3. 吸烟、饮酒会加重基础疾病，不利于康复。应避免烟草接触，限制乙醇（俗称"酒精"）的摄入。

（三）适量运动

1. 新冠病毒感染 2 周内避免剧烈运动或繁重工作。患者感染后轻微活动即可感到疲劳或其他症状加重，多数发生于体力、脑力消耗后的数小时或数日内，需要 24 小时或更长的时间才能恢复，有时甚至可能会影响到精力、注意力、睡眠和记忆力等。故新冠病毒感染早期应避免导致不适的锻炼和活动。在感染后长期住院或居家治疗期间，若缺乏运动易导致肌肉力量和耐力的明显下降，锻炼对恢复体力和耐力非常重要，但需要在安全的前提下进行，且与其他症状统一管理。

2. 根据世界卫生组织发布的新冠病毒感染恢复期"体力活动与锻炼"方法，恢复期的康复锻炼分 5 个阶段（具体见下文），每阶段维持 3 ~ 7 日后可进入下一个阶段，循序渐进，评估自身恢复运动后的情况，如果在任何阶段感到有困难或症状加重，可以退回前一阶段。任何阶段中，运动后心率均不建议超过最大心率（可以 220 - 年龄数估算）的 70%，例如：65 岁老年人运动后心率不应超过 108 次 /min[（220 - 65）× 70%]。若运动锻炼后出现新的心肺症状，如心悸、胸闷、胸痛、晕厥等，应当立即停止运动，及时至医疗机构就诊，接受专业的心血管系统检查及运动指导。若不能进行运动后疲劳程度的自我分析，可在康复医生指导下进行 6 分钟步行试验和心肺运动试验评估心肺功能。

第 1 阶段：从出现症状或检测结果阳性之日起，应至少休息 10 日，充分休养，为恢复锻炼做好准备。恢复锻炼项目包括呼吸训练、室内缓慢步行、拉伸和平衡训练。以拉伸训练为例，可取坐位或站位拉伸肌肉，每次拉伸都应轻柔，且每次持续 15 ~ 20 秒，以自身感觉舒适为宜，不宜过度。

第 2 阶段：低强度活动，如散步、轻微的家务 / 园艺工作、低强度的瑜伽或太极拳。运动时间逐步增加，可每日适当增加 5 ~ 10 分钟的运动时间，增至每日 30 分钟且充分适应后可考虑进入下一阶段。

第 3 阶段：中等强度的有氧运动或力量锻炼，如瑜伽、太极拳、快步走、慢跑、上下楼梯、抗阻训练等。起始阶段可以每日做 1 ~ 2 组，每组 5 分钟左右，逐渐增加运动时间至每日至少 30 分钟后，可考虑进入下一阶段。

第 4 阶段：在中等强度有氧运动或力量锻炼的基础上增加协调和运动技巧的功能性训练，如跑步、骑自行车、游泳和参加舞蹈课。若活动后有一定疲劳感，但能在 1 ~ 2 小时恢复，说明运动适量。

第 5 阶段：结合既往运动习惯和负荷量，逐步接近至患病前运动水平。恢复新冠病毒感染之前的正常锻炼／体育运动／活动。

（四）药物治疗

无症状感染者无须进行药物治疗；如出现发热、咳嗽、咳痰、呼吸困难、流鼻涕、疲劳、吞咽困难等症状且症状轻微，可按推荐方案对症治疗；对于存在高危风险的患者，应尽早抗病毒治疗（详见本篇第二章）。

（五）心理干预

1. 新冠病毒感染及感染后有些症状长时间存在，会对人的情绪产生负面影响，容易出现焦虑（担心、恐惧）或抑郁（情绪低落、悲伤）等情绪。恢复期心理调节从认知上应由疾病导向转为健康导向，调整生活趋向恢复健康，而不应始终停留在关注疾病和症状。

2. **改善情绪的方法**

（1）放松有助于节约康复过程中有限的精力，帮助控制焦虑、改善心情。尝试放松技巧，可以进行呼吸放松训练、有氧运动、正念打坐、冥想、沐浴、芳香疗法、太极拳、瑜伽、音乐等方式来调适情绪。

（2）与他人多交流，相互鼓励，相互心理支持，转移注意力。

（3）健康饮食，尽可能逐渐恢复日常活动或爱好，可改善情绪。

（4）坚定信念，新冠病毒感染患者大多数可恢复到感染前健康状态，应当有积极的心态。

（5）必要时寻求心理治疗。

（六）改善睡眠

1. **改善失眠** 导致新冠病毒感染患者失眠的原因有生理上的不适（如咽痛、鼻塞、全身酸痛等），以及心理上的紧张、焦虑等，首先应尽可能缓解导致失眠的躯体不适。

2. **改善睡眠的方法** 确保所处环境没有让人分心的事物，如过强的光线或噪声，睡前 1 小时内避免使用手机、平板等电子设备。尽可能减少尼古丁、咖啡、酒精、茶多酚等的摄入。尝试可帮助入睡的放松技巧，如冥想正念减压疗法、意念或可视化、引导沐浴芳香疗法、太极拳、瑜伽、音乐。

3. 辅助睡眠的药物　若采取改善睡眠措施后仍有明显失眠，可服用助眠药物，如右佐匹克隆、地西泮、阿普唑仑等。应从小剂量用起，睡前 30 分钟服用。

（七）改善新冠病毒感染后症状

大多数非重症的急性新冠病毒感染患者能在 2～4 周内康复，"长新冠"患者康复需 12 周以上。新冠病毒感染后最为常见的症状是疲劳、呼吸急促及认知问题，除此之外还可能有睡眠障碍、脱发、嗅觉障碍、心悸、关节痛、食欲下降、味觉障碍、头晕、头痛、恶心、呕吐、胸痛、吞咽障碍、皮疹、肌痛等，可同时影响人体多个组织和器官，累及中枢神经系统、周围神经系统、消化系统、心血管系统、骨骼肌肉系统等。有些症状（如疲劳等）可能是持续的，而另一些则是间歇性的。

1. 疲劳

（1）疲劳是新冠病毒感染恢复期患者最常被报告的导致虚弱的症状，包括身体疲劳及精神和认知疲劳。常见原因包括食欲下降、睡眠不好、缺乏运动、气短等。

1）身体疲劳：全身沉重，即使是做小动作也要耗费巨大体力。

2）精神和认知疲劳：难以思考、集中注意力或接受新信息，记忆和学习受到影响，即使是最基本的选词和解决问题也变得困难。

（2）改善的方法

1）保证饮食均衡、优质睡眠，根据自身情况适量运动。

2）减轻压力，根据自身耐受情况制定计划，规律生活。

3）经中医辨证可应用中药治疗。

2. 顽固性咳嗽

（1）导致新冠病毒感染患者咳嗽常见的原因有鼻黏膜渗出增加致鼻后滴漏、病毒感染增加支气管反应性或咳嗽受体敏感性，大多会在 2～3 个月内恢复。

（2）改善的方法

1）蒸气法：一个杯子装满热水，呼吸热蒸气 10 分钟，或用温热毛巾盖着脸，呼吸毛巾上的热气。注意避免烫伤。

2）尝试进食低糖的水煮甜食。

3）停止咳嗽练习，适用于干咳患者，一旦觉得有咳嗽冲动就闭上嘴，用手捂住嘴，"闷住"咳嗽，同时做吞咽动作，憋住呼吸一小会儿，再次开始呼吸，使用鼻子轻柔地吸气和呼气。

4）因夜间反流而咳嗽者可尝试侧卧。

5）经中医辨证可应用中药治疗。

3. 呼吸急促

（1）新冠病毒感染后出现呼吸急促较常见。常见原因有肺部损伤、神经肌肉暂时性功能下降、诱发原有呼吸道疾病等。

（2）改善的方法

1）改善呼吸急促的体位：适用于轻型或中型，且意识清醒、生命体征平稳、能自主排痰、无气道梗阻风险的患者。

①俯卧位：前胸、腹部朝下俯卧在床上，头部、胸前各垫软枕，头部侧向一边，保持呼吸道通畅、便于咳嗽排痰。

②斜坡侧卧：一侧卧位，头颈部、前胸部及左膝关节各垫软枕，使头偏向一侧、腹部局部悬空、膝关节屈曲、髋关节外展，保持呼吸道通畅、便于咳嗽排痰，有利于腹式呼吸、胃肠蠕动，以及尿液引流。

③前倾坐位：备好桌椅，取坐位面向桌子，手臂置于桌面，弯腰、躯干前倾 30°～45°，头部侧向一侧，保持呼吸道通畅、便于咳嗽排痰。保持体位的时间目标：每次 1～2 小时，每日累计 ≥ 12 小时。其间注意观察呼吸频率（RR），可使用家用指夹式脉

搏血氧仪监测血氧饱和度、心率等指标。

2）呼吸技巧：练习腹式呼吸，取坐位或仰卧位都可以放松全身，一手放在腹部，一手放在胸口，慢慢深吸气时将腹部鼓起，保持 6～7 秒，吸气时收缩腹部，每日练习 3～4 次，每次 5～10 分钟，有利于改善肺功能。

3）辅助训练器：如肺功能训练器，可帮助改善和恢复肺功能；振动排痰训练器，可振动气道、松动痰液，帮助排痰。

4）经中医辨证可应用中药治疗。

4. 注意力、记忆和思维清晰度问题

（1）在新冠病毒感染患者康复过程中，可能会出现思维能力上的各种困难，包括记忆力、注意力、信息处理、计划和组织方面的问题。这种情况也被称为"脑雾"，可能的原因有微循环损伤、免疫反应、炎症反应，额叶、小脑代谢下降等。

（2）改善的方法：注意休息，避免劳累，制定合理目标，增加脑力锻炼。例如：在避免干扰、不太疲倦时尝试拼图游戏、数字游戏、练习文本阅读等益智训练。

（李建英）

第二篇
问答篇

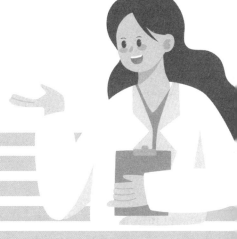

第一章

如何完成新冠病毒疫苗接种

- 关于新冠病毒疫苗
- 关于接种新冠病毒疫苗的必要性
- 关于新冠病毒疫苗接种的

　　注意事项
- 关于新冠病毒疫苗加强针
- 关于新冠病毒感染后如何接种

关于新冠病毒疫苗

1-1

问：新冠病毒疫苗的安全性和有效性如何？

答：我国疫苗在研发、试验、审批、上市、储存、运输、接种等全流程都有非常严格的管理规范。有完善的疫苗冷链系统保障，储存和运输均严格按照规范执行。接种单位、医护人员都经过了专业培训和严格审核，按照标准操作程序进行接种。

前期试验表明，全程接种28日后90%以上受种者都会产生保护抗体，保护效果明显。少数人接种后接种部位有红肿、硬结、疼痛，极少数人出现发热、乏力、恶心、头痛、肌肉酸痛等症状，通常无须处理，一般1~2日可自行恢复。

目前上市应用的新冠病毒疫苗总体安全性和有效性良好。

1-2

问：现阶段新冠病毒疫苗的种类有哪些？

答：目前国内有灭活疫苗、腺病毒载体疫苗、重组亚单位疫苗、鼻喷流感载体疫苗和 mRNA 疫苗。

1-3

问：接种新冠病毒疫苗有年龄限制吗？

答：对于年龄的下限有要求，对于年龄的上限没有规定。只要是 3 岁以上的人群，都可以进行接种。

1-4

问：哪种新冠病毒疫苗比较适合老年人？

答：目前在我国境内获批使用的新冠病毒疫苗品种包括灭活疫苗、腺病毒载体疫苗和重组蛋白疫苗。这些疫苗都已经通过前期的临床试验和大规模的使用证实了有效性和安全性。无论使用哪种疫苗，采用哪种加强免疫方式，只要符合接种条件、没有禁忌症，都可以根据当地疫苗的供应情况选择，均可以起到有效降低重症、死亡风险的作用。从安全性和有效性两方面而言，以上疫苗均适合老年人使用。

1-5

问：新冠病毒疫苗的接种剂次和间隔时间是什么？

答：**1. 新冠病毒灭活疫苗（Vero 细胞）** 基础接种 2 剂次；第 2 剂次与第 1 剂次接种间隔时间 ≥ 3 周，第 2 剂次应在第 1 剂次完成后 8 周内尽早完成；其中部分新冠病毒灭活疫苗，间隔时间需 ≥ 4 周。18 岁以上未感染人群接种 2 针基础剂次后，满 3 个月以上再进行 1 剂次（第 3 针）加强免疫，建议使用异源疫苗续贯加强免疫接种；接种第 1 剂次加强免疫后，可在满 6 个月以上再选择接种第 2 剂次加强免疫，建议选用异源疫苗进行续贯加强免疫接种。

2. 腺病毒载体新冠病毒疫苗 基础接种 1 剂次；18 岁以上人群接种 1 针的基础剂次后满 3 个月以上再进行 1 剂次（第 2 针）

加强免疫，选择同源加强免疫接种；第 1 剂次加强免疫后，可在满 6 个月以上再选择接种第 2 剂次加强免疫，可选用腺病毒载体新冠病毒吸入式疫苗。

3. 重组新冠病毒疫苗（CHO 细胞） 基础接种 3 剂次；相邻 2 剂次之间的接种间隔时间建议 ≥ 4 周。第 2 剂次尽量在接种第 1 剂次后 8 周内完成，第 3 剂次尽量在接种第 1 剂次后 6 个月内完成。基础免疫 6 个月后可进行加强免疫接种，选择同源疫苗加强免疫。

1-6

问： 新冠病毒疫苗接种后间隔多久可以接种其他疫苗？

答： 通常情况下新冠病毒疫苗和其他疫苗接种时间要间隔 2 周以上，但是在某些特殊情况下，例如：遇到了动物咬伤或出现外伤，这时候要接种狂犬病疫苗或破伤风类毒素，此时不建议按照 2 周间隔时间接种，可以不考虑间隔时间，优先接种狂犬病疫苗或破伤风类毒素。

关于接种新冠病毒疫苗的必要性

1-7

问： 家中老年人活动范围小，是否有必要接种？

答： 有必要。因为随着现代社会快速发展，交通更加便利、人员流动更加频繁，任何地方都不是一个与病毒隔绝的地方。老年人即使在家中不出门，或居住在农村偏远地区，依然有可能感染病毒。尤其是家里其他人有在外地工作、学习，与其他人接触机会较多的情况，就有可能把病毒带回家，造成老年人感染。因此，为避免给老年人带来生命威胁，给家庭和社会造成重大负担，老年人也要尽快做到"应接尽接"。

1-8

问：老年人接种新冠病毒疫苗有哪些好处？

答：多数老年人有基础性疾病，与其他人群相比，感染新冠病毒后发展为重型的风险较高。虽然接种疫苗的保护效果不是100%，但接种后可降低感染、发病的风险，显著降低感染后发展为重型和死亡的风险。老年人全程接种新冠病毒疫苗，除保护自身外，也能间接起到保护家人、亲朋好友和邻居等的效果。

1-9

问：我家孩子 6 岁，有必要接种新冠病毒疫苗吗？

答：3 岁以上儿童均有必要！3～11 岁儿童多数处于幼儿园或小学阶段，人群接触密切，容易感染及传播疾病，如果出现感染病例，也容易造成聚集性新冠病毒传播。目前，大部分 12 岁以上青少年及成人已接种疫苗。如 3～11 岁儿童接种率较低，则无法在全人群建立免疫屏障，达不到疫苗对全人群的保护效果。所以，3～11 岁所有适龄且无禁忌症的儿童都建议按照知情、同意、自愿的原则接种。

1-10

问：接种了流感疫苗，还需要接种新冠病毒疫苗吗？

答：需要。流感疫苗预防的是病毒性流行性感冒，而新冠病毒疫苗是预防新冠病毒感染，所以接种了流感疫苗，仍需要接种新冠病毒疫苗。

1-11

问：能否只接种 1 剂次新冠病毒疫苗？

答：不建议。根据香港卫生署公布的信息，在没有接种疫苗的全人群中，病死率是 2.87%；接种了 2 剂次的病死率是 0.14%；

接种了 3 剂次的病死率为 0.03%。接种 3 剂次新冠病毒疫苗可以将重症和死亡的风险减少至 10% 以下。对预防新冠病毒感染，以及对预防奥密克戎变异株导致的重症和死亡有非常好的效果。

关于新冠病毒疫苗接种的注意事项

1-12

问：接种新冠病毒疫苗应注意什么？

答：**1. 接种前** 受种者了解新冠病毒疫苗接种相关知识，携带相关证件（接种证、身份证或护照等），接种当日穿宽松的衣服以方便接种，前往接种处要配戴上口罩。

2. 接种时 配合现场预防接种工作人员询问，如实提供本人健康状况和接种禁忌等信息。

3. 接种后 要在留观区留观 30 分钟，没有异常情况才可以离开；保持接种局部皮肤的清洁，避免用手搔抓接种部位；接种期间不要酗酒、剧烈运动，保证充足的睡眠、休息；接种后按压棉签需扔在指定的医疗垃圾桶内，不得带走；如出现发热、皮疹等不适症状，应及时就医并报告接种单位。

1-13

问：新冠病毒疫苗的接种禁忌有哪些？

答：新冠病毒疫苗的接种禁忌以所接种疫苗的说明书为准。通常接种疫苗的禁忌包括：①对疫苗的任何一种活性成分、非活性成分、生产工艺中使用的物质过敏，或过去接种同类疫苗出现过敏；②既往发生过疫苗严重过敏反应（如急性过敏反应、血管神经性水肿、呼吸困难等）；③患未得到控制的癫痫和其他严重神经系统疾病（如横贯性脊髓炎、吉兰 - 巴雷综合征、脱髓鞘疾病等）；④正在发热，或患急性疾病，或慢性疾病的急性发作期，或未得到控制的严重慢性疾病；⑤妊娠期。

以上禁忌中，除对疫苗或疫苗成分过敏、有过疫苗接种严重过敏反应，或过去接种同品种疫苗出现过敏是绝对禁忌外，大多数禁忌都是暂时的，当导致禁忌的情况不再存在时，可以在晚些时候接种疫苗。不是所有的过敏都不能接种疫苗，如有花粉、食物及青霉素等过敏者，可酌情接种。具体情况请向接种医生咨询。

接种时，要认真阅读知情同意书，主动告知自身的健康情况，医务人员会帮助判断是否可以接种。

1-14

问： 哪些情况需要暂缓接种新冠病毒疫苗？

答： 有发热、各种急性疾病、严重慢性疾病或慢性疾病急性发作期者应暂缓接种，需要等急性疾病痊愈后再接种。鉴于慢性病患者是新冠病毒感染发展为重型和死亡的高危人群，需要接种新冠病毒疫苗进行保护，建议等慢性疾病恢复处于非发作期后再接种。

1-15

问： 特殊人群（如肿瘤患者或育龄期妇女）可以接种疫苗吗？

答： 根据前期研究的结果显示，肿瘤患者如果感染了新冠病毒，其发展为重型的比例、病死率与其他人群相比是比较高的，所以应该接种疫苗。

育龄期妇女如果在接种后怀孕或在未知怀孕的情况下接种了疫苗，基于对疫苗及其成分的安全性认知和同类型疫苗的使用经验，**不建议仅因接种新冠病毒疫苗而采取特别医学措施（如终止妊娠）**。建议做好妊娠期检查和随访。

1-16

问： 哺乳期妇女可以接种新冠病毒疫苗吗？

答： 可以。《新冠病毒疫苗接种技术指南（第一版）》特定人群接种建议中指出：虽然目前尚无哺乳期女性接种新冠病毒疫苗对哺乳婴幼儿有影响的临床研究数据，但基于对疫苗安全性的考虑，建议对新冠病毒感染高风险的哺乳期女性（如医务人员等）接种疫苗。考虑到母乳喂养对婴幼儿营养和健康的重要性，参考国际上的通行做法，哺乳期女性接种新冠病毒疫苗后，建议继续母乳喂养。

1-17

问：女性生理期可以接种新冠病毒疫苗吗？

答：生理期是可以接种的，生理期属于正常生理现象，不属于暂缓接种的情况。

1-18

问：有过敏史的儿童可以接种新冠病毒疫苗吗？

答：在病情稳定的情况下可以接种。例如：对尘螨、花粉、食物（鸡蛋、花生、海鲜、芒果等）、酒精、青霉素、头孢菌素过敏，以及患过敏性鼻炎、过敏性结膜炎、特应性皮炎和食物过敏的儿童。

1-19

问：患有支气管哮喘的儿童可以接种新冠病毒疫苗吗？

答：支气管哮喘不是新冠病毒疫苗接种的禁忌。在哮喘的缓解期（包括吸入型糖皮质激素）应进行预防接种；在哮喘急性发作（出现喘息、咳嗽、气促、胸闷等症状），尤其是全身应用大剂量糖皮质激素时（包括口服和静脉给药）应暂缓接种。抗 IgE 单克隆抗体治疗和变应原特异性免疫治疗期间，可以接种新冠病毒疫苗，但不要在同一日内进行。

1-20

问：有免疫功能受损的儿童可以接种新冠病毒疫苗吗？

答：对先天性或后天性免疫功能受损的儿童，原则上可接种新冠病毒灭活疫苗，与免疫功能正常者通常具有相同的安全性；但是免疫功能受损的儿童接种后，免疫保护的强度和持久性会降低。

1-21

问： 其他特殊健康状态儿童可以接种新冠病毒疫苗吗？

答： 下述常见疾病不作为疫苗接种禁忌：癫痫控制处于稳定期，病情稳定的脑疾病、肝脏疾病、常见先天性疾病（如苯丙酮尿症、唐氏综合征、先天性心脏病）。对于其他特殊健康状态儿童，如无明确证据表明接种疫苗存在安全风险，原则上可按照免疫程序进行疫苗接种。

1-22

问： 有慢性疾病者能否接种新冠病毒疫苗？

答： 健康状况稳定、药物控制良好的慢性病人群可以接种疫苗。如果慢性疾病（如高血压、高脂血症、糖尿病、慢性胃炎、甲状腺疾病）通过治疗处于控制稳定的状态，如血压、血脂、血糖的指标控制稳定，则可以接种；若相关指标控制不佳，或处于急性发作期，建议暂缓接种；如果正在发热，也要暂缓接种。

1-23

问： 肾脏疾病、风湿免疫系统疾病患者可以接种疫苗吗？

答： 透析患者、肾病综合征患者和风湿免疫系统疾病患者在病情稳定期，可以接种新冠病毒疫苗，建议接种灭活疫苗或重组亚单位疫苗。

以下情况建议暂缓接种：急性肾小球疾病；急性泌尿系统感染、急性肾损伤；慢性肾脏疾病活动期。

1-24

问：患有严重慢性疾病的老年人无法自行判断是否可以接种疫苗，该怎么办？

答：为了保障接种安全，对于有严重疾病的老年人，建议在接种前先到医疗机构进行综合评估，接种单位根据评估结果，综合判断并做出是否可以接种的医学建议。

1-25

问：哪些情况不影响接种新冠病毒疫苗？

答：以下情况不影响疫苗接种。

一、过敏

见表 2-1-1。

表 2-1-1 过敏对新冠病毒疫苗接种的影响

过敏类别	是否可接种
药物过敏	
青霉素过敏	可以接种
头孢过敏	可以接种
克林霉素过敏	可以接种
食物过敏	
鸡蛋过敏	可以接种
花生过敏	可以接种
海鲜过敏	可以接种
酒精过敏	可以接种
麦麸过敏	可以接种
芒果过敏	可以接种
牛奶过敏	可以接种
其他变应原过敏	
花粉过敏	可以接种

续表

过敏类别	是否可接种
尘螨过敏	可以接种

注：疫苗内没有上述成分，只要身体目前不处于过敏状态，可以接种疫苗。

二、常见疾病

见表 2-1-2。

表 2-1-2　常见疾病对新冠病毒疫苗接种的影响

常见疾病	是否可接种
感冒，没有明显的头痛、头晕	可以接种
湿疹，没有明显发作	可以接种
荨麻疹，当前症状不明显	可以接种
鼻炎、过敏性鼻炎，稳定期	可以接种

注：只要目前身体不处于疾病的急性发作期，症状控制比较稳定，是可以接种疫苗的。

三、常见慢性疾病

见表 2-1-3。

表 2-1-3　常见慢性疾病对新冠病毒疫苗接种的影响

常见慢性疾病	是否可接种
糖尿病，无酮症酸中毒、高渗状态等急性并发症	可以接种
高血压，血压低于 160/100mmHg 的患者，无高血压脑病等严重情况	可以接种
慢性肝炎，处于非治疗阶段，肝功能正常	可以接种
非活动期肺结核	可以接种
银屑病，非脓疱型等急性类型	可以接种
强直性脊柱炎，无急性疼痛表现	可以接种
白癜风，目前处于稳定期状态	可以接种

续表

常见慢性疾病	是否可接种
冠心病,处于病情稳定期,非急性发作期	可以接种
心脏病(心律失常、先天性心血管病、心肌炎、主动脉夹层等)处于病情稳定期,非急性发作期	可以接种
阿尔茨海默病、帕金森病,患者健康状况稳定,药物控制良好	可以接种
慢性阻塞性肺疾病非急性发作期,无明显咳喘	可以接种

注：患有慢性疾病的老年人，在病情控制平稳时，都可以接种（如果对慢性病病情把握不准，可以咨询签约医生进行评估）。

四、慢性免疫功能受损的疾病

见表 2-1-4。

表 2-1-4　慢性免疫功能受损的疾病对新冠病毒疫苗接种的影响

慢性免疫功能受损的疾病	是否可接种
恶性肿瘤术后恢复良好,后续不再进行放化疗	可以接种
肾移植后服用免疫抑制剂	可以接种
自身免疫性肾病(IgA 肾病),长期服用免疫抑制剂	可以接种
HIV 感染	可以接种

注：IgA，免疫球蛋白 A；HIV，人类免疫缺陷病毒。

五、与其他疫苗的间隔

见表 2-1-5。

表 2-1-5　新冠病毒疫苗接种与其他疫苗的间隔

其他疫苗	接种间隔
甲肝疫苗、乙肝疫苗	建议间隔 14 日以上接种
肺炎疫苗	建议间隔 14 日以上接种
带状疱疹疫苗	建议间隔 14 日以上接种

其他疫苗	接种间隔
流感疫苗	建议间隔 14 日以上接种
破伤风疫苗	不用考虑间隔期，可以立即接种
狂犬疫苗	不用考虑间隔期，可以立即接种
免疫球蛋白疫苗	不用考虑间隔期，可以立即接种

六、曾经感染新冠病毒

对既往有新冠病毒感染史，未完成基础免疫者，在感染 3 个月后可以接种。老年人接种新冠病毒疫苗，可有效降低感染后发展为重型的风险和病死率。

七、其他情况

见表 2-1-6。

表 2-1-6　身体健康的前提下其他情况对新冠病毒疫苗接种的影响

其他情况	是否可接种
正在服用保健品／营养品	可以接种
身体无其他不适，在服用中药调理	可以接种
家里刚养了宠物	可以接种
即将成为爷爷、奶奶或外公、外婆	可以接种
每日带孩子去公园玩	可以接种
准备和姐妹爬山	可以接种
头发日渐稀疏	可以接种
着急去菜场／超市购物	可以接种
赶着排队领鸡蛋	可以接种
打麻将得胜归来	可以接种
忘带钱包，不会移动支付	可以接种 免费接种

续表

其他情况	是否可接种
新装了假牙	可以接种
刚染了黑发	可以接种
86 岁了，身体非常好	可以接种
周围的人都还没接种，我是第一个	可以接种

1-26

问：高龄或在养老机构的老年人接种新冠病毒疫苗，有需要特别注意的吗？

答：养老机构实行封闭管理期间，由工作人员作为志愿者陪同老年人开展接种，需要家属提前出具"委托书"，养老机构需做好相关人员安排，保证老年人疫苗接种顺利进行。

1-27

问：接种完新冠病毒疫苗，一定要留观 30 分钟吗？

答：一定要。接种后极少数人会出现急性过敏反应、晕厥等情况。严重危及生命安全的急性过敏反应多在接种后 30 分钟内发生，如接种后立即离开留观现场，可能会因晕厥给受种者造成意外伤害如发生急性过敏反应；而在留观期间发生异常可以在现场及时采取救治措施。因此，受种者在接种疫苗后需要在接种单位指定区域留观 30 分钟。

1-28

问：接种新冠病毒疫苗后有不良反应吗？

答：少数人接种疫苗后接种部位有红肿、硬结、疼痛，极少数人出现发热、乏力、恶心、头痛、肌肉酸痛等症状，通常不需处理，一般 1 ～ 2 日可自行恢复。

60 岁以上的老年人不良反应发生率低于其他年龄段。从前期临床试验的结果和目前疫苗应用的监测结果来看，尚未显示 80 岁以上老年人更容易出现不良反应的情况。

1-29

问：接种完新冠病毒疫苗可以洗澡吗？需要忌口吗？

答：可以洗澡，应注意保暖，建议接种当日不要游泳。不需要忌口，饮食照常即可。

1-30

问：接种新冠病毒疫苗后可以放松个人防护措施吗？

答：接种疫苗后虽然可以产生免疫力，大大降低感染风险，但任何疫苗保护作用都不可能达到 100%，部分人接种后有可能产生不了足够抗体，特别是在还没有建立起社会防疫屏障的情况下，仍然会有感染风险。所以，即使接种完疫苗，也不可以放松个人防护措施。

1-31

问：老年人接种新冠病毒疫苗前后需要停药吗？

答：处于疾病稳定期的患者，接种疫苗前后，仍应按医嘱用药，包括高血压、糖尿病、心脏病、甲状腺功能减退患者等使用的常规药物。具体可以参考相关药物说明书。

关于新冠病毒疫苗加强针

1-32

问：新冠病毒加强免疫疫苗接种有几种方式可以选择？

答：有同源加强免疫接种和序贯加强免疫接种 2 种方式可选。

同源加强免疫接种：指加强免疫采用与基础免疫同一技术路线的疫苗进行接种。

序贯加强免疫接种：指采用与基础免疫不同技术路线的疫苗进行加强免疫接种。

1-33

问： 老年人加强免疫疫苗接种时间如何确定？

答： 第 1 剂次加强针（第 3 针）与全程接种时间间隔为 3 个月以上。第 1 剂次加强针（第 3 针）接种后满 6 个月，可接种第 2 剂次加强针（第 4 针）。

1-34

问： 接种了"第 3 针"，为何还需要接种"第 4 针"？

答： 接种新冠病毒疫苗后，随着时间推移，疫苗产生的中和抗体水平会有所下降，针对感染的保护效果下降较为明显，但在细胞免疫的作用下，仍然可以维持较高的针对重症或死亡保护效果水平。接种"第 4 针"后，可以在短时间内激活免疫系统，重获针对新冠病毒变异毒株的高水平中和抗体，进一步提升接种人群预防感染、重症和死亡的保护效果，更好地提升保护能力。所以，在未感染的前提下，建议接种"第 4 针"。

1-35

问： 现阶段哪些人可以接种第 2 剂次加强针？

答： 按照国家统一部署，第 2 剂次加强针的目标人群为 18 周岁以上未感染人群。在第 1 剂次加强免疫接种基础上，间隔 6 个月及以上可以接种第 2 剂次加强针。

1-36

问： 第 2 剂次与第 1 剂次加强针需要间隔多久才能接种？

答： 按照国家方案，目前执行的第 2 剂次加强免疫与第 1 剂次加强免疫时间间隔为 6 个月以上。

1-37

问： 为何推荐老年人接种第 2 剂次新冠病毒疫苗加强针？

答： 老年人是感染新冠病毒的高风险人群，也是感染后发生重症死亡的主要人群。无论是国外的数据，还是我国香港地区的数据，都显示老年人接种加强针后，可以显著降低病死率，接种第 2 剂次加强针后，病死率可以进一步降低。通过接种第 2 剂次加强针，可以让老年人在较快时间内提升抗体水平，更好地提升保护能力。

1-38

问： 老年人如果不接种新冠病毒疫苗加强针，可能会有哪些风险？

答： 根据国内外研究结果来看，疫苗在预防感染、减少发病方面，尤其是预防重症和死亡方面发挥了很大作用。但疫苗接种之后，免疫力和保护效果会随着时间推移而下降、削弱。因此，目前国内外都在推荐进行新冠病毒疫苗的加强免疫。研究表明，新冠病毒疫苗可以极大地降低发展为重型和死亡的风险。完成新冠病毒疫苗接种的基础上，发展为重型的风险也至少会降低80%，如果还接种了加强针，风险将降低 90% 以上。因此，符合条件的老年人应尽快完成加强针的接种。

1-39

问： 第 2 剂次新冠病毒疫苗加强针可以接种哪些疫苗？国家优先推荐哪些组合？

答： 根据疫苗研发工作进展，所有获得批准条件上市或紧急使用的疫苗均可用于第 2 剂次加强免疫。优先考虑序贯加强免疫接种，或采用含奥密克戎变异株或对奥密克戎变异株具有良好交叉免疫的疫苗进行第 2 剂次加强免疫接种，有关组合如下。

（1）3 剂灭活疫苗 + 1 剂康希诺肌内注射式重组新冠病毒疫苗（5 型腺病毒载体）。

（2）3 剂灭活疫苗 + 1 剂智飞龙科马重组新冠病毒疫苗（CHO细胞）。

（3）3 剂灭活疫苗 + 1 剂康希诺吸入用重组新冠病毒疫苗（5型腺病毒载体）。

（4）3 剂灭活疫苗 + 1 剂丽珠重组新冠病毒融合蛋白（CHO细胞）疫苗。

（5）2 剂康希诺肌内注射式腺病毒载体疫苗 + 1 剂康希诺吸入用重组新冠病毒疫苗（5 型腺病毒载体）。

（6）3 剂灭活疫苗 + 1 剂威斯克重组新冠病毒疫苗（sf9 细胞）。

（7）3 剂灭活疫苗 + 1 剂万泰鼻喷流感病毒载体新冠病毒疫苗。

（8）3 剂灭活疫苗 + 1 剂三叶草重组新冠病毒蛋白亚单位疫苗（CHO 细胞）。

（9）3 剂灭活疫苗 + 1 剂神州细胞重组新冠病毒 2 价 S 三聚体蛋白疫苗。

1-40

问：哪些人群可以接种吸入用新冠病毒疫苗呢？

答：满 18 周岁，全程接种新冠病毒灭活疫苗或康希诺肌内注射式重组新冠病毒疫苗满 3 个月，需要进行加强免疫接种者（目前暂不用于基础免疫接种）。

1-41

问：吸入用新冠病毒疫苗有什么好处？

答：通过口腔或鼻腔吸入的方式，使雾化后的疫苗经过呼吸道抵达肺部，诱导呼吸道黏膜免疫。而呼吸道黏膜免疫可能是预防感染和阻断传播更有效的方法，这是吸入式疫苗与肌内注射疫苗相比的显著优势所在。

1-42

问：吸入用新冠病毒疫苗效果和安全性如何？

答：最新证据显示，吸入用重组新冠病毒疫苗针对奥密克戎变异株的抗体水平是重组蛋白疫苗组的 6 倍，是灭活疫苗组的 14 倍。严格的临床试验数据表明，吸入式新冠病毒疫苗具有良好的安全性，总体不良反应发生率低，绝大多数反应为轻度，加强接种后 6 个月内未发生严重不良事件，尤其在老年人中安全性更好。

关于新冠病毒感染后如何接种

1-43

问：阳性期间可以接种新冠病毒疫苗吗？阳过多久后才能接种？

答：阳性期间无须接种疫苗，因为疫苗的作用是预防疾病，并无治疗的效用。已感染且未完成基础免疫的人群，可在感染 3 个月后接种 1 剂次疫苗。

1-44

问：儿童及新生儿感染新冠病毒后，会影响其他常规疫苗的接种吗？

答：恢复后可进行接种。儿童新冠病毒感染期间，建议暂缓接种疫苗。在抗原检测转阴、症状消失，并且身体状态处于稳定状态时，可进行常规疫苗的接种。

（蒋志志　范凤雷　胡美莉）

如何自我照护

关于自我评估

2-1

问：我该怎么测抗原？

答：1. **鼻拭子采样** 采样前用卫生纸擦去鼻涕，随后微微仰头，手拿鼻拭子尾部将其贴着一侧鼻孔进入，沿鼻道深入 1.0 ～ 1.5cm（2 ～ 14 岁者深入 1cm），将拭子贴着鼻腔旋转至少 4 圈，停留 15 秒以上，然后使用同一拭子在另一鼻腔内重复以上操作。

2. **抗原检测试剂盒检测** 将采集后的样本拭子立即置于提取管中，拭子头在裂解液中旋转混匀至少 30 秒，静置 1 分钟，同时用手指挤压提取管外壁。随后盖上滴头，向检测卡中滴入 3 滴管内液体，15 分钟后判读结果。

3. **观察结果** 出现 2 条红色条带即为阳性，"T"处红色条带可深可浅，均为阳性结果；只有"C"处显示出红色或紫色条带为阴性结果；若"C"处未显示出红色或紫色条带，无论"T"处是否显示条带，均为无效结果，需重新取试纸条检测（图 2-2-1）。

注意要避免手部接触拭子头，否则可能影响结果。如果取样器材置入鼻腔的长度极短（如仅在鼻孔或牙齿处），并且操作不规范，可能会因为取样器材没有充分与鼻黏膜或口腔黏膜接触，导致取样失败，用此拭子进行结果的检验时，可能得不到有效的结果。

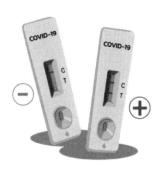

图 2-2-1　抗原检测结果观察

2-2

问：居家隔离时我是否需要频繁检测抗原？抗原自测后的结果与时间有哪些规律特征？感染后多久可以测出来？

答：不需要频繁检测抗原，抗原检测一般在感染后第 2 ~ 3 日或第 7 ~ 8 日更有意义。抗原检测无须一日多检。

抗原自测后结果与时间上往往存在以下规律。

1. 潜伏期抗原基本检测不出来。

2. 发热或症状初发时，基本也测不出来。

3. 感染了奥密克戎变异株之后，发热或相关症状的第 2 日通常会测出来。

4. 从抗原检测阳性开始算 6 日内大概率都是两条杠，"T"处颜色由浅入深，再由深入浅，近几日可以节省抗原，不必检测。

5. 感染后第 8 日再测大概率会重新变成一条杠，或"T"处颜色变得很浅，提示基本转阴的过程。

以奥密克戎变异株为例，从感染当日作为第 0 日开始，一般在感染第 2 ~ 3 日可以检测出抗原，这是因为在感染初期由于病毒还未在体内大量复制、排出，不能达到抗原检测所需的灵敏度，所以会出现一些轻微症状的感染者抗原检测阴性。抗原检测要等到病毒复制达到较高水平、感染者排毒量较多时，才可以测出来。部分感染者，尤其是无症状感染者，可能要到感染后第 5 日，甚至更长时间才能检测出来。

2-3

问：抗原阳性，核酸阴性，我是不是新冠病毒感染患者？抗原阴性，核酸阳性，我还要再做一次抗原吗？

答：抗原检测阳性，核酸检测阴性并不能确诊为新冠病毒感染者。抗原检测作为一种快速诊断检测，可检测人呼吸道样本中是否存在新冠病毒所表达的病毒蛋白（抗原）。通常来说核酸检测的准确率更高，当遇到同时间段检测抗原阳性、核酸阴性的时候，抗原结果往往可能是假阳性或核酸采样过程中采样不到位、PCR实验室误差等可能。当抗原阴性、核酸阳性时，考虑到核酸的准确性较抗原更高，往往判断阳性的可能性更大。遇到以上情况时，可以换一种品牌的抗原再次规范检测，并结合临床症状初步判定是否真的感染新冠病毒，必要时可以再次进行核酸检测。

抗原假阳性或假阴性的结果原因分析如下。

1. 可能由检测者自身体质问题或其他微生物感染标本引起，或服用了某些药物或特殊食物，导致标本中可能存在干扰物质，产生假阳性的结果。最常见的是检测者鼻腔内鼻涕较多，取样时鼻涕未擦拭干净，鼻涕中的酸性物质可能导致假阳性结果的发生。

2. 检测的操作过程也可能造成假阳性或假阴性结果。如果滴加的标本超过了规定的滴数，有可能导致假阳性，尤其是一些灵敏度较高的试剂。

3. 抗原检测试剂开封后未及时使用，如果放置时间过长，特别是在高温和高湿环境下，也会影响检测结果。

4. 不同生产厂家的抗原检测试剂，选择针对检测的新冠病毒抗原的靶位也不尽相同，对于同一或不同干扰物质呈现的反应也会出现不一致性。

2-4

问： 我核酸检测已转阴，但 1 个月后再次检测为阳性，是复阳还是再次感染？

答： 如果有症状且出现身边其他人同时发病，再次感染的可能性大。

复阳是指新冠病毒感染康复后病情反复，并再次检测出新冠病毒，当核酸检测再次为阳性时需排除假阳性，或存在上次没有痊愈的可能。如果复检为阳性，一般认为是受残留的病毒片段影响，体内的病毒未清除干净，还可以被检测出来，这种情况往往没有症状。

再次感染是指上次感染康复后，再次感染相同或不同的毒株。目前，我国流行的毒株主要为 BA.5.7 和 BF.7，属于同一分支病毒，感染后会产生抗体，对这类相近的毒株有交叉保护作用，往往有 3～6 个月的保护力。再次感染通常有症状，核酸检测会提示病毒载量较大，有传染性。

2-5

问： 我 1 个月前感染了新冠病毒，现在又第二次感染了，第二次感染是不是会更重？我需要注意些什么？

答： 第二次感染后症状轻重程度因人而异，也因新冠病毒的毒株不同而异，不一定会更重。第二次感染是第一次感染新冠病毒康复后重新感染新冠病毒，仍然具有传染性，要居家隔离，注意休息，避免疲劳，注意监测体温。若持续发热 3 日以上，伴有呼吸困难、明显咳嗽影响睡眠、指氧饱和度 < 93%，应及时到医院就诊。

2-6

问：居家隔离时会出现哪些症状？可以自我检测哪些指标？

答：新冠病毒感染后可能出现的临床症状有咽干、咽痛、咳嗽、发热等，热程多不超过 3 日。部分患者可伴有肌肉酸痛、嗅觉和味觉减退或丧失、鼻塞、流涕、腹泻、结膜炎等。

感染新冠病毒后，可能经历的病程见表 2-2-1。

表 2-2-1　感染新冠病毒后的大致病程

发病日数	病情、症状
发病第 0 日	感染新冠病毒
发病第 1 日	症状较轻,可能有咽部不适、乏力
发病第 2 日	发热、体温逐渐上升,咽部疼痛
发病第 3 日	高热,体温达 39℃以上,其他不适症状加重,通常是症状最重的一日
发病第 4 日	体温高峰逐渐回落,多数人发热症状开始好转。鼻塞、流涕、咽痛、咽痒、持续咳嗽、流涕症状开始出现
发病第 5 日	体温基本正常,鼻塞、流涕、咽痛、咽痒、咳嗽持续
发病第 6 日	仍有鼻塞、流涕,咳嗽症状加重
发病第 7 日	其他症状开始明显好转,咳嗽症状将迁延,抗原检测大概率转阴

1. **体温**　在家中可以利用体温计定时监测体温，口腔温度的正常值为 36.3 ~ 37.2℃。

2. **脉搏**　可通过智能穿戴设备、手搭脉搏的方法监测脉搏，成人正常值为 60 ~ 100 次 /min。

3. 呼吸　可通过记录 1 分钟呼吸次数的方法监测呼吸频率（RR），成人正常值为 16 ~ 20 次 /min。

4. 血压　可通过电子血压计或水银血压计监测血压变化，正常成人收缩压为 90 ~ 140mmHg，舒张压为 60 ~ 90mmHg。

若家中有血氧仪，可以同时监测指氧饱和度，成人指氧饱和度正常值为 > 95%。

结合患者一般情况，如年龄是否大于 65 岁、发病时间、是否接种过疫苗、是否有基础疾病、精神状态等情况，同时监测上述指标可以起到对身体状况的全面评估，便于及时将这些信息转达给医学专业人士，从而在家获得更准确的医疗建议。

2-7

问：我是发热了吗？38.5℃是低热还是高热？什么时候该吃退热药？

答：38.5℃在发热中属于中度发热，以口腔温度为标准，发热的临床分级：①低热，体温 37.3 ~ 38.0℃；②中度发热，体温 38.1 ~ 39.0℃；③高热，体温 39.1 ~ 41.0℃；④超高热，体温 41℃以上。发热期间需要关注体温变化，一般来说，口腔温度比腋温高 0.2 ~ 0.4℃，直肠温度又比口腔温度高 0.3 ~ 0.5℃。

一般体温 < 38.5℃者优选物理降温，当体温 > 38.5℃可以使用退热药。对于一些有基础疾病的老年人或症状较重但体温未达到 38.5℃的发热患者，如果出现精神萎靡或体感不适症状明显，也可谨慎服用退热药。

2-8

问：我感染新冠病毒后，如何区分是中医上说的风寒还是风热？

答：中医上将新冠病毒感染称为"疫病"，辨证上将其分为风寒或风热，根据不同症状选择不同的中成药进行分治。

1. **风热**　临床上高热（发热多在 39℃以上）、咽痛较剧烈、无明显寒战，伴有肌肉酸痛、口渴、苔黄多属于风热型。需要辛凉解表，可以选用清热解毒、疏风清热等的中成药，常用的有连花清瘟胶囊（颗粒）、疏风解毒胶囊、金花清感颗粒、蓝芩口服液、双黄连口服液等。

2. **风寒**　如果出现发热畏寒、肌肉酸痛、乏力、咽痛、鼻塞、流涕、舌苔发白等症状，往往考虑为风寒型。需要辛温解表，常用的有感冒清热颗粒、疏风解表药物、荆防颗粒、九味羌活颗粒、四季感冒片等。

分清风寒或风热的诱因后，针对性选择合适的中成药往往能有更好的疗效。

2-9

问：不发热了之后，我怎么判断自己是否"阳康"？

答：当新冠病毒感染者满足以下标准中任意一条且其他症状明显好转时，即已进入"阳康"，也就是恢复期：①连续 2 次核酸检测阴性，Ct 值均 ≥ 35；②连续 3 日开展抗原检测结果均为阴性；③居家隔离满 7 日，未使用退热药的情况下，发热症状消退超过 24 小时。

关于新冠病毒感染之后什么时候转阴存在个体差异，有些人在感染后第 5～10 日后转阴；而有些人持续数周，甚至数月还呈阳性，临床上有时发现这些人已无传染性，但是检测结果仍然是阳性。

2-10

问："阳康"后，符合什么条件可以去工作？

答："阳康"后往往有身体逐步恢复的一个过程，能否去工作需要综合考虑患者年龄、自身的症状、既往的基础疾病情况、工作的强度等。恢复过程中工作强度的增加应该循序渐进,体质差的人往往需要更长的恢复时间。因此在返岗初期,应尽可能从低强度工作开始,逐步过渡到常态化工作强度中,以强度不感到疲劳为宜。避免紧张、加班、熬夜等行为。适当的午休也非常适合恢复期的患者。

2-11

问:到现在我还没有阳过,是怎么回事?

答:1. 日常保护措施做得好,生活规律,饮食均衡健康。

2. 未感染人群中有相当数量的人已经完成了新冠病毒疫苗和加强针的接种,对新冠病毒有一定的预防作用,降低了感染的概率。

3. 有些没"阳过"的人群,也可能是感染后无明显症状表现,或可能是没有及时进行核酸检测。

4. "未阳人"的基因可能与众不同,这类人的白细胞表面抗原能对病毒进行快速识别和快速清除,不给病毒增殖的机会。

关于自我处理

2-12

问:感染新冠病毒后居家隔离要准备哪些物品?

答:1. **隔离房间**　独立的卧室,门外放置桌凳,作为非接触式传递物品的交接处。

2. **专用生活用品**　换洗衣物、碗筷和水杯、洗漱用品、垃圾桶和垃圾袋、纸巾。

3. **可能用到的药物**　布洛芬(混悬液/片剂/颗粒)、对乙酰氨基酚(片剂)、抗病毒口服液、连花清瘟胶囊(颗粒)等。

4. **防护用品**　体温计、医用外科口罩/N95口罩、含氯消毒剂、75%酒精消毒液等。

2-13

问：体温计有哪些品种，居家隔离时我该如何选择和使用？

答：体温计主要有电子体温计、红外线体温计、水银体温计（图 2-2-2）。

1. 电子体温计

（1）测量方法：置于舌根下，紧插于舌根部位，可测得口腔温度；置于腋窝中心处，调整好位置后紧贴感温部位；在不能测试口腔和腋窝的情况下，可插入肛门测温，插入深度不可超过电子体温计总长的 1/2。

（2）特点：测量时间在 0.5 ~ 3.0 分钟，读数方便，测量精度高，适合全年龄段使用。

2. 红外线体温计

包括接触式红外线体温计（耳温枪）和非接触式红外线体温计（额温枪）。

（1）耳温枪

1）测量方法：套上一次性耳膜，将耳郭向后轻轻拉伸，将耳温枪顶头全部塞入耳道进行测温。测量时应对准鼓膜，否则对测量结果影响较大，需多测几次。

2）特点：相对于额温枪，耳温枪受环境影响较小、快捷便利，测量时间短。因新生儿耳道较窄，适合 6 月龄以上者使用。

（2）额温枪

1）测量方法：额头保持干燥，无遮挡物，测量时手保持稳定，额温枪与额头距离保持 2 ~ 5cm。

2）特点：适合公共场所或较多人员同时使用，过冷或过热的环境会影响测量数值。适合全年龄段使用。

3. 水银体温计

（1）测量方法：长头测口腔温度，短头测量肛门温度（3分钟）、腋窝温度（10分钟）。测口腔温度时将水银端放在舌下热窝处，闭唇含住，用鼻呼吸；测量腋窝温度时擦干腋窝，将水银端放于腋窝深处，屈臂过胸夹紧；测肛门温度时侧卧位或屈膝卧位，水银端轻轻插入肛门 3 ~ 4cm。

（2）特点：测量之前将体温计甩至读数为 35℃以下，儿童需选择腋窝或肛门。测温结果精准，测量精度较高，售价较低。注意：水银温度计易碎，环保性差，因为水银温度计内含有汞这种金属，《关于汞的水俣公约》明确规定"自 2026 年 1 月 1 日起，禁止生产含汞体温计"。

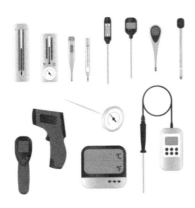

图 2-2-2　各类温度计

2-14

问：家庭指夹式血氧仪有没有必要买？我该怎么用？

答：对于家中有老年人、孕妇、患基础疾病者的家庭是非常有必要的。指夹式血氧仪可通过无创方式进行血氧浓度监测，血氧浓度可以反映组织氧合状况，常被视为"第五生命体征"。特别是对于老年人血氧含量下降，却没有同时发出呼吸急促或呼吸困难等信号的情况，这种"悄然无声"的缺氧就是"隐形缺氧"，也被称为沉默性缺氧。如果身体缺氧却未能及时引起警觉并给予处理，会对人体造成致命损害。指氧饱和度在 95% ~ 100% 属于正常范围，如果处于静息状态、未吸氧的情况下指氧饱和度 ≤ 93%，需要及时去医院就诊。

血氧仪的结果受检测方法、姿势等影响较大，因此规范使用非常重要。首先按下血氧仪前面板上的开关键，将其中一个手指完全放进血氧仪硅胶纸膜中夹住，指甲向上放置一段时间后，血氧仪的显示屏上会出现指氧饱和度和脉搏情况。一般人体正常指氧饱和度在95%以上，成人正常的脉搏在60～100次/min。

在使用血氧仪时需要注意以下几点。

1. 使用时心情要处于平静状态，让手指保持温暖放松，要停顿一段时间等待数值稳定后再松开。

2. 测量时指甲不要太长，不要带人造指甲或涂抹指甲油，避免影响测量结果。

3. 不宜在有灰指甲等疾病的手指上使用。

4. 使用指夹式血氧仪的时候，注意一定要将手指指尖完全深入，以有效覆盖传感器。正常测量时波形有规律波动。

2-15

问：我的智能穿戴设备上也有血氧饱和度监测，可靠吗？

答：平时使用没有什么问题，但和血氧仪这种专业的医疗器械相比有差距，不建议作为医疗器械使用。智能穿戴设备上的血氧传感器功能适合日常监控参考，家用血氧仪检测出的数值比智能穿戴设备更为准确。一般家用血氧仪都经过"药械字"注册，该类产品是经过临床试验的，有医疗器械生产许可。智能手表、手环是电子产品，不需要经过临床试验，只需向有关部门注册后就可以生产、销售，而且市面上该类产品质量良莠不齐。

在使用智能手表时，手表带系的松紧度不同，监测出来的数据也不同。测量时手腕的活动、皮肤温度、脂肪厚度、血管等因素，对智能手表的血氧监测精度均会产生影响。

2-16

问：室内通风应如何正确操作？

答：为预防新冠病毒感染，应保持室内有良好的空气循环，通常采用自然通风，不能自然通风时用排气扇等机械通风；打开门和窗户，形成对流，每日上午、下午各通风一次，每次不少于30分钟；尽量避免与相邻人家的门、窗同时对开；居家隔离的房间只开窗通风即可；冬季开窗通风时可根据具体情况逐个通风每个房间，通风时注意保暖，预防受凉感冒。

2-17

问：新冠病毒感染后居家隔离房间应如何选择？

答：最好单独居住，可选择住宅内有较好通风条件，带有独立卫生间的房间。条件不允许时，可以选择酒店隔离。

2-18

问：隔离期间，如果家里只有一个卫生间，要注意什么？

答：分时段洗漱、如厕。洗漱用品专人专用，尽量在隔离房间内完成洗漱，脏水倒入马桶。便后盖上马桶盖再冲洗，感染者每次用完厕所应当消毒1次，便池及周边可用含氯消毒剂（浓度2 000mg/L）擦拭消毒，离开卫生间后用含氯消毒剂（浓度500mg/L）擦拭水龙头、台面、门把手等，30分钟后开窗通风，消毒剂味道消散后其他人员可进入卫生间。

2-19

问：感染的人与还未感染的人，就餐时如何隔离？

答：感染者与未感染者分开就餐，感染者在单独的房间内用餐，使用专用碗筷，餐具使用后应当清洗和消毒。具体消毒方式：将餐具煮沸消毒 15 分钟，也可用浓度为 250～500mg/L 的含氯消毒剂浸泡 15 分钟后再用清水洗净。未感染者收取餐具和清洗餐具时，应穿戴一次性工作帽、医用外科口罩、工作服、一次性手套。

2-20

问：新冠病毒感染者是否可以洗澡？如何科学洗澡？

答：感染新冠病毒后可以洗澡，但洗澡比较容易消耗体力，需要量力而行。当处于高热等急性期时，由于人体水、电解质和能量丢失较多，身体会比较虚弱，一般不建议洗澡。如果处于疾病恢复期，体力尚可的情况下可以洗澡。洗澡时应注意避免水温过高，水温应与体温接近，浴室温度保持在 25℃左右为宜，洗澡时间控制在 20 分钟左右，避免时间过长导致体力消耗过大。此外洗澡前后可适量补充水分，不要空腹洗澡，洗澡前可先用热水冲脚，待脚部温暖后再往身上淋水，让身体有一个逐步适应的过程。需要注意的是，若使用的是燃气热水器，洗澡时不要紧关门、窗，警惕一氧化碳中毒。

2-21

问：我是不是感染了"哭株"，没有其他症状，唯独眼睛肿痛，一直流泪？

答：考虑是新冠病毒感染引起的结膜炎。新冠病毒感染患者眼部病变多以结膜炎为主，大多通过呼吸道飞沫或接触传播，多表现为眼红、畏光、眼痛、眼痒、异物感、流泪，无明显视力下降等症状。眼睛检查常见眼睑水肿、结膜充血等。

病毒可通过 2 种途径导致眼部感染：新冠病毒可以通过眼睛表面的结膜，甚至角膜等黏膜组织直接感染眼组织；病毒进入人体后，部分人群会发生病毒血症，通过血液循环将病毒传播到全身各个组织（如神经组织等），由此引起眼睛干涩、红肿、疼痛，甚至视物模糊等症状。

如果只是出现结膜等眼表组织的干涩或其他结膜炎症状，可以用一些润眼药水，如抗病毒眼药水及非甾体抗炎药药水等缓解症状。新冠病毒感染或症状发作后 15 日~2 个月最易发生眼部感染，一旦眼睛出现畏光、流泪、眼痛、眼红甚至视物模糊，请及时到眼科门诊就诊进行治疗。

2-22

问：新冠病毒感染后发热了，除使用退热药外，我还可以使用哪些方式来降温？

答：还可以进行物理降温。

1. **室内温度适宜**　维持房间温度于 25~27℃，保持室内空气流通。

2. **少穿少盖**　无寒战、手脚冰凉时，在可耐受的情况下适当减少衣物和被褥，可暴露四肢。

3. **温水擦浴**　水温 37~40℃，擦拭面部、腋下、大腿根、手、足等部位，不推荐酒精擦浴。

4. **冰块降温**　用干燥毛巾或衣物包裹冰块 2~3 层，置于额头、腋下、大腿根部，每次冰敷时间不宜过长（30 分钟以下），注意更换冰敷位置，预防长时间冰敷导致的冻伤；使用退热贴时要注意观察是否有皮肤过敏。

5. **中医穴位按压**　可按压大椎、肺俞、鱼际等穴位。

2-23

问：我"阳"后一直咳嗽，吃了药也止不住，除药物以外还有什么办法可以缓解吗？

答：咳嗽是新冠病毒感染最常见症状之一，除药物治疗外，还可以进行非药物干预措施：多饮温水和含服润喉制剂；避免吸烟，远离刺激性气味；保持空气湿度；卧位时头部垫高；通过适量服用蜂蜜水来降低咳嗽频率与严重程度。

此外，物理治疗对咳嗽亦有一定的缓解作用。当出现顽固性干咳时，可尝试控制呼吸法：将一只手置于胸前，另一只手放于腹部，缓慢地从鼻腔吸气然后从口呼出，尽可能让呼吸变得缓慢、放松而流畅；还可通过"停止咳嗽练习"来缓解咳嗽：一旦有咳嗽的冲动，就尝试闭合口腔，同时做吞咽的动作。屏气片刻后，再用鼻腔轻柔地呼气和吸气。

2-24

问：咳痰困难时，我除了吃化痰药，还有什么办法可以将痰液咳出？

答：1. **有效咳嗽**　取坐位或半卧位，屈膝，双手抱膝，双肘向内侧夹紧，深吸气后屏气3秒，然后用力咳嗽，将痰咳出。

2. **体位引流**　即通俗说的"新冠趴"，跪趴在床上，臀高头低；老年人可取俯卧位，于胸部和前额部放置软枕等物适当垫高，露出口鼻保持呼吸通畅，先平静呼吸，再深吸气后用力咳嗽，促进痰液咳出。家属可配合叩背，提高排痰效果。宜在饭前或进食2小时后进行，每日2～4次，每次15～30分钟。

3. **叩背排痰**　患者取坐位或侧卧位，家属帮助叩胸背部，一手呈杯状，手背弓起，手心中空，在胸背部从下向上、由内而外依次叩击，适当用力，边叩边鼓励患者咳嗽。注意隔着单层衣物叩击，不要在脊柱、乳房、心脏等部位叩击。

4. **雾化吸入**　用生理盐水或乙酰半胱氨酸等药物，湿化气道，稀释痰液，促进排痰。

5. **吸痰**　对于咳嗽无力，或不会咳痰的患者，由专业人员用负压吸引器将痰液吸出，药物雾化后吸痰效果会更好。

2-25

问：新冠病毒感染时为什么要趴着睡？哪些人不能趴？我应该如何正确地趴着睡？

答：感染新冠病毒出现肺炎症状时，常有呼吸困难、咳嗽、咳痰表现，趴着睡（即俯卧位）是改善通气的方式之一，有利于痰液引流、改善氧合和廓清气道、减轻呼吸困难，但在家里并不是所有患者都可以趴着睡的，以下情况不宜采用趴着睡：①神志异常或不能与人正确沟通；②血压低者，收缩压 < 90mmHg 或平均动脉压 < 65mmHg；③心源性肺水肿导致的呼吸衰竭；④颈椎、脊柱骨折，需要固定；⑤腹部一侧身体有损伤或伤口而不能趴着；⑥有高颅压表现；⑦眼压高或有青光眼；⑧有急性出血性疾病；⑨有明显呼吸困难，呼吸频率 > 40 次 /min；⑩不能耐受俯卧位姿势的患者等。

掌握正确的趴姿，才能起到改善病情的作用。

方法一，双膝跪于床上，臀部抬高，前臂置于床面上，头枕于前臂上，面朝下或偏向一侧（图 2-2-3）。

方法二，俯卧于床上，于头部、胸下放置软枕，面朝下或偏向一侧，保持呼吸通畅（图 2-2-4）。

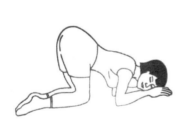 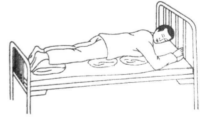

图 2-2-3　正确趴姿 1　　　　图 2-2-4　正确趴姿 2

方法三，侧卧位，在前胸部及腿部放置软枕，然后侧趴在软枕上。

以上姿势交替使用，每日累计趴的时间 > 12 小时，但也要量力而行。注意老年患者趴着睡时要有家人陪护在旁，以免发生意外。

2-26

问："白痰""黄痰"有什么区别？若将痰液咽下去会有什么危害？

答："阳"了后，咳白色稀薄的痰为病毒感染所致，但如果白痰很黏且有"拉丝"现象，要警惕真菌感染；若出现较多黄痰，是合并细菌感染所致。痰液为肺和呼吸道的废物，通过咳嗽反应排出，含有细菌、病毒等病原微生物，咽下去的痰液进入消化道后，大多数不能生存，但可能有少数病毒、细菌生存，可能会导致腹泻等消化道症状。

2-27

问：月经在高热第 2 日没有了，是否需要吃药？

答：临床上的确会有新冠病毒感染后出现月经周期紊乱、月经量改变的情况。在排除既往有月经不规律等相关疾病后，往往考虑是高热等不适症状引起的睡眠、饮食、情绪变化等情况造成的内分泌紊乱导致的功能性异常，这种情况往往是暂时的，会逐渐恢复，不需要特殊治疗。但需要排除育龄期女性怀孕的情况及自身存在的生殖系统疾病，建议去医院进一步检查后再考虑是否需要治疗。

2-28

问：我"阳"后出现呼吸急促（气短），自我处理的方法有哪些？是否需要去医院？

答：呼吸急促（气短）作为新冠病毒感染后的症状之一，其常见原因有以下两点：①病毒的入侵可导致呼吸系统相关组织结构损伤，引起呼吸急促（气短）；②部分人群感染新冠病毒后过度紧张，从而导致交感神经兴奋性增加，儿茶酚胺分泌过多，进而出现气短。

当患者出现气短时，首先要注意调整心情，放松心态，适当转移注意力，不要过于担心和紧张，仔细体会气短症状是否会因情绪的调节而有所缓解。如果家中备有指脉氧监测仪器，此时也可以主动监测指脉氧情况辅助判断气短是否因过度紧张导致。此外，当气短症状出现时，还可以尝试调整体位来改善呼吸急促，常见的体位有：①俯卧位（腹部朝下躺平）；②斜坡侧卧（用多个软枕支撑身体上部及头颈部侧卧、膝盖微微弯曲）；③前倾坐位（坐于桌旁，腰部以上前倾，头颈趴在桌面的软枕上，手臂放在桌子上，或坐在椅子上身体前倾，手臂放置于膝盖或椅子扶手上）；④前倾立位（立位，身体前倾，伏于窗台或其他稳定的支撑面上）；⑤背部倚靠立位（背靠墙壁，双手置于身体两侧，双脚距墙约 30cm，两腿分开）。

如出现以下情形建议尽快就医：轻微活动后即出现比较明显的气短，通过体位调节等方式仍无法改善；静息状态下呼吸急促程度加重，通过调整呼吸节奏后无法改善；在某些体位或在活动、锻炼期间伴发胸痛、心慌或头晕；出现面部麻木、肢体无力，特别是出现在一侧身体。

2-29

问：我"阳"后出现关节、肌肉酸痛，自我处理方法有哪些？是否需要去医院？

答：当人体被新冠病毒感染后，自身免疫系统便开始工作，此时身体新陈代谢加快、肌肉因无氧呼吸产生乳酸，导致体内大量酸性代谢产物增加，同时过度的免疫反应也会造成局部肌肉黏膜受损，因此表现为关节、肌肉酸痛。关节、肌肉酸痛可作为新冠病毒感染的首发症状，也可作为其他伴随疾病（如类风湿关节炎、痛风、关节创伤等）的合并症状出现，或因使用肾上腺皮质激素、利尿剂、抗生素等药物引起。

新冠病毒感染后出现关节肌肉、酸痛时，首先需要卧床休息、保证睡眠、避免剧烈运动，保证充分的能量和营养的摄入，进食鸡蛋、肉类等富含蛋白质、脂肪的食物，适量补充水分，保持水、电解质平衡，维持内环境稳定，提高机体对疾病的抵抗力。此外还可服用非甾体抗炎药，如布洛芬、对乙酰氨基酚等缓解疼痛。

若关节、肌肉酸痛持续存在，药物治疗后仍得不到有效缓解，或因其他疾病及药物等因素引起，建议及时到医疗机构就诊。

2-30

问：我"阳"后出现咽喉疼痛、声音嘶哑，自我处理方法有哪些？是否需要到医院就诊？

答：新冠病毒感染后部分人群出现咽喉疼痛、声音嘶哑，其原因是新冠病毒入侵咽喉部时会刺激局部黏膜，导致咽喉部黏膜充血、水肿，进而引起疼痛及声音嘶哑。如果患者合并有慢性咽炎、喉炎、胃食管反流等基础疾病，也会出现该症状。

针对咽喉疼痛、声音嘶哑，自我处理建议有如下五点：①注意休息，避免高声说话或低声耳语等导致声带紧张；②全天进行少量多次饮水，补充足够的水分；③湿化气道，通过空气加湿器维持室内呼吸的空气湿度在 40% ~ 60%，也可以尝试吸入蒸气的方式（找一个盛开水的杯子，用毛巾遮盖头部后缓慢吸入杯子中的蒸气 10 ~ 15 分钟）湿化气道以缓解声音嘶哑；④建议停止吸烟、饮酒；⑤避免就餐后躺卧或睡觉，建议少食多餐，严禁穿着紧身衣物，防止压迫胃部导致胃酸反流到食管，加重症状。

如果咽喉疼痛持续不缓解，声音嘶哑加重，或出现呼吸困难、气短症状，建议及时就医。

2-31

问：我"阳"后出现心慌，自我处理方法有哪些？是否需要去医院？

答：新冠病毒感染后出现心慌症状，与精神紧张、机体疲劳、缺氧等因素相关。建议多休息，保证充足的睡眠，避免劳累，减轻生活和工作负荷。注意维持稳定的情绪及平和的心态，可以通过倾听舒缓的音乐、进行适当的阅读等活动转移注意力，缓解紧张的情绪。同时加强自身的营养支持，保证饮食营养充足，摄入富含维生素和蛋白质的食物，提高机体抵抗力，避免饮用浓茶、酒精等刺激性饮品。

若是因呼吸困难、缺氧而出现心慌，建议及时就医。此外若患者心率超过 100 次 /min 或低于 60 次 /min，或出现不规律搏动，需警惕心肌炎等并发症的发生，建议及时就诊查明原因。

2-32

问：我"阳"后出现吞咽困难，自我处理方法有哪些？是否需要去医院？

答：新冠病毒感染后病毒侵袭咽部黏膜会引起黏膜炎性反应，表现为局部充血、水肿，进而出现吞咽困难。吞咽困难可有以下三种表现形式：①饮水呛咳，吞咽后咳嗽；②进食费力、进食量减少、进食后口腔残留较多食物；③咽喉部有明显的异物感。

当出现上述症状时，应按以下顺序进行处理。

1. 建议对食物的性状进行调整，选择有利于吞咽的较软、光滑或湿润的食物，或将固体食物切成易于吞咽的小碎块。

2. 选择安静、适宜的进餐环境，避免人员嘈杂导致进餐时注意力不集中，进食或饮水过程中避免讲话。

3. 选择正确的进食体位，进食时保持身体坐直，避免卧位进食，对于不能取坐位的患者，进食时需将头颈及躯干部抬高、垫起，保持至少 30° 的仰卧位。

4. 如果能正常进食但进食过程中或餐后感觉疲劳，可在一日内少食多餐，进食时应细嚼慢咽，不可狼吞虎咽，确保口腔内没有食物后再进食下一口。

5. 注意保持口腔清洁，餐后刷牙或漱口。

如上述症状持续不缓解，进食或喝水出现呛咳、误吸，建议及时就医。

2-33

问： 我"阳"后胸闷、胸痛，自我处理方法有哪些？是否需要去医院？

答： 新冠病毒感染后会侵袭心脏并产生过度免疫反应，临床上会出现胸闷、气短、心悸、胸痛，甚至晕厥的症状；还会引起心跳过快、过缓，以及极度疲惫、低血压等情况，有可能是出现了病毒性心肌炎。

如果胸闷、胸痛症状不明显或仅为偶发，考虑可能是轻度的心肌损伤症状，可以通过休息、避免过度劳累、剧烈运动，或口服营养心肌的药物来自行缓解。如果出现症状持续或加重，必须到医院进行心肌酶谱、心电图、心脏超声等检查。平时身体较好的年轻人出现胸闷、胸痛症状并突然加重时，需要警惕暴发性心肌炎的发生，该疾病病情凶险，病死率可高达 80%。

2-34

问： 我"阳"后出现肚子不舒服，自我处理方法有哪些？是否需要去医院？

答： 新冠病毒感染后出现肚子不舒服的表现通常是指恶心、呕吐、腹痛、腹泻等消化系统症状。发病原因与新冠病毒对胃肠道黏膜的侵犯刺激、肠道菌群失调、合并细菌感染、饮食不调致胃肠功能紊乱，以及精神紧张、神经调节异常等因素相关。

针对上述肚子不舒服症状，可以尝试使用以下措施来缓解。

1. 保持良好生活习惯 规律的作息习惯可以帮助身体恢复，建议保证充足的睡眠及愉悦的心情。讲卫生，勤洗手。注意腹部保暖。

2. 合理膳食 建议进食清淡易消化食物，多吃新鲜的水果和蔬菜、米饭等，不吃辛辣等刺激性食物，不吃含乳糖的牛奶、其他奶制品及容易引起腹胀的豆制品和谷类，不喝含咖啡因或酒精的饮料。少食多餐，搭配使用维生素、叶酸、微量元素，提高机体免疫力。

3. 摄入足够水分 适量多喝温开水或低渗透压的肠内水分缓冲液（如碳酸氢钠溶液），补充电解质，维持内环境平衡。

4. 合理用药 如出现腹泻，可适量应用蒙脱石散、益生菌等调节肠道菌群药物以改善症状。针对腹胀、恶心等消化不良的症状，可使用健胃消食片、多潘立酮等药物进行缓解。

如果腹泻严重、持续超过 2 日，或伴有意识障碍、呼吸急促等其他症状时，建议及时到医疗机构就诊。

2-35

问： 我"阳"后出现头晕，自我处理方法有哪些？是否需要去医院？

答： 新冠病毒感染患者的临床症状不局限于呼吸系统，还可以有神经系统症状，包括头晕、头痛、嗅觉障碍、癫痫、缺血性或出血性卒中、脑病、肌肉骨骼障碍、精神状态改变和格林-巴利综合征等。新冠病毒感染后出现的头晕症状容易发生于中老年人，以及伴高血压、糖尿病、心肾疾病等基础疾病患者；也更容易发生在应激条件下情绪不稳或自我调节能力较弱的人群。此外，炎症、缺氧、继发感染、诸多基础疾病（如低血压、心律失常、贫血、低血糖），以及药物等直接或间接因素也可触发头晕/眩晕。

1. **患者可自行处置的头晕／眩晕**

（1）反复发作的轻微良性阵发性位置性眩晕（耳石症）：患者能明确感到与体位相关，可予观察，一般随耳石的自溶和吸收，可自行好转。

（2）反复发作的前庭性偏头痛：随时间可自行好转，只要少活动、静卧或辅以镇静催眠药，多能迅速缓解。

（3）血压控制不佳的头晕／眩晕：适当药物调整即可。

（4）既往就有主观性头晕／眩晕发作史，近期紧张导致再发，且伴有胸闷、气短、心悸、手脚麻木等症状。有烦躁的头晕／眩晕患者可服用丙戊酸钠缓释片；有易焦感、胸闷不适等患者可服用劳拉西泮；伴有睡眠障碍患者，在睡前可服用阿普唑仑等。

（5）由于睡眠失调、生活节奏紊乱导致，或伴有情绪障碍者，可以进行自我调节或适当用药。

（6）其他：过度注视手机、用眼疲劳、营养不良等应予以纠正。

2. **当有以下情况时，应当到医院诊治**

（1）伴有神经系统损伤症状的头晕／眩晕，如看东西偏盲（走路撞门框）、复视；进食、水呛咳或吞咽困难；记忆力突然下降，时间和地点失认，简单计算出错；明显肢体力弱；伴有较剧烈的头痛等。

（2）既往有高血脂、高血糖、高血压、脑梗死病史，又出现伴有肢体麻木、语言障碍、大小便控制障碍等，提示脑梗死再次发生的可能。

（3）平生第一次眩晕，且持续时间较长者。

（4）可能是耳石症，但眩晕不能随着体位变化得到缓解，需要手法复位者。

（5）头晕／眩晕伴有发热、头痛等症状，需要到医院检查排除感染病因，尤其是排除新冠病毒感染的患者。

（6）梅尼埃病或前庭神经炎患者，因为眩晕较重，需要对症药物治疗。

（7）其他内科疾病或系统疾病导致的严重头晕 / 眩晕患者。

2-36

问：我"阳"后出现耳鸣，自我处理方法有哪些？是否需要去医院？

答：新冠病毒感染后因病毒侵袭听神经及炎症因子释放刺激中枢神经，可诱发耳鸣的症状。耳鸣作为新冠病毒感染者听觉改变最常见的症状，大多数在感染后 1 周内出现。

当出现耳鸣时，可服用甲钴胺进行营养神经治疗；也可通过按摩耳部来减轻不适感：快速揉搓手掌 20 次，手掌温热后迅速向下按两侧耳朵，每日 6 次，持续 2 ~ 3 日；或用两只手的食指和拇指指腹按揉耳垂，重复 10 次。

如果耳鸣同时伴有头晕、听力下降，或耳鸣持续不缓解，建议到医疗机构就诊，进行听力评估，避免延误治疗导致听力下降。

2-37

问：我"阳"后已有 10 余日了，但还是有怕冷的感觉，自我处理方法有哪些？是否需要去医院？

答：怕冷是日常比较常见的症状，其发病原因通常与感染、低血糖、甲状腺功能减退、贫血、周围血管病变、酒精中毒等因素相关。

新冠病毒感染后较长时间还是有怕冷的感觉首先考虑与病毒感染、身体没有完全康复、抵抗力差有关，因此需要注意休息、保持规律作息时间、保证充足睡眠，同时注意合理膳食，加强营养支持以提高机体抵抗力。其次，环境因素也可导致发冷，此时需要注意脱离寒冷环境，穿着合适的衣物、控制适宜的室温，缓解发冷的状况。除此之外，对于阳后出现发冷，还需警惕病毒感染复阳的情况，建议进行自我健康监测或核酸检测。

如果症状持续不缓解，甚至出现发热表现，以及合并甲状腺功能减退、贫血等因素，建议到医院就诊。

2-38

问：家人"阳"了后发热，身边又没有退热药，就拨打 120，因为想着 120 车上会有退热药，妥当吗？

答：不甚妥当。急诊 120 旨在服务大众，优先接诊急危重症患者，是为急危重症者提供的快速生命通道，如果家人阳了但只是有单纯发热情况，不建议占用急救资源。

2-39

问：我"阳"了，但到门诊去看会排队花费很多时间，想着还是拨打 120 来得快一些，可以吗？

答：不建议。首先 120 急救车接诊后，接诊医生会判断病情，如果是急危重症会送往急诊科或相应科室急救，若并非急危重症则也需要排队就诊；其次 120 是公共医疗资源，随意拨打 120 占用医疗资源，属于不尊重他人生命，是不道德的行为。

2-40

问：新冠病毒感染转阴后还是一直咳嗽，是肺炎么？需要做肺部 CT 吗？

答：新冠病毒会损伤气道黏膜上皮，导致黏膜神经暴露，使其对外界刺激敏感性增加，诱发咳嗽症状。咳嗽持续时间平均 2 周，部分患者可持续数周或数月。如果出现咳嗽、痰多伴黄脓痰，需要考虑合并有细菌感染，可以口服抗生素治疗。如果 1 周后仍有持续咳嗽没有好转，程度没有减轻或咳嗽痰多且出现痰中带血，或既往有哮喘等慢性呼吸系统疾病，需要进一步检查肺部

CT，此时很有可能已进展为肺炎。

2-41

问：感染者居家隔离时间要多久可以恢复正常生活？

答：新冠病毒感染后潜伏期在 1 ~ 14 日，多为 3 ~ 7 日，在潜伏期即可有传染性，发病后 5 日内传染性较强。新冠病毒检测阳性患者具体居家隔离时间需根据自身情况决定。如果发病以后病情不是特别严重，仅伴随轻微发热、乏力等症状，在病情得到控制，并且核酸检测转阴后，可解除隔离恢复正常生活，时间通常在 7 日左右。如果病情比较严重，经治疗后疾病仍没有得到缓解，隔离时间需要延长，可能达 14 日，甚至更长。通常认为症状已得到改善，且自测抗原阴性并且连续 2 次新冠病毒核酸检测 Ct 值 ≥ 35（2 次检测间隔 > 24 小时）者，可结束居家治疗，恢复正常生活和外出。

2-42

问：新冠病毒检测阳性后，家养宠物需不需要特殊处理？

答：当动物与感染者密切接触时，新冠病毒有一定的概率可以从人传播给动物。因此应避免宠物与新冠病毒感染者接触，尽量让其他检测阴性的家庭成员照顾宠物，如果必须照顾或接触宠物，建议戴上口罩，并在与接触宠物前后洗手。不需要给宠物戴口罩，因为口罩可能会给宠物带来伤害。没有证据表明病毒可以通过宠物的皮肤或毛发传播给人，因此不要用化学消毒液、酒精、过氧化氢溶液（双氧水）或其他产品擦拭宠物或给它们洗澡，也不要使用洗手液、清洁湿巾、各种工业清洁剂、表面清洁剂等清洗宠物。

2-43

问：什么是"长新冠"？

答：根据世界卫生组织的定义，将感染新冠病毒3个月后还有症状（最少持续2个月），且不能用其他疾病来解释的这些症状称为"长新冠"。

"长新冠"最常见的表现有疲劳、呼吸急促及注意力障碍，还可能有睡眠障碍、脱发、味觉嗅觉障碍、胸闷胸痛、咳嗽、头晕、头痛、恶心、呕吐、关节痛、盗汗等。这些症状可以是持续的，也可以是间歇性的。

2-44

问：如何才能减少"长新冠"？

答：1. **保持良好的心态**　科学看待新冠病毒，保持情绪稳定，不过度恐慌，保持良好的心态，良好的心态本身就可以减少"长新冠"。

2. **做好科学的防护**　做好日常防护、合理配戴口罩，尽量减少感染及重复感染的风险。

3. **接种新冠病毒疫苗**　及时接种新冠病毒疫苗有助于降低"长新冠"的风险。

4. **增强自身体质**　通过适当的运动、良好的休息、充足的营养来增强自身体质，也能避免出现"长新冠"。

2-45

问："阳康"后味觉、嗅觉下降，我可以通过吃榴莲、吃辣椒、吃芥末的方法来恢复吗？

答：味觉、嗅觉减退或丧失是感染新冠病毒后的常见症状之一，大多数人在1个月之内可恢复正常，但也有部分人仍持续时间较长，超过2个月，甚至在"阳康"3个月后仍有症状，这是"长新冠"的症状之一。可以通过味觉、嗅觉训练来加快恢复，方法为：①在饭菜中加入辣椒、芥末增加味道，但要适量，过量可能增加胃肠不适；②也可以通过嗅闻柠檬、玫瑰等味道浓郁的东西，每日2次，每次20秒。同时建议坚持每日刷牙2次，保持口腔卫生。

2-46

问: 我"阳"了，脱发特别严重，有什么好的处理办法吗?

答: 脱发症状大部分是暂时的，造成永久性脱发的可能性不大。一般轻微脱发或短期内可以不干预。假如症状持续超过3个月，且不能用其他疾病来解释，目前国际上将其定义为"长新冠"，也就是俗称的"新冠后遗症"。造成新冠病毒感染后脱发的原因除病毒引起毛囊部位的炎症反应外，还有药物副作用、休息不足、精神情绪问题等导致的休止期脱发。因此避免因脱发引起的过度焦虑，及时进行心理疏导和建立对于疾病的正确认识，对降低"长新冠"引起的脱发至关重要。

在饮食上，可以适当增加蛋白质、维生素D、维生素B_{12}的摄入，这有利于毛发的细胞合成，常见的食物有牛肉、鱼肝油、蔬菜等。避免辛辣油腻，保持水分充足，多吃五谷杂粮。生活上注意合理护发，杜绝烫染，避免使用发蜡、发胶等。洗发次数控制在每周2~3次，水温要适宜。可以通过适当的头皮按摩促进头皮血液循环。规律作息，不要熬夜。

对于持续6个月以上或严重的脱发情况，临床上常用的有口服复方甘草酸苷片、米诺地尔酊外涂，以及头皮微针治疗，该方法有利于药物吸收，促进毛发生长。对于重度脱发者，可考虑植发治疗。

中医中药治疗也可以作为补充，中医认为毛发脱落是气血不足的表现。可以给予清热凉血、疏肝健脾、补益肝肾、活血化瘀辨证施治。血热风燥型常用的有知柏地黄丸；气滞血瘀型常用的有复方丹参片；气血两虚型常用的有养血生发胶囊、补中益气口服液；肝肾不足型常用的有固肾生发丸等。

2-47

问：我"阳"了，会不会影响我的性功能？

答：会对性功能有一定影响。男性的性欲主要受雄激素的影响，新冠病毒感染会直接感染并损伤 ACE_2 受体相关的睾丸间质细胞，进而造成雄激素的分泌降低，影响性功能。有研究结果显示，新冠病毒感染导致的血管功能障碍或内皮功能障碍可能会导致男性勃起功能障碍。同时发热等不适症状、炎症、药物、焦虑情绪等都会对性功能会有影响。不过人体一般会在 1~3 个月后慢慢恢复，较少造成长久的性功能损伤。如果症状持续，则需考虑是出现"长新冠"的情况，建议到医院就诊进行系统检查和评估。

关于防护问题

2-48

问：生活中我应该如何正确选口罩类型？

答：口罩能阻断新冠病毒及其他病原体、污染物等进入呼吸道，因此选择合适的口罩非常重要（表 2-2-2）。

表 2-2-2　口罩的选择标准

口罩类型	国家执行标准	标准适用范围
医用防护口罩	GB 19083—2010	推荐发热门诊、隔离病房医护人员及确诊患者转移时配戴
医用外科口罩	YY 0469—2011	推荐疑似病例、公共交通司乘人员、出租车司机、环卫工人、公共场所服务人员等在岗期间配戴，大众在医疗机构就诊、长期户外活动、较长时间处于人员密集区域时配戴。防护效果较一次性医用口罩更好

口罩类型	国家执行标准	标准适用范围
一次性医用口罩	YY/T 0969—2013	推荐公众在非人员密集的公共场所使用
KN95/N95 及以上颗粒物防护口罩	GB 2626—2019	推荐公众在人员高度密集场所或密闭公共场所配戴,防护效果优于医用外科口罩、一次性使用医用口罩
日常防护口罩	GB/T 32610—2016	推荐在日常生活中空气污染环境下滤除颗粒物时配戴

注:建议儿童选用符合国家标准 GB 2626—2006 KN95 口罩,并标注儿童或青少年颗粒物防护口罩的产品。

2-49

问:如何规范配戴口罩?

答:**1. 耳带式医用口罩** 清洁消毒双手,取出口罩对折,两手拉开褶皱部分,白色面向内,深色面向外,鼻夹在上方,戴在面部,包裹口鼻及下巴,按压塑形条,延鼻骨塑形,按压周围,使口罩完全贴合皮肤,不留空隙,呼吸时口罩随呼吸起伏。

2. 头戴式口罩 清洁消毒双手,取出口罩,一手持口罩扣在面部,包裹口鼻,另一手先将下头带绕头部置于颈后,再将上头带置于头部中央,双手按压口罩两侧边缘,用力呼气检查气密性(图 2-2-5)。

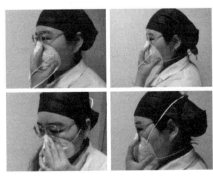

图 2-2-5 头戴式口罩配戴步骤

口罩被污染、变形、损坏时要及时更换，每个口罩累计配戴时间不超过 8 小时，需要重复使用的口罩应悬挂于清洁、通风处保存。

2-50

问：除了口罩，我平时还可以准备哪些防护工具?

答：还可准备以下工具

1. **体温计**　有不适症状时，检测体温。

2. **消毒液**　准备 75% 酒精或含氯消毒剂，阳性患者使用或接触的物品、居家隔离接触后、戴口罩前后、外出回到家时，均应当消毒。大面积喷洒酒精后，要注意避免明火，预防火灾。

3. **一次性手套、防护面屏、一次性鞋套**　照护或接触阳性隔离患者时穿戴，并戴好口罩。

2-51

问：为了应对新冠病毒感染，我们平时应如何做好防护?

答：具体防护措施如下。

1. 建议减少聚集性活动，非必要不前往人群密集或空间密闭场所。

2. 继续保持科学配戴口罩的良好习惯。

3. 日常生活和工作中尽量保持 1m 以上距离。

4. 注意咳嗽和打喷嚏礼仪，在咳嗽、打喷嚏时一定要用纸巾、手绢捂住口鼻。

5. 做好手卫生、勤洗手，在接触非清洁物品表面后做好手消毒。

6. 开窗通风，保持室内空气流动，每日应开窗通风 2～3 次，每次 20～30 分钟，尤其是密闭的空调房一定要定期开窗通风。

7. 保持健康的生活习惯，注意饮食搭配营养均衡、合理进行适度运动锻炼，坚持规律作息，不熬夜，保证睡眠充足，保持良好心态。

2-52

问：有人来家里做客，或去别人家中做客时，我应该如何做好防护？

答：**1. 有人来家里做客** 配戴好口罩，保持室内通风良好，尽量不共同就餐，客人离开后对客厅等活动区域用含氯消毒剂喷洒、擦拭消毒，30 分钟后开窗通风。

2. 去别人家中做客

（1）如果为新冠病毒感染阳性，尚未康复，不建议外出访客。

（2）如果要去看望新冠病毒感染阳性的亲友，应戴好医用外科口罩或医用防护口罩，与感染者保持 1m 以上距离，如必需接触，可戴一次性手套、鞋套、防护面屏、隔离衣等，离开后脱掉防护用品，消毒双手，更换口罩。

（3）双方健康状态良好时，配戴一次性医用口罩即可。

2-53

问：我要去医院就诊，在医院内应该怎么做好防护？

答：注意防寒保暖，不要着凉。有条件的情况下戴好防护面屏和无纺布帽子，全程配戴好 N95 防护口罩，口罩弄湿或弄脏后，须及时更换，每个口罩配戴时间不要超过 4 小时。注意手卫生，尽量避免触碰桌面、电梯按钮、门把手、挂号机、取款机等，若有条件可以戴好乳胶手套。及时用"七步洗手法"进行手消毒，避免用手揉眼睛、触摸口鼻。保持安全社交距离，保持 1m 距离排队就诊。尽量避免在人员聚集或密闭的空间逗留，如电梯、候诊区等。就诊结束后及时更换受污染的防护装备，到家后更换并消毒外套等。

2-54

问：外出乘坐公共交通工具时，如何做好防护？

答：尽量避免乘坐拥挤的公共交通工具，在等候或乘坐公共交通工具的过程中尽量与他人保持1m以上距离；全程戴好口罩，减少与他人交谈，尽量不喝水、不进食，如有口罩损坏、弄湿、弄脏，建议及时更换；在条件允许的情况下，适当开窗通风，保持公共交通工具内良好通风状态；旅途中尽量避免直接用手接触公共物品，避免用未清洁的手触碰口、眼、鼻等；随身携带速干手消毒液或其他有效的手消毒液，做好手卫生，抵达目的地后及时洗手、消毒；优先选择使用公交卡、扫码支付、网上购票等方式乘车，减少与他人的直接接触。

2-55

问：如何在工作场所做好防护？

答：坚持佩戴口罩，保持室内空气流通，办公区域保持清洁卫生，定期消毒，勤洗手，保持安全社交距离，减少聚集，安全有序就餐（最好打包带走），避免劳累，尽量不加班、不熬夜。

2-56

问："阳康"之后，还需要做防护吗？

答："阳康"并不代表不会再次感染或受到其他呼吸道疾病的侵袭，因此，"阳康"仍需进行相应的防护，不能因"阳康"而降低自我防护标准。

关于消毒问题

2-57

问：家里有新冠病毒感染阳性患者时，消毒的重点区域和物品有哪些？

答：若家有新冠病毒感染阳性患者，应遵循"以清洁卫生为主，预防性消毒为辅"的消毒原则，做好空气和常用物品表面的清洁消毒，优先使用阳光暴晒、热力等物理消毒方法。

家中消毒的重点区域：相对潮湿、封闭、低温、空气流通不好的地方，如厨房、卫生间等。这些地方可以用含氯消毒剂来擦洗清洁。擦完之后等待30分钟以上，再用清水擦洗。

消毒的重点物品：冰箱、马桶、桌子、柜子等硬质物表面；衣物、床单、被褥等棉质物品；餐饮具、洗手池等潮湿物品；快递、阳性患者产生的垃圾等有病毒污染风险的物品。经常用手接触的物品也是消毒重点，如各种开关、按钮、门把手，以及遥控器、钥匙、手机等物品。可以用75%酒精来擦拭消毒。

2-58

问：消毒用品应该如何选择？

答：**1. 醇类消毒液（如75%酒精）** 主要用于手和皮肤的消毒，也可用于较小物体表面的消毒，对酒精过敏者慎用。①手消毒：在手部均匀喷雾或涂擦揉搓1~2次，作用1分钟；②皮肤消毒：涂擦皮肤表面2次，作用3分钟；③较小物体表面消毒：擦拭物体表面2次，作用3分钟。

醇类消毒液易燃，注意不要大面积喷洒和对空气进行消毒，切记远离火源。

2. 含氯消毒剂（如84消毒液、次氯酸消毒液、含氯泡腾片、二氧化氯） 可用于物体表面、衣物、餐具等的消毒，但对金属有腐蚀作用，对织物有漂白和褪色作用。次氯酸消毒液是经过配比稀释的消毒液，比较温和，同样对新冠病毒有效，除上述消毒功能外，还可用于手部、皮肤、黏膜、空气消毒。氯己定对新冠病毒无效。

含氯消毒剂刺激性强，要严格按照说明书规定的方法、剂量、时间等要求使用，部分含氯消毒剂需进行稀释后才能使用，使用时注意戴口罩和手套做好保护，同时防止消毒液溅入眼睛。含氯消毒剂应远离火源。

3. 酚类、季铵盐类 可用作物品表面和织物的消毒，刺激性小。

2-59

问： 不同类型消毒液可以混用吗？

答： 不能。2 种及以上消毒液混合使用，易产生化学反应，可能造成伤害。例如：84 消毒液与洁厕灵混合，会产生大量氯气，引起急性氯中毒，严重者会引起窒息、昏迷，甚至死亡。

2-60

问： 家里有新冠病毒感染阳性患者时，厨房和餐具怎么消毒？

答： 若家里有新冠病毒感染阳性患者，厨房需注意换气通风，保持空气流通和进行常用物品表面的清洁消毒。

保持空气流通，感染者居家期间应该做好通风，至少每日 2 次开窗通风，每次 30 分钟。室外温度允许时可以保持窗户开启，随时通风，也可以采用排气扇机械通风或增加新风系统换风次数。厨房使用抽油烟机、排风扇时，应全程保持开窗自然通风，防范气溶胶传播，家用分体空调和集中式空调可以正常使用，全空气系统的集中式空调使用时，要关闭回风。

厨房表面及常用的各种开关、按钮、门把手，可用浓度为 500～1 000mg/L 的含氯消毒剂擦拭消毒，等待 30 分钟后再用清水洗净。也可用其他可用于表面消毒的消毒液擦拭消毒，如用75%酒精擦拭，等待3分钟。抹布等卫生用具，应专区专用，避免交叉，使用后以浓度为1 000mg/L含氯消毒剂进行浸泡消毒，作用30分钟后用清水冲洗干净，晾干存放。

厨房常用的碗、筷、勺子等餐具首选热力学的方式进行消毒，蒸或煮沸消毒15分钟，或采用热力消毒柜等消毒方式；也可用250～500mg/L的含氯消毒剂浸泡，15分钟后再用清水洗净。

厨房垃圾装入双层塑料袋后扎紧袋口，对其外表面及封口处消毒，消毒时采可用浓度为500～1 000mg/L的含氯消毒剂或75%酒精喷洒消毒至完全湿润，然后传递至门外。

2-61

问：家里有新冠病毒感染阳性患者时，门把手和卫生间怎么消毒？

答：若家中有阳性患者，最好让其单独使用一个卫生间，每日消毒。如和家人共用卫生间，阳性患者每次用完卫生间后均应立即消毒卫生间，开窗通风至少30分钟，不具备自然通风条件的可使用排气扇进行机械通风。阳性患者每次上完厕所后，便池放水清除粪便时应注意避免外溅，马桶加盖后再冲水，马桶盖、马桶坐垫及周边可用浓度为2 000mg/L的含氯消毒剂擦拭消毒，等待30分钟后再用清水洗净。接触过的门把手、水龙头等部位，使用浓度为500～1 000mg/L的含氯消毒剂擦拭消毒，等待30分钟后再用清水洗净，或选择其他可用于物体表面消毒的消毒液，如75%酒精擦拭消毒。操作者注意做好戴口罩、手套等自身防护措施。

2-62

问：为应对新冠病毒流行，家里有必要买空气净化器消毒吗？

答：没有必要。目前，没有直接证据能够证明家用空气净化器对新冠病毒有杀灭作用。空气净化器主要适用于去除空气中的污染物，目前国内外标准对空气净化器的适用范围均定为"家用和类似用途"，并未对病毒去除率进行要求。因此，空气净化器能否过滤病毒尚无定论，更无标准。根据空气净化器的工作原理，即使滤网能够吸附病毒，以现有的净化技术也未必能将其有效杀灭，反而可能导致病毒在滤网上滞留、繁殖。

2-63

问：家庭内是否可以用紫外线消毒？

答：紫外线灯消毒虽然能够杀灭新冠病毒，但紫外线灯消毒的效果与环境的温湿度、距离等有关，家庭使用紫外线灯消毒时不一定能照到家里的每个角落，因此单用它对家庭的消毒效果有限，而且人体被过量的紫外线照射可能产生多种病变：照射皮肤时，可发生皮炎，出现红斑、水疱等；作用于神经系统，可出现头痛、头晕等；作用于眼部，可引起结膜炎、角膜炎等。紫外线消毒技术已经被大范围应用，但由于紫外线灯存在安全隐患，因此使用时受场景的限制，一般多应用于工厂、医院等特定场所，家庭或一般公共场所并不适宜使用。

2-64

问：孕妇在消毒过程中有什么需要注意的吗？

答：在消毒期间，孕妇应该主动回避，因为消毒液在使用期间，有效物质会在空气中弥漫，部分消毒液可能对胎儿有影响，因此消毒后的房间应尽可能保持通风，做好室内空气流通，等消毒液气味消散后，孕妇再戴口罩返回。如孕妇负责家庭消毒时，推荐使用次氯酸钠消毒液（1 份漂白剂兑水 99 份，有效氯浓度为 500mg/L），消毒过程中，需戴口罩和手套，消毒后及时用洗手液（肥皂）配以流动水洗手。

2-65

问：儿童在消毒过程中有什么需要注意的吗？

答：儿童呼吸道的黏膜组织娇嫩，神经敏感，轻微的炎症或刺激就容易导致黏膜肿胀而引起气道痉挛、梗阻或窒息。因此在消毒期间，儿童应该回避，避免对消毒液进行接触，消毒后的房间应尽可能保持通风，保证室内空气流通，待消毒液气味消散后，再戴口罩返回。禁用矿泉水瓶、饮料瓶作为消毒液的容器，防止儿童误食中毒。另外，儿童对事物都有比较强的好奇心，因此建议将消毒液放于儿童无法取得的地方，以防发生意外。

2-66

问："阳康"后冰箱需要消毒吗？具体如何消毒？

答：需要消毒。家庭里最有可能残存新冠病毒的就是冰箱。冰箱冷藏室温度在 $4 \sim 5\,^\circ\!C$，冷冻室可达 $-18\,^\circ\!C$，低温且相对封闭，病毒停留的时间会比较长，非常适宜病毒存活。消毒时需拔掉电源，取出里面所有东西，用含浓度为 $500 \sim 1\,000\text{mg/L}$ 的含氯消毒剂擦拭消毒冰箱内每一个角落，30 分钟后再用清水洗净。也可用其他可用于表面消毒的消毒液擦拭消毒，如 75% 酒精擦拭，等待 3 分钟，彻底通风晾干后再使用。对于冰箱内没有密闭包装的食物，需要充分加热后再食用；冰箱内储存的冷冻食品如果受到污染，建议按垃圾处理；如果需要食用，也可煮熟煮透后食用；加工食品的过程中要做好个人防护，戴口罩、手套，严格执行手卫生。

2-67

问："阳康"后空调需要消毒吗？具体如何消毒？

答："阳康"后空调需要消毒，具体消毒方法如下。

1. 对开放式冷却塔、空调送（回）风口、净化器、表面式冷却器、冷凝水盘、加热（湿）器、空调处理机组，首先使用浓度为 500mg/L 的含氯消毒剂进行喷洒或擦拭，30 分钟后用清洁布巾擦拭表面。对需要消毒的金属部件建议优先选择 75% 酒精消毒液擦拭。

2. 对可拆卸、可清洗的过滤网、过滤器，使用浓度为 500mg/L 的含氯消毒剂，进行浸泡或喷洒，10 ~ 30 分钟后，晾干使用。若过滤网、过滤器为一次性部件无法清洗，则应进行更换。

3. 消毒用的布巾不能混合使用，使用后浸泡入浓度为 2 000mg/L 的含氯消毒剂中，30 分钟后清洗晾干。

4. 在清洗间进行消毒操作后，要对清洗间空气进行开窗通风至少 30 分钟，不具备自然通风条件的可使用排气扇进行机械通风。

5. 建议由具有清洗消毒资质的专业机构对集中空调通风系统进行清洗消毒或部件更换。

2-68

问："阳康"后日常用品是否需要换新？

答：不用更换。例如：毛巾、水杯等耐高温的物品，可煮沸消毒 15 分钟后继续使用，其他不适合消毒的日用品，如口红、唇膏等个人用品也无须换新，都能继续使用。因为人体在感染后体内会产生抗体，对新冠病毒再感染起到保护作用，这种对感染的保护在感染后 3 ~ 6 个月内可维持在较高的水平，而新冠病毒在室温下只能在物品表面上存活数小时至数日，所以"阳康"后日常用品无须换新。

2-69

问：感染者的衣物可以和家人的衣物一起洗涤吗？

答：不能。因为新冠病毒在衣物等布料上可以存活 2 日，感染者衣物如果和家里健康人一起洗，会导致病毒的传播。

2-70

问： 我在外出回家后应该做哪些消毒措施来预防感染新冠病毒？

答： 对居住环境进行设计，可将居住环境设计为污染区、半污染区、清洁区，避免相互交叉污染。

1. **污染区** 外出回家入门时更换鞋和衣物的区域，如门外或玄关的位置。此处用来放室外回来的鞋和悬挂外穿后的衣物，需通风悬挂。

2. **半污染区** 经过污染区后进入自身消毒的区域，如洗手间。

3. **清洁区** 换上居家服进入的除污染区和半污染区外的区域，如客厅、房间等。

回家后记得在进门前丢弃口罩，避免重复使用。

做好手卫生，使用含酒精的免洗手消毒液充分消毒双手或用流动的水和肥皂（洗手液）以"七步洗手法"洗手至少 15 秒，洗手后使用一次性干纸巾擦干，避免使用重复使用的擦手毛巾。

外出回家时穿的鞋和衣物如果耐高温，可以选用 56℃以上的热水浸泡 30 分钟消毒，或使用烘干机，温度调到 80℃以上烘干 20 分钟；如果不耐高温，可以使用含氯消毒剂按照说明书要求进行浸泡消毒。

除生活必需品和药品外，尽量不要订购其他快递、外卖。采取无接触方式收取快递、外卖。接收的物品要进行消毒，用 75% 酒精擦拭或喷洒快递外包装，作用一定时间后，拆除外包装并及时丢弃，同时应做好手卫生。

2-71

问： 我应该如何正确洗手？

答： 使用流动水打湿双手后，用洗手液（或肥皂）按"七步洗手法"清洗（图 2-2-6）。

1. 双手掌心相对，互相揉搓。
2. 手指交叉，手掌对手背揉搓，双手交叉进行。
3. 手指交叉，手掌对手掌揉搓，双手交叉进行。
4. 双手互握揉搓手指背关节，双手交叉进行。
5. 拇指在掌心中揉搓，双手交叉进行。
6. 指尖在掌心中揉搓，双手交叉进行。
7. 握住另一手手腕，螺旋揉搓，双手交叉进行。

最后用流动水将泡沫冲洗干净，纸巾擦干，洗手时间建议在 15 秒以上。

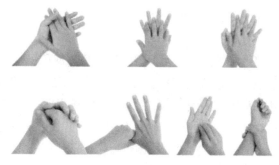

图 2-2-6　七步洗手法

2-72

问：免洗手消毒液可以代替流动水洗手吗?

答：当手部有体液或其他肉眼可见的污物时，应该采用洗手液配合流动水洗手，不能用免洗手消毒液来代替流动水洗手，除此之外的情况可使用免洗手消毒液消毒双手代替洗手。

2-73

问：感染者的生活垃圾应该如何处理?

答：感染者的生活垃圾应单独收集，使用加盖封闭的垃圾桶，最好使用双层垃圾袋，每日清理，清理者配戴口罩和手套，清理前用浓度为 500～1 000mg/L 的含氯消毒剂或 75% 酒精喷洒消毒，然后扎紧袋口，外部喷洒消毒液后再和家里其他垃圾一起丢弃。处理完垃圾后应及时规范洗手。

2-74

问：如果住的楼里有感染者，我应该如何消毒避免被感染？

答：消毒方法如下。

1. 如果同一栋楼的邻居确诊感染了，保持家里房间干净、整洁和通风是最重要的，尽量不让病毒有"藏身之处"。

2. 出门回家后，如果穿的鞋和衣物耐高温，可以选用 56℃ 以上的热水浸泡 30 分钟消毒，或使用烘干机，温度调到 80℃ 以上烘干 20 分钟；如果不耐高温可以使用含氯消毒剂，按照说明书要求进行浸泡消毒。

3. 消毒首选物理消毒，可选择衣暴晒、餐具煮沸和自然通风等方式。化学消毒主要针对从外面带入家里的物品，外包装可以用低浓度消毒剂（浓度为 250～500mg/L 的含氯消毒剂）进行擦拭或喷洒，包装内物品可以放置通风处 30 分钟后再处理。家庭内其他物品如用消毒剂消毒，在达到 30 分钟作用时间后切记用清水擦拭后使用。

4. 外出规范配戴口罩，减少在相对封闭、空气不流通的公共场所的停留时间，如电梯和超市等。小区内的公共卫生间尽量避免使用，对电梯按钮、扶手、门禁呼叫按钮等避免直接用手触碰。

5. 自查厨房和卫生间的下水管道是否安装抗气体反流功能的"U"形管，对于没有抗气体反流功能的下水出口，要用密闭的袋装液体封闭家里的下水道口，记得每日注水 2 次以上，每次不少于 350ml，或用一个塑料袋灌水扎紧，放在地漏上以达到阻隔气溶胶反冲所带来感染风险的目的。

6. 部分小区存在厨卫共用垂直风道的设计，而国内建筑的抗反流功能设计尚未完善，建议暂时封闭室内所有共用风道，或仅在必要时谨慎开启。

7. 马桶内积水、马桶表面，甚至马桶管道都有可能作为媒介参与病原微生物的传播，因此马桶冲水时要加盖，同时频繁清洁和消毒马桶是最有效的防护措施，可用浓度为 2 000mg/L 的含氯消毒剂擦拭消毒，等待 30 分钟后再用清水洗净。

8. 病毒感染是有条件的，引起机体感染需要接触到一定的病毒数量。目前没有证据表明空气中的病毒在浓度很低的情况下会引起感染。

2-75

问：我在"阳康"后应该如何做一次彻底的消毒？

答："阳康"后家庭消毒应以清洁为主，消毒为辅。

1. **室内空气** 隔离房间室内空气消毒，通风是关键，至少通风 30 分钟，有条件的家庭也可以使用循环风空气消毒机，建议在关闭门、窗的情况下使用，不要采用风扇流速高的装置，以免引起湍流而重新悬浮病毒微粒。其他房间注意要错峰通风。不建议对空气进行化学消毒液消毒，特别是在有人的情况下。

2. **地面消毒** 地面可用浓度为 1 000mg/L 的含氯消毒剂擦拭消毒，30 分钟后再用清水拖净，消毒后注意开窗通风，加快消毒剂气味的消散。

3. **物体表面** 家里常摸的门把手、水龙头以及桌面、椅子等物体表面，可用浓度为 500 ~ 1 000mg/L 的含氯消毒剂擦拭消毒，等待 30 分钟后再用清水洗净。也可用其他可用于表面消毒的消毒液擦拭消毒，如 75% 酒精擦拭，作用 3 分钟；手机、钥匙、遥控器等小物件也可用 75% 酒精湿巾擦拭消毒。

4. **冰箱消毒** 冰箱断电后，取出里面所有物品，用浓度为

500～1 000mg/L 的含氯消毒剂擦拭消毒冰箱内每一个角落，等待
30 分钟后再用清水擦拭干净，彻底通风晾干后再使用。冷冻食品
建议按垃圾处理，如果需要食用，则必须完全煮熟煮透。

5. **餐具消毒**　餐具、水杯等物品首选煮沸消毒 15 分钟，也
可使用浓度为 250～500mg/L 的含氯消毒剂浸泡 15 分钟后再正常
清洗，但含氯消毒剂不适用于金属餐具。

6. **卫生间消毒**　便池、马桶及周边可用浓度为 2 000mg/L 的
含氯消毒剂擦拭消毒，等待 30 分钟后再用清水洗净。厕所门把
手、水龙头、洗手台等部位，可用浓度为 500～1 000mg/L 的含氯
消毒剂擦拭消毒，等待 30 分钟后再用清水洗净。注意加强卫生间
的排风，开窗通风至少 30 分钟，若不具备自然通风条件，也可使
用排气扇来进行机械通风。

7. **衣物、床单、毛巾等织物**　有色织物推荐使用酚类、季铵
盐类的消毒液进行消毒，或使用 60～90℃ 的热水配合普通洗衣产
品清洗。耐褪色、耐腐蚀的织物可用浓度为 250～500mg/L 的
含氯消毒剂浸泡 30 分钟，再进行常规清洗。耐高温、小件的衣物首
选煮沸消毒 15 分钟后正常清洗。

8. **被芯、枕芯**　对于不易清洗的物品，可在太阳下暴晒 4 小
时以上，期间注意翻面。

9. **其他物品**　其他不适宜消毒的物品（如书籍等），可给予
密闭封存，室温下静置 5～7 日的方式进行处理。

10. **卫生用具**　抹布、拖把等卫生用具使用后用浓度为
1 000mg/L 的含氯消毒剂浸泡 30 分钟后清水洗净晾干。

关于营养问题

2-76

问：新冠病毒感染者要如何科学补水？

答：根据《中国居民膳食指南》推荐，在温和气候条件下，

低身体活动水平成年男性每日饮水1 700ml，成年女性每日饮水1 500ml。具体饮多少水，要根据生活环境、饮食内容和身体状况来综合考虑。新冠病毒感染者，特别是发热期可适当增加饮水量，最多不超过每日3 000ml。饮水不宜过量，特别是患有慢性肾脏疾病、心功能不全、青光眼等基础疾病者，否则会加重肾脏和心脏负担、增加眼压。

饮水时应主动定期补水，餐前饮水，少量多次，不饮急水，饮温开水。

注意观察尿液颜色判断饮水量（图2-2-7）：浅黄色，饮水量充足；黄色，饮水量较少；深黄色，缺少水分。

当水分充足时，可以适当减少饮水量；水分较少或脱水状态时，适当增加饮水量，切忌一次性喝水太多。

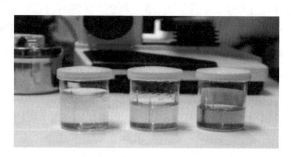

图2-2-7　不同饮水量的尿液

2-77

　问：网上专家说的"电解质水"是什么？什么情况下需要饮用？

　答：首先我们来了解一下电解质，电解质指的是体液中的无机盐等以离子形态存在的物质，主要包括钾、钠、氯、钙、镁等离子。富含电解质的水称为"电解质水"。常见的有电解质饮料和医用补液盐。

电解质是保证体内渗透压稳定、维持人体脏器功能与正常代谢的基础。部分情况下，电解质水确实是需要的，在感染新冠病毒出现发热症状后，如不能每日正常饮食，同时伴有大量排汗或严重腹泻、呕吐，需要注意补充电解质。如能正常饮食，无呕吐、腹泻，也没有出很多汗，则无须额外补充电解质。

2-78

问：如果买不到电解质水，如何在家制作电解质水？

答：食盐和糖包含了人体所需的大部分电解质，可以通过在家中用食盐和糖简单制作一份口服补盐液。用普通的矿泉水瓶加一瓶盖食盐，再加一瓶盖糖，与瓶盖相近的量约是 6g，最后用 2 000ml 温开水冲泡即可。普通成人分 6～8 次饮用，高血压患者注意适量减盐、监测血压，糖尿病患者注意适量减糖、监测血糖。

其实除了食盐和糖，家中还有许多富含电解质的食物。如加入少量盐的各种蔬菜汤，如番茄汤、紫菜汤、南瓜汤、豌豆汤等，既能补水，又能补充钾、钠等电解质，还能增加维生素 C；还有各种饮品，如茶水、鲜榨的果汁、蔬菜汁、椰子水等，都含有丰富的电解质。

2-79

问：感染者在发热时饮食上要注意哪些方面，有什么食疗方？

答：感染者发热时饮食需注意以下几个方面。

1. **用感染者能接受的方式来补充能量和水分**　当感染者发热、嗓子疼吃不下东西时，可以适当喝些果蔬汁、蜂蜜柠檬水、椰子水等，通过感染者能接受的方式来补充营养。

2. **补充蛋白质要适当**　补充蛋白质是人们普遍选择的一种增强抵抗力的方式，但如果发热到 39℃ 以上，不建议吃很多蛋白粉。大量补充蛋白质，首先可能会增加肝肾负担，也不利于降温。首选果蔬和淀粉类食物来补充蛋白质。

3. 不要进食太多肉类 太多的瘦肉会促进炎症反应，同时也会影响感染者的食欲。

推荐以下几个有解表散寒作用的食疗方，适合感染者在发热时服用。

一、白萝卜蜂蜜水

配方：净白萝卜 1 个、蜂蜜 30g、白胡椒 5 粒、生姜 10g（约 3 片）。

制法：净白萝卜切片，入锅，加入白胡椒、生姜，加水煮沸，续煮 15 分钟，加入蜂蜜，关火，待温饮。

服用方法：温饮后保暖；可用于发热、恶寒、咳嗽。

提示：煎煮忌用铁锅。

二、黄豆双白饮

配方：黄豆 50g、葱白连头 3 根（洗净）、净白萝卜 25g（约 3 片）。

制法：将黄豆洗净放入锅中，加水约 1 000ml，泡至 30 分钟，放入葱白、白萝卜片，煮沸后改小火 15～20 分钟，待温饮。

服用方法：温饮（1～2 次）；可用于发热、恶寒、鼻塞、流涕。

三、葱白豆豉饮

配方：葱白连头 3 根（洗净），豆豉 15g，生姜 10g（约 3 片）。

制法：将以上原料入锅加水浸没为度，水开后用中小火煮 15 分钟，取出汤汁。

服用方法：汤汁趁热饮服；可用于发热、恶寒、鼻塞、呕恶。

提示：可加入 10g 黄酒，续加热，温混饮。

四、核桃葱白生姜汤

配方：核桃肉、葱白、生姜、红茶各等分。

制法：将葱白、生姜洗净，葱白切段，生姜切片，与核桃仁、红茶混入锅内，浸泡 15 ~ 20 分钟，水煎，取汤汁。

服用方法：代茶饮；可用于发热、恶寒。

提示：无红茶者可以用温平性类其他茶代替；核桃仁不得去仁衣。

五、柠檬淡盐水

配方：柠檬 1/3 个、盐 1g、水 500ml。

制法：将柠檬带皮切片，用温水浸泡，加入盐。

服用方法：代茶饮。

提示：发热体温高时可适量增加盐量。

2-80

问：感染者在退热后饮食上需要注意哪些方面？

答：成人发热后，常会导致机体代谢亢进，机体基础代谢率增加，消耗大量的糖、蛋白质、水分等，会导致体内出现负氮平衡（如低蛋白血症），所以除了及时补充水分外，也要及时补充营养物质。

饮食除了总的"平衡膳食，搭配均衡"原则外，需注意以下几点。

1. **高蛋白食物**　成人退热后可适当摄取牛奶、鸡蛋，还有鱼肉、牛肉、猪肉等肉食，这些食物中富含蛋白质，能满足身体的能量需求。

2. **含丰富维生素的食物**　可多吃芹菜、菠菜、苹果、香蕉等新鲜蔬菜、水果，这些食物含有大量的维生素 C、维生素 B 等，能帮助纠正身体内的维生素不足。多吃这类食物有助于防止便秘的发生。

3. 含有丰富的矿物元素 如动物内脏、贝类、坚果等，这些食物含有丰富的钙、铁、磷等矿物质，能避免导致人体电解质紊乱。

2-81

问：感染者"阳康"后恢复期中，营养膳食如何选择？

答：感染者"阳康"后可少量多餐进食，注意饮食应定时定量。食物应多样、合理搭配、荤素兼顾、粗细搭配；多吃新鲜蔬菜、水果、大豆、奶类、谷类食物；适量吃鱼、禽、蛋、瘦肉，优选鱼虾、禽肉和瘦肉，少吃肥肉，饮食清淡不油腻；避免食用辛辣刺激性食物、油炸油腻食物。保证饮水量，首选白开水，少喝或不喝含糖饮料。

合理运用药膳进行食养和食疗，如结合冬季气候特点，推荐雪梨罗汉果水、玉米须橘皮水、白萝卜蜂蜜水、核桃葱白生姜汤、梨汤、山药冬瓜莲子粥、薏苡仁茯苓山药粥等中医药膳食疗法。

2-82

问：新冠病毒感染者可以吃滋补品吗？

答：新冠病毒感染者并不需要特意吃滋补品。

此类患者可以多补充蛋白质，如富含益生菌的奶制品，同时烹调时多用橄榄油、亚麻籽油代替大豆油以控制油脂；另外可以喝一些药食同源的药膳汤来滋补，如黄芪炖乳鸽汤、银耳莲子汤等替代普通的西红柿蛋花汤、紫菜汤。另一方面，可补充增强免疫力的营养素。这些营养素可以来自食物，也可以来自某些相关的补品等。

2-83

问：我"阳"后出现乏力，有什么食疗方吗？

答：可以尝试以下食疗方。

一、扶正银花粥

配方：黄芪 5g、薏苡仁 10g、草果 2g、佛手 5g、金银花 6g、粳米 100g。

制作方法：将黄芪、金银花用适量水浸泡 30 分钟，砂锅或不锈钢锅煎煮，大火煮开，文火煎煮 25 分钟，加入佛手、草果再煎煮 10 分钟，去渣取汁；药汁中加入粳米、薏苡仁，浸泡 30 分钟，大火煮开，文火煮 30 分钟（久煲更佳），煮作粥食；或可依据个人口味，可加入少许砂糖或冰糖，或临熟之时加入少许食盐，搅拌均匀，温食。

适宜人群：素体虚弱、容易感冒者，以容易倦怠乏力，运动后加重为主要指征。

注意事项：舌苔黄厚腻者慎用；孕妇禁用。

二、参芪佛手粥

配方：人参 3g、黄芪 5g、薏苡仁 15g、佛手 3g、陈皮 5g、粳米 100g。

制作方法：将人参、黄芪用适量水浸泡约 30 分钟，砂锅或不锈钢锅煎煮，大火煮开，文火煎煮约 25 分钟，加入佛手、陈皮，再煎煮约 10 分钟，去渣取汁；药汁中加入粳米、薏苡仁，浸泡约 30 分钟，大火煮开，文火煮约 30 分钟（久煲更佳），煮作粥食；或可依据个人口味，临熟之时加入少许食盐，搅拌均匀；建议不加冰糖或砂糖，恐其碍湿。可早、晚温食。

适宜人群：倦怠乏力、气短懒言、食欲缺乏、脘腹闷堵、大便不爽或黏腻等。

2-84

问：能提高抵抗力的食疗方有哪些?

答：提高抵抗力的食疗方如下。

一、蒜泥黑木耳

大蒜中含有 200 多种有益于身体健康的物质，还具有增强免疫力、恢复体力的多种氨基酸，因为大蒜中也含有极具杀菌力的大蒜素，大蒜素是天然的植物广谱抗菌物质。

主料：干木耳 10g、黄瓜 1 小段。

调料：红辣椒 2 个、蒜 5 瓣、生抽 10g、盐 3g、香醋 10g、白糖 8g、苹果醋 15g。

二、香菇炒油菜

香菇富含硒元素，是不可多得的理想的保健食品，香菇可以促进白细胞产生细胞因子，加快清除体内病毒，香菇多糖具有重要的药理作用，可改善肌体代谢，增强免疫功能，预防感染。

材料：油菜 400g、干香菇 50g。

调料：葱末 5g、生抽 10g、蚝油 10g、水淀粉 20g，鸡精、香油适量。

三、茴香小油条

茴香根、叶、全草均可入药。茴香不仅是一种蔬菜，还是一种营养物质非常丰富的营养品。茴香富含有大量的维生素、纤维素，还含有胡萝卜素，适当吃茴香能够将肠道中的病毒和细菌消除，从而达到清肠的目的。

食材：中筋面粉 200g、酵母粉 3g、泡打粉 4g、盐 3g、鸡蛋 1 个、水 80g 左右。

四、鱼腥草雪梨汤

鱼腥草又叫折耳根，属于草药，但很多人也将其当作一种蔬菜来吃。鱼腥草作为"植物抗生素"可以起到消炎杀菌的效果，它的药性可以通达人体的上中下三焦。经常用鱼腥草泡水，可以消炎抗病毒，提高机体的抵抗力和免疫力。

食材：鱼腥草 50g，雪梨 1 个。

2-85

问：有咽喉疼痛时的食疗方有哪些?

答：咽喉疼痛时可以尝试以下食疗方。

一、桑叶菊花茶

配方：菊花 10g、桑叶 10g、薄荷 5g。

制法：将菊花、桑叶过水去尘，放入锅中凉水泡 10 ~ 15 分钟，水煎 10 分钟后，加薄荷，续煎 5 分钟，关火收汁。

服用方法：代茶频饮；可用于发热头痛、口干咽痛。

提示：饮之忌受风凉；忌使用铁锅、铜锅。

二、梨汤

配方：梨 1 个、罗汉果半个、乌梅 2 颗。

制法：将梨洗净，切块，入锅加水，放入罗汉果、乌梅，煎煮。

服用方法：取汁，温饮；可用于口干咽燥。

提示：乌梅可用 3 粒山楂替代，罗汉果可用 10g 冰糖替代。

三、雪梨马蹄炖瘦肉

配方：雪梨 1 个（不去皮）、荸荠（马蹄）200g（削皮）、瘦肉 250g。

制法：雪梨切大块，马蹄一切二，瘦肉切小块，先烧开水，瘦肉焯水 2 分钟捞出。将所有食材放入炖锅，加水适量，煮开后小火炖 60 分钟，3 ~ 4 人用量。可用于咽喉干、痒、疼痛，干咳无痰或少痰。

四、青榄罗汉果炖瘦肉

配方：青榄 5 个、罗汉果半个、瘦肉 250g。

制法：青榄纵向切开，罗汉果掰为大片，瘦肉切小块，先烧开水，瘦肉焯水 2 分钟捞出。将所有食材放入炖锅，加水适量，煮开后小火炖 60 分钟，3 ~ 4 人用量。

可用于咽喉干、痒、疼痛，干咳无痰或少痰。

2-86

问：有咳嗽、咳痰症状时的食疗方有哪些？

答：咳嗽咳痰时可以尝试以下食疗方。

一、黄芪陈皮饮

配方：黄芪 15g、陈皮 5g、红枣（去核）2 ~ 4 枚。

制法：将所有原料放入锅中，加适量清水煎煮 30 分钟即可。适用于疲倦乏力、咳嗽不止者。

二、人参苹果梨汤

配方：人参 5 ~ 9g、苹果梨一个、冰糖适量。

制法：将苹果梨去皮切小块，人参清洗干净，去芦头切成薄片，一起放入锅中炖 2 小时，加少许冰糖即可食用。

此方最适宜有喘息干咳、口咽干燥、乏力气短的人。糖尿病患者要注意不要加冰糖。

三、西洋参炖瘦肉

配方：猪瘦肉 200g、西洋参 6g、生姜 2 ~ 4 片、盐适量。

制法：猪瘦肉切块备用，将所有食材洗净后一起放入炖盅，加入适量清水，炖约 2 小时，放入少许盐调味即可，喝汤吃肉。

适用于气阴两虚而疲倦乏力、口干、咽干等人群。

康复期干咳、无痰，主要是发热出汗损耗津液致肺燥，引起气道干燥所致，推荐饮用川贝瘦肉汤；咳嗽有黄脓痰属于热痰，鱼腥草可清热解毒、祛痰，推荐饮用鱼腥草瘦肉汤。

2-87

问：有恶心、食欲缺乏症状时的食疗方有哪些？

答：感染新冠病毒后，身体免疫系统在前方积极战斗，正邪交争，造成身体正气虚，对应脏腑功能下降，消化道的供血减少，就容易导致食欲缺乏、消化不良。可在少食多餐的基础上，补充一些食疗方，从而达到健脾、益气、和胃的目的。

一、五指毛桃煲鸡汤

配方：鸡肉 350g、新鲜五指毛桃 50g、茯苓 15g、山药 120g、生姜 2 ~ 5 片、红枣（去核）2 ~ 4 枚、盐适量。

制法：将所有食材洗净，鸡肉切块放入沸水中焯水备用，把其他食材一起放入锅中，加适量清水，大火煮沸后改为小火煲 1 小时，放入少许盐即可。可用于治疗脾虚浮肿、食少无力、咳嗽等证。与鸡肉搭配煲汤，会有一股独特的椰香。

适于体质虚弱、食欲缺乏、关节屈伸不灵活者食用。

二、疏风解表茶

配方：取白茶 3g、带皮生姜 3 片、陈皮 1 瓣、鲜柠檬 1 ~ 2 片。

制法：把白茶、生姜、陈皮煮 10 分钟，最后放入柠檬冲泡代茶热饮，必要时可复煮一次续饮。

康复期胃部不适、食欲下降、肌肉酸痛，并伴有鼻塞、流涕的人特别适合饮用此茶。

2-88

问：有腹泻症状时的食疗方有哪些？

答：腹泻时可以尝试以下食疗方。

一、加盐的白粥

腹泻了并不是不吃东西就会好转，一定要吃东西，可适当喝加盐白粥，为身体补充水分和钠，防止脱水、电解质紊乱，补充能量的同时也不会加重肠胃负担。

二、糙米汤

出现轻度腹泻症状时，喝糙米汤可起到很好的止泻作用，是腹泻患者很好的饮食选择。

三、胡萝卜汤

胡萝卜有止泻作用，在腹泻时可将胡萝卜切片煮汤饮用，也可促使大便成形缓解腹泻。

2-89

问：我年纪大了，肉咬不动，牛奶喝不进去，又怕这样吃营养不够，不能抵抗病毒，我该怎么办？

答：肉类和蔬菜类，要煮得软烂一些，方便进食。在外就餐时，可多吃豆腐、鱼肉等，或炖的肉类。若喝不了牛奶，会减少钙的摄入，可以考虑豆浆和酸奶，酸奶中的益生菌对于肠道也有益处。多摄入维生素、矿物质含量丰富的食物如新鲜的水果和蔬菜、瘦肉补充铁元素，奶制品补充钙等。也可以选择少量多餐，这样即使一顿吃不多或吃得不好，也可以最大限度满足一日的需求。

2-90

问：我是孕妇，在饮食上需要注意很多，且营养要求也高，为了更好地应对新冠病毒，在饮食上有什么专门针对我们这类人群的指导吗？

答：孕妇感染者与普通孕妇的营养要求并没有差别，应注意以下几点。

1. 调整孕前体重至正常范围，保证妊娠期体重适宜增长。

2. 常吃含铁丰富的食物，选用碘盐，合理补充叶酸和维生素 D。

3. 孕吐严重者，可少量多餐，保证摄入含必需量碳水化合物的食物。

4. 孕中晚期适量增加奶、鱼、禽、蛋、瘦肉的摄入。

5. 经常户外活动，禁烟酒，保持健康生活方式。

6. 愉快孕育新生命，积极准备母乳喂养。

具体膳食建议见图 2-2-8。

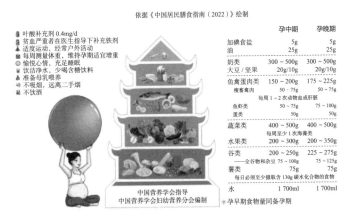

依据《中国居民膳食指南（2022）》绘制

	孕中期	孕晚期
加碘食盐	5g	5g
油	25g	25g
奶类	300～500g	300～500g
大豆／坚果	20g/10g	20g/10g
鱼禽蛋肉类	150～200g	175～225g
瘦畜禽肉	50～75g	50～75g
	每周1～2次动物血或肝脏	
鱼虾类	50～75g	75～100g
蛋类	50g	50g
蔬菜类	400～500g	400～500g
	每周至少1次海藻类	
水果类	200～300g	200～350g
谷类	200～250g	225～275g
——全谷物和杂豆 75～100g		75～125g
薯类	75g	75g
	每日必须至少摄取含130g碳水化合物的食物	
水	1 700ml	1 700ml

叶酸补充剂 0.4mg/d
贫血严重者在医生指导下补充铁剂
适度运动，经常户外活动
每周测量体重，维持孕期适宜增重
愉悦心情，充足睡眠
饮洁净水，少喝含糖饮料
准备母乳喂养
不吸烟，远离二手烟
不饮酒

中国营养学会指导
中国营养学会妇幼营养分会编制

孕早期食物量同各孕期

图 2-2-8　中国孕期妇女平衡膳食宝塔

2-91

问：我家宝宝是过敏体质，感染新冠病毒后，在饮食上有什么需要注意的？有什么好的建议吗？

答：过敏的宝宝饮食上需要注意，不要吃容易导致过敏的食物，所以海鱼汤、海鲜类，或羊肉汤、狗肉等这些食物尽量不要食用。在饮食上以清淡、易消化的食物为主，不要吃一些过于辛辣刺激性的食物，饮食上需要多吃一些新鲜的水果、蔬菜；在痊愈之前，也需要注意保持皮肤清洁卫生，衣服需要穿纯棉、透气性好的；另外需要注意给宝宝补充适量的维生素 C，这也能够有助于辅助改善过敏症状。

2-92

问：我"阳"过后，咽喉一直感觉痒痒的不舒服，饮食上要注意些什么？

答：新冠病毒感染可引起咽喉炎症，其症状主要包括咽喉痒、疼痛、刺激性干咳和咽喉部积痰等。在饮食上要避免食用辛辣刺激性食物、油炸油腻食物，不饮酒、不抽烟，少喝或不喝含糖饮料；多饮白开水，多食梨、橘子等水果，以润肺止咳；食疗方有雪梨罗汉果水、玉米须橘皮水、白萝卜蜂蜜水、核桃葱白生姜汤、梨汤等。

2-93

问：有人说喝白酒能消毒咽喉部位，多喝白酒就能不被感染，有道理吗？

答：社会上确实流传有人喝白酒以消毒咽喉部位，甚至认为多喝白酒就不会被新冠病毒感染，这样的观点是没有科学道理的，因为大多数白酒的酒精浓度是 50% 左右，最高 65%，达不到酒精消毒最佳浓度 70%～75%，酒精浓度过低或过高均会影响消毒效果，如果浓度过低不能使微生物内部蛋白彻底凝固，如果浓度过高会造成微生物表面蛋白迅速凝固导致不能继续渗入，所以喝白酒不会感染新冠病毒是没有科学道理的。

关于锻炼问题

2-94

问：我"阳"了是不是最好一直卧床休息？需要锻炼吗？

答：新冠病毒感染后长期住院或居家养病会导致肌肉力量和耐力的明显下降。锻炼对恢复肌肉力量和耐力非常重要，但需要在安全的前提下进行。因此，"阳"后可依据个人情况适当进行锻炼，而不是一直卧床休息。

2-95

问：一般人"阳康"后多久可以恢复锻炼？又该如何恢复？

答：新冠病毒感染恢复期，虽然核酸、抗原检测结果已经转阴，但机体尚未恢复到病前水平，需要 1～2 周甚至更长时间才能完全缓解。此阶段在日常活动锻炼方面应本着循序渐进、量力而行的原则，逐步恢复正常。

运动锻炼的恢复参照世界卫生组织的《新冠个人康复指南》（2022 版），该指南将新冠病毒感染恢复锻炼分为 5 个阶段，每个阶段保持至少 7 日才能进入下一阶段，可以使用 Borg 主观疲劳感知评估（rating of perceived exertion，RPE）量表粗略作为逐步提高活动水平的标准，该量表将运动中主观感受的费力程度划分为 0 分（完全不费力）到 10 分（图 2-2-9）。

评分	用力程度	等级				
		1	2	3	4	5
0	休息／完全不费力					
1	非常容易／极度轻松					
2	容易／很轻松					
3	中等／轻松					
4	有些用力					
5	用力（费力）					
6						
7	很用力					
8						
9	极度用力					
10	最大程度的用力					

图 2-2-9　Borg 主观疲劳感知评估量表

1. 第一阶段　为恢复运动锻炼做准备（RPE 评分为 0～1 分）（第 1 周），该阶段的锻炼内容包括控制呼吸练习、轻微体力活动、拉伸和平衡练习。如果在上述任何活动中 RPE 评分超过 1 分，建议停止第一阶段的活动。

2. 第二阶段　低强度活动（RPE 评分为 2～3 分）（第 2 周），该阶段的锻炼内容包括散步、轻微的家务或园艺工作等。如果在上述任何活动中 RPE 得分超过 3 分，建议停止第二阶段的活动。

3. 第三阶段　中等强度的活动（RPE 评分为 4～5 分）（第 3 周），该阶段的锻炼内容包括快走、上下楼梯、慢跑、引入倾斜度、阻力练习。如果在上述任何活动中 RPE 评分超过 5 分，建议停止第三阶段的活动。

4. 第四阶段　具有协调和有效技能的中等强度练习（RPE 评分为 5～7 分）（第 4 周），该阶段的锻炼内容包括跑步、骑自行车、游泳和上舞蹈课。如果在上述任何活动中 RPE 评分超过 7 分，建议停止第四阶段的活动。

5. 第五阶段　回归到基线练习（RPE 评分为 8～10 分）（第 5 周），恢复感染新冠病毒感染前的正常锻炼／体育活动／活动。

2-96

问：我想通过锻炼提高抵抗力来预防新冠病毒感染，有什么推荐的锻炼方式吗？

答：锻炼身体，尤其是长期坚持锻炼，可以增强体质、提升人体免疫力、增加身体抗病能力、减少被新冠病毒感染的概率。可根据季节、喜好、生活习惯等选择适合的运动方式，室内可选择如开合跳、减肥操、健身操、跳绳、哑铃等；室外可选择散步、骑自行车、慢跑；也可以通过中医传统运动方法，如八段锦、五禽戏、简式太极拳、六字诀等进行锻炼。若想要保证身体一直处于一个高免疫力水平状态，建议每周进行 3~5 次运动，每次至少运动 30 分钟。

2-97

问：我原来不锻炼的，"阳康"后想开始锻炼，有什么需要注意的吗？

答：对日常不常锻炼的人来说，若突然开始运动，且节奏过大过猛，会导致肌肉拉伤或韧带损伤，出现肌肉劳损酸痛，可能需要 1~2 日恢复期，具体因人而异。

"阳康"后锻炼的注意事项：在规律起居、保证充足营养和睡眠的基础上，参照世界卫生组织的《新冠个人康复指南》（2022版）中五个锻炼阶段进行锻炼（见问题 2-95），每个阶段至少保持 7 日才能进入下一个阶段。

2-98

问：我平时就经常锻炼，是不是可以比其他人更早开始锻炼，有什么需要注意的？

答：经常锻炼的人群可根据自身情况提前开始锻炼。虽然核酸结果显示阴性，但自身器官和组织修复暂时未完全到位，完全恢复还需要一定的过程，至少需要 15 日。因此，即使经常锻炼的人也应参照世界卫生组织的《新冠个人康复指南》（2022 版）中五个锻炼阶段进行锻炼（见问题 2-95），避免过早进行剧烈运动，应本着循序渐进、量力而行的原则，逐步恢复如常。注意事项如下。

1. **保持节奏**　保持节奏是一种在不加重症状的情况下避免身体崩溃和帮助管理活动的策略。通过保持活动节奏，可以控制增加活动的要求，并确保这些要求与个人目前的能力相符：以有规律、可控的方式让身体和头脑面对这些要求，从而帮助身体逐渐恢复。不要把自己与其他人，或与自己以前能做多少事相比较。可以设定一个活动的基线，并将其当作每日可以安全进行的活动量。

2. **确定优先次序**　当体力水平低下时，需要确保将能量用于最重要的活动上。

3. **计划**　在制定日计划或周计划时，最好将活动分散开来，不要试图在一日内完成所有活动，当达到恰当水平时，应保持一段时间再增加活动量。

2-99

问：**"阳康"后在锻炼过程中需要注意的事项有哪些？**

答："阳康"者在锻炼过程中应参照世界卫生组织的《新冠个人康复指南》（2022 版），如锻炼过程中出现胸痛、心悸、头晕等不适症状，应立即停止运动，如有必要应及时就医。对于住院康复患者、原有心肺基础疾病患者和遗留有乏力、胸闷、呼吸困难等症状的患者，建议 2 周内避免剧烈运动或繁重工作，可维持低强度运动 1～2 周，当身体逐步适应后再进行更高强度的运动。

2-100

问：新冠病毒感染后运动，真的会得心肌炎吗？

答：感染新冠病毒后引发心肌炎的概率是比较低的。但新冠病毒传染力强，人群普遍易感，病毒可造成全身各器官功能损害，包括对心肌的损伤。若患者在感染新冠病毒后未充分休息，仍进行剧烈活动，可能会加重心脏负担，增加病毒损伤心肌细胞的概率，从而诱发心肌炎。一些患者感染后会导致心肌损伤，但由于症状轻微或与其他症状混淆，未能及时发现或给予重视，在转阴后过早进行运动，导致心肌损伤进一步加重，出现心肌炎症状，如轻度胸痛、心悸、短暂心电图改变，甚至出现威胁生命的心源性休克、恶性心律失常等。因病毒感染诱发的心肌炎往往出现在感染后1～3周，建议感染后2～3周内不要进行剧烈运动。

2-101

问：在运动时出现不适症状时应如何处理？

答：运动者需要观察自己在运动时和运动后1小时的身体状况，关注自己是否有异常感觉及运动后第2日是否出现呼吸困难、心率异常、过度疲劳等情况，如果有以上情况，可以退回到低强度活动阶段并寻求医疗建议。

关于心理问题

2-102

问：因为新冠病毒感染而导致心理问题的人多吗？常见的都有哪些心理问题？我怎么判断自己是否也存在这样的问题？

答：在新冠病毒感染期间，大多数人出现的心理问题主要表现在睡眠障碍、焦虑情绪、抑郁情绪等方面，很多人的原本生活节奏被打乱，睡眠被影响，导致睡眠变差，也会将身体出现的各种不舒服与病毒感染联系起来，会有低落情绪，甚至难以有愉悦情绪。

在发生严重的心理问题前，可以观察自己是否出现以下各种身体不适：有没有经常感到易怒、烦躁、焦虑、悲观，是否经常出现胸闷、气短、心慌、心悸、头痛、疲乏无力、食欲下降、腹胀、腹泻、尿频等，或有不同程度的睡眠障碍。如果不适加重或持续时间长，就需要及时就医。

2-103

问：我要如何分辨自己焦虑紧张的情绪是否适度？

答：焦虑是一种常见的情绪，面对新冠病毒而焦虑也是正常现象。可以根据焦虑自评量表（self-rating anxiety seale，SAS）（表2-2-3）来判断自己是否焦虑，按最近一个星期的实际感觉选择符合的答案。评分选择：①1分，很少有该项症状；②2分，有时有该项症状；③3分，大部分时间有该项症状；④4分，绝大部分时间有该项症状。所有项目评分相加即为总分，总分超过40分可考虑筛查阳性，即可能有焦虑症状，需进一步检查。因为害怕感染而带来的过度紧张、焦虑等负面情绪，会使人的抵抗力下降，增加病毒感染风险。要接纳自己的情绪，因为当下环境影响而感觉焦虑是正常的反应。

表2-2-3 焦虑自评量表（SAS）的内容

序号	内容	序号	内容
1.	我感到比往常更加过敏和焦虑	4.	我感到我的身体好像被分成几块，支离破碎
2.	我无缘无故感到担心	5.	我感到事事顺利，不会有倒霉的事情发生
3.	我容易心烦意乱或感到恐慌	6.	我的四肢抖动和震颤

序号	内容	序号	内容
7.	我因头痛、颈痛和背痛而烦恼	14.	我的手指和脚趾感到麻木和刺痛
8.	我感到无力且容易疲劳	15.	我因胃痛和消化不良而苦恼
9.	我感到很平衡，能安静坐下来	16.	我必须时常排尿
10.	我感到我的心跳较快	17.	我的手总是温暖而干燥
11.	我因阵阵的眩晕而不舒服	18.	我觉得脸发热、发红
12.	我有阵阵要昏倒的感觉	19.	我容易入睡，晚上休息很好
13.	我呼吸时进气和出气都不费力	20.	我做噩梦

2-104

问： 我身边人都"阳"了，我还没有"阳"，特别焦虑该怎么办？

答： 在新冠病毒感染中，有一部分人因为周围人都感染阳性了而自己依然阴性，从而一直担心自己什么时候"阳"，陷入紧张、焦虑的情绪中，可通过以下方法缓解。

1. 在做好科学防护的基础上，建立并及时更新对新冠病毒的科学认识，不要使自己被困在旧的"新冠恐惧"中。主动了解新冠病毒的基础知识，拒绝散布不实信息。

2. 多和身边积极乐观的人交流沟通、互相鼓励，汲取正面的能量，也可以选择看电视、听音乐这些能让人开心的方式。

3. 多运动锻炼。每周适当进行锻炼能有效缓解焦虑情绪，而且多锻炼能够增强身体免疫力，若不幸被感染，良好的身体素质也能更有效地对抗病毒。

4. 可尝试一些心理学上放松精神的练习，如深呼吸、冥想、瑜伽等。这些简单的放松练习能够有效地帮助减少消极情绪，使自己真正平静下来。

2-105

问：感染新冠病毒后特别容易紧张，该怎么调适？

答：面对突发事件产生紧张情绪是正常反应，要接纳并允许自己有这些情绪，并能适当地把紧张情绪宣泄出去。可以通过深呼吸、音乐、冥想及做一些自己感兴趣的事情来缓解。可通过与家人或朋友进行电话、网络交流和沟通，来获取社会支持。不可采取抱怨、发脾气、冲动等不良应对方式，特别是不要试图通过烟、酒来缓解紧张情绪。需要帮助时可寻求专业心理医生帮助。

2-106

问：我年纪大了，看到身边好友因为感染新冠病毒去世了，心态一直不好该怎么办？

答：新冠病毒感染期间如果好友不幸离世，应允许自己产生悲伤、焦虑、抑郁等哀伤情绪，这些都是人类的自然反应。但每个人的哀伤程度不同，需要给予足够的时间消化，应允许情绪发泄，这也是自我疗愈的过程。要试着接受现实，与家人或朋友相互照顾、安慰，逐步恢复日常生活状态。可通过官方媒体了解准确信息，与家人或朋友共同学习新冠病毒感染防治知识，保持规律的作息，每日进行适量运动。如果负面情绪持续得不到改善，要及时通过家人或心理援助热线寻求专业帮助，必要时到医院就诊。若出现身体不适，应冷静对待，不宜东想西想、过于焦虑，可以通知家人并到医院就诊。

2-107

问：我是孕妇，整天都在担心新冠病毒对自己和宝宝的影响，特别焦虑该怎么办？

答：自新冠病毒感染以来，孕妇的心理状况逐渐成为全社会关注的焦点，不良的心理应激不但会影响孕妇的心理健康，还会导致孕妇出现多种不良妊娠结局，如先兆子痫、早产、低出生体重儿等。而且妊娠期由于孕妇本身多种激素水平的变化，很多准妈妈们会不自觉地想得比较多，从而出现不同程度的焦虑、压力，这都是正常的情绪反应。孕妇应控制在适当的焦虑水平，避免过度关注负面信息，不要轻信任何谣言；保证规律的作息时间，适当做一些小事，可以读育儿书籍，也可以学针织、学习一门知识，坚持一项力所能及的运动等。同时家人也要创造良好的家庭氛围，要重视、理解孕妇的心情，给予心理安慰与支持，帮助孕妇改善不良情绪，使其保持身心健康。

2-108

问：作为一线防疫人员，每日的工作压力和心理压力都很大，我该怎么调整？

答：在新冠病毒感染防控期间，医务人员、基层干部、志愿者、社区工作人员、民警等一线防疫工作人员日夜奋战在抗疫前沿，付出了艰辛的努力，面临一定的工作风险，压力不断累积，这种形势无法改变，但是可以把它控制在安全范围之内。可以选择听音乐、读书、体育锻炼等方式转移注意力，或偶尔放空自己；保持与家人、朋友、同事之间的沟通交流，还可以写写心情日记，对自己倾诉，尝试把一些暖心、令人感动的瞬间记录下来，增强对生活的满足感和掌控感；如果感觉无法排遣内心的情绪，应积极寻求心理支持和专业人员帮助。

2-109

问：因为新冠病毒感染导致亲人去世了，家里人都很难走出这个阴影，我们该怎么办？

答：在亲人离世的时候，我们大多数时候会陷入巨大的悲伤中。并且，因为我们会反复地想到亲人离世这件事，就会掉入无限循环的悲观情绪中，从而使消极情绪更重，悲痛更深。这时，想要打破这种悲伤循环，最好的方法就是转移自己的注意力，将自己的心思强行从悲伤情绪中脱离出来。我们可以去做一些以前让自己感到快乐的事，也可以将心思都投入工作中，尽量避免让自己去想亲人离世这件事。也可以替亲人完成未完成的愿望，这是一种能够让自身感到心安的做法，同时也是在亲人离世时，迅速找到生活目标的一种方法。此外，可以换一个环境生活，若是生活在熟悉的环境当中，很容易会触景生情，想起亲人还在时的样子。如果我们陷入亲人离世的悲痛当中无法挣脱，或许可以试着换一个生活环境，让情绪更加稳定。

2-110

问：因为疫情影响，我现在感觉自己对什么都提不起兴趣，该怎么办？

答：我们每个人都会有抑郁情绪，都会有不开心、对周围事物提不起兴趣的时候。不过对正常人来说，通常抑郁情绪持续的时间比较短。有抑郁情绪并不可怕，及时察觉并接纳是自我调整的第一步。要学会向周围人表达和倾诉自己的感受，找到情绪宣泄的出口，通过倾诉把不良情绪从自己的身体里清理掉，是最简单也是最有效的方法。或让身体动起来，运动不但可以调整情绪，而且还可锻炼身体、提高身体素质。此外，也可以列出自己每日要做的事情，把事情具体化、细化分散在每日的活动当中，这样每日要做的事情就会非常清晰明了，能让每日的工作都有序、有条理，也就能高效完成工作，自己也能有较高的成就感。

2-111

问："阳康"后仍存在长期睡眠障碍要怎么应对？

答：一项样本量约 5 000 份的居民睡眠调查显示，因受到新冠病毒感染影响，诊断临床失眠症的人数超过了 20%。大多数人会慢慢缓解，如果症状持续，超过 3 个月，通常认为属于"长新冠"的症状之一。睡眠质量与心理健康息息相关，良好的睡眠质量不仅可以帮助恢复生理上的疲惫，很大程度上也会对心理的健康发展有积极有效影响。可以选择以下一些小技巧帮助入睡。

1. **睡前用热水泡脚**　睡前可以用热水泡脚 5 ~ 10 分钟，帮助促进血液循环，使身体处于放松舒适的状态，有助于更容易进入睡眠状态。

2. **不带电子产品上床**　想要睡个好觉，最好别带电子产品上床，避免熬夜，要养成良好的睡眠习惯。

3. **营造良好睡眠环境**　卧室内环境尽量保持黑暗、安静，避免光线干扰。另外合适的床、枕头也很重要，这些睡眠条件对于提升睡眠质量来说都是很重要的。

2-112

问：我因为疫情产生了难以解决的心理问题，该如何寻求专业咨询？

答：可以前往当地设立有临床心理科室的医院寻找专业咨询，目前大部分医院都设立了互联网医院或公众号服务平台，在家即可线上就诊。也可拨打当地 24 小时心理热线，可为大家提供心理咨询、心理援助，以及心理防护知识等服务。针对应急情况，如精神障碍患者需紧急医疗救助时，可以直接拨打 120 或 110 寻找紧急救助。

（王艇　史飞涛　孙利丽　阿不来提·艾则孜

陈矢　胡燕　夏友荣　章海滨　薛东萍）

第三章

如何合理用药

📖 关于西药　　　　　　　📖 关于中药

关于西药

3-1

问： 核酸阴性，没有新冠病毒感染相关症状，是否需要提前预防使用一些药物？

答： 目前没有证据支持任何药物可以预防新冠病毒感染。在核酸阴性，没有新冠病毒感染相关症状的时候，这种情况不需要用药，因为退热药、止咳药都是对症治疗的药物，不能预防疾病的发生。此外，用药期间必须根据病情发展的不同阶段选择合适的药物，以保证治疗的有效性及安全性。盲目用药可能会发生一些不良反应，并且损伤肝功能、肾功能，所以在阴性阶段不需要用药。可以适当补充营养、均衡膳食，提高免疫力。

3-2

问： 新冠病毒感染者一定要用药吗？

答： 在没有出现临床症状时不需要用药。退热药、感冒药、止咳药、化痰药、止泻药等都只能缓解症状，不能预防疾病，盲目服药反而可能增加发生药品不良反应的风险。并且，不同的药物有不同的禁忌证，人群特征、合并的基础疾病、正在服用的其他药物等都是选择用药时需要综合考量的因素，而以上因素需由专业医务人员进行判定。此外，新冠病毒感染中常用的复方感冒药及中成药中含有多种药物成分，当多种药物一起使用时，还可能造成重复用药。当需要服药来改善症状时，应严格按照说明书中推荐的用法、用量使用，超量、超次数用药会导致更多的不良反应。

3-3

问：奥司他韦、玛巴洛沙韦等常规抗病毒药物能够预防或治疗新冠病毒感染吗？

答：奥司他韦不可以用于预防新冠病毒感染，该药虽是抗病毒药，但属于神经氨酸酶抑制剂，能减少甲型或乙型流感病毒的播散，临床用于甲型、乙型流感的预防和治疗，对其他病毒（包括新冠病毒）无效。

玛巴洛沙韦不能用于治疗新冠病毒感染，其为一种新型的抗流感药物，主要是通过流感病毒的 Cap- 依赖型核酸内切酶来抑制病毒复制而发挥抗病毒作用，在早期就可以发挥药效，快速降低体内病毒滴度。玛巴洛沙韦可用于流感患者，对治疗新冠病毒感染是没有效果的，不要盲目使用。

3-4

问：人血清白蛋白可否预防新冠病毒感染？

答：人血清白蛋白是一种血液制品，为处方药，有明确的用药指征，不能自行乱用。大剂量输注白蛋白，不仅不能提高免疫力，反而可能导致机体免疫功能下降。人血清白蛋白不适宜作为健康人群的营养补充剂，也并非完全安全而无副作用，有可能导致皮疹、恶心、呕吐、发热、颜面潮红等症状，快速输注可引起心血管超负荷而致肺水肿，偶有过敏反应。对白蛋白严重过敏者、严重贫血患者，以及心力衰竭患者禁止使用。人血清白蛋白不能用于预防新冠病毒感染，也不是新冠病毒感染患者特异性治疗药物，也未被推荐用于新冠病毒感染的常规治疗。

3-5

问：感染新冠病毒后，各种药物是否有固定的服用顺序？

答：在不同的新冠病毒感染患者治疗中，不存在一个绝对、完整的用药顺序，医生会根据患者出现的症状给予针对性治疗。盲目跟着"囤药清单"买药并不可取，用药需讲究对症下药，自行用药不当容易造成肝肾不良反应。每种药物有不同的功效，需根据各自功效来服用，而不是简单按序来服用。从个体角度而言，每个人的体质、症状不同，所服用的药物也不可能完全相同。要按照医嘱、处方或说明书对症服用，不要自行混搭用药。

3-6

问：维生素C有助于治疗新冠病毒感染吗？

答：维生素C本身并没有抗病毒的作用，但由于其具有抗氧化、提高免疫力的效果，并且参与机体一系列代谢反应，能促进生长、增强对疾病的抵抗力、缩短病程、改善症状，可用作营养增补剂、抗氧化剂。持续有规律地服用维生素C，能够帮助免疫系统最大限度地发挥功效。目前仅有针对存在严重炎症反应的新冠病毒感染导致肺炎患者报道的相关临床试验，尚无对维生素C剂量、疗程、有效性的一致性结论。在无特殊病情的前提下，保持良好的饮食习惯，荤素均衡，维生素C自然就能补充，而盲目补充并非"多多益善"。健康的成人1日只需摄入100mg的维生素C。维生素C摄入过多可能引起一系列不良反应，如反酸、恶心、呕吐、腹泻等症状。

3-7

问：新冠病毒感染后要吃辅酶 Q10 吗？哪些人不能吃辅酶 Q10 呢？

答：辅酶 Q10 是一种存在于人体的生物活性物质，心脏、肝脏、肾脏内含量最高，有抗疲劳、保护心脏、调节自主神经等功能。由于辅酶 Q10 在人体内具有重要功能，某些特殊生理或疾病状态下如新冠病毒感染阳性后，这种物质在人体，尤其是某些器官内的含量有所降低。有研究发现，不同程度的辅酶 Q10 含量降低可导致心慌、胸闷、机体疲乏无力、心肌梗死、心肌缺血、冠心病，甚至猝死。所以，感染新冠病毒以后建议补充适当剂量的辅酶 Q10，主要目的是提高免疫力、保护心脏。目前尚无关于辅酶 Q10 严重副作用的报道；但可能会造成轻微的副作用，如失眠或消化不良。有明显胃病的患者、严重肝肾功能不全的患者、哺乳期妇女，以及过敏体质的人群不建议服用。此外，辅酶 Q10 可能与抗凝血药（血液稀释剂，如华法林）和糖尿病药物（如胰岛素）相互作用，并且可能与某些类型的癌症治疗相冲突。

3-8

问：新冠病毒感染后咳嗽不止，要如何应对？

答：咳嗽是机体重要的防御性反射，有利于清除呼吸道分泌物和有害因子。一般的轻度咳嗽可不予治疗，当出现咳嗽加重、咳嗽不止，通常采用止咳、祛痰药物进行治疗。

1. **止咳类** 对于干咳的患者，可以选择右美沙芬、复方甲氧那明、复方甘草片、福尔可定等药物。

2. **祛痰类** 主要针对痰较多、不易咳出的患者，需要使用化痰的药物，如溴己新、氨溴索、愈创甘油醚、乙酰半胱氨酸、桉柠蒎胶囊、复方桃金娘油等。可同时辅助雾化治疗，促进排痰，还可选择中医中药辅助止咳、祛痰治疗。

3-9

问：浓痰咳不出怎么办？

答：咳痰对于人体来说是一种保护机制。痰液会黏附气道内的有害物质、病原微生物的残骸等，并通过咳嗽将这些有害物质排出体外，减少肺部感染的发生。新冠病毒感染可导致一系列呼吸道症状如痰咳不出，此时一般主张用化痰的药物，如溴己新、氨溴索、愈创甘油醚、乙酰半胱氨酸等。此外，痰咳不出来，可以尝试采用俯卧位排痰法，能够辅助进行换气和排痰。若体内有痰应尽量咳出来，但是在咳嗽时也不能太过用力，否则可能会导致声音嘶哑、咽喉肿痛，严重者还有可能导致血管破裂、栓塞或血管瘤破裂。

3-10

问：咳黄色痰就是细菌性感染吗？需要吃抗生素吗？

答：黄痰一般是细菌性感染的一个重要表现。在急性病毒或细菌感染下，痰液中除了坏死组织，还存在活的中性粒细胞，导致痰液呈黄色。在病毒性感染（如新冠病毒）中，发病的 2～3 日后会出现黄痰。出现黄痰并不意味着就一定有细菌感染，要结合血液检查中的白细胞、中性粒细胞、C 反应蛋白及影像学改变等指标综合判断，并决定是否需要进行抗生素治疗。所以不建议在出现黄痰时自行服用抗生素，需要到医院进行专业检查，在医生的指导下使用。

3-11

问：咽痛、咽干的症状可以使用什么药物来缓解？

答：新冠病毒感染导致的咽痛通常与上呼吸道感染造成的咽痛相似，病毒侵袭上呼吸道后引发咽喉黏膜充血、水肿，造成刺激性的咽痛。出现该症状后，首先建议患者足量饮水保持喉部湿润，注意休息和保暖，同时在饮食上注意避免摄入刺激性食物，可适当多吃苹果、梨等水果，以及小米粥、面条等清淡食物，进而在一定程度上促进身体更快恢复。适当进食冷饮也可改善咽喉水肿，缓解疼痛。地喹氯铵含片、复方或单方西吡氯铵含片等可适度缓解症状，但非必须使用的药物。同时应关注口腔卫生，可采用西吡氯铵含漱液，以及市场常见的用于口腔清洁的漱口水。

3-12

问：如果没有发热，但出现鼻塞、流涕，应如何服药？

答：一些抗过敏药物可有效缓解鼻塞、流涕症状，常用的药物有氯苯那敏、氯雷他定、西替利嗪等。有严重肾功能损害的患者应避免使用西替利嗪，并且应在医生和药师指导下使用氯苯那敏和氯雷他定。服用氯苯那敏期间应避免饮酒；服用氯雷他定期间可能会出现胃肠道不适症状（如恶心等）。为避免抗组胺成分过量，请不要与复方感冒药（如新康泰克、泰诺、快克等）合用。

3-13

问：针对"水泥鼻"的药物使用要注意什么？

答："水泥鼻"通常指患者感染新冠病毒后，病毒对鼻黏膜造成侵犯，引起鼻黏膜充血、水肿，并产生炎性分泌物，从而导致鼻塞的症状。在缓解鼻塞的药物中，许多都含有"××唑啉"或"麻黄×"等成分，这些成分属于鼻黏膜血管收缩剂，虽然起效较快，但使用时间过长会导致鼻黏膜血管萎缩、鼻纤毛破坏，对鼻黏膜造成不可逆损伤，甚至鼻炎患者在长期使用这类药物后可逐渐进展为"药物性鼻炎"，影响生活质量。当患者出现"水泥鼻"时，可用鼻喷生理盐水或高渗盐水清洗鼻腔，也可尝试毛巾热敷鼻部，促进血液循环，缓解鼻窦充血和鼻塞，但要注意控制热敷温度。如果鼻塞影响睡眠，可短期使用鼻黏膜血管收缩剂，但注意使用时间不应超过1周；尤其不建议慢性鼻炎患者长期使用此类药物。也可以遵医嘱使用氯雷他定、盐酸西替利嗪、依巴斯汀等抗组胺类药物进行治疗，以缓解症状。

3-14

问：新冠病毒感染后全身疼痛，需要单独服用止痛药物吗？

答：病毒在体内繁殖会对肌肉组织造成直接损伤，并且感染后体温升高，会使机体内乳酸生成增多，加重全身肌肉骨骼疼痛，但通常不需要单独使用药物治疗。随着病毒的控制和发热状况好转，疼痛感会逐渐减轻，而常用的退热药（如对乙酰氨基酚、布洛芬等）同时具有镇痛作用，可以在一定程度上缓解全身疼痛的症状，因此不需要再服用其他止痛药，避免重复用药导致伤害。

3-15

问：新冠病毒感染后出现失眠如何应对？

答：出于对新冠病毒感染及其可能导致后遗症的恐惧，每个人都可能或多或少产生担忧和焦虑，睡眠因此会受到影响。保持必要的警惕是应该的，但要避免非理性情绪和不必要的担忧造成的焦虑、恐慌。可以保持规律运动和作息，睡前放松保持心情舒畅。在药物的选择上，首选副作用少、依赖性小的短、中效苯二氮䓬类受体激动剂或褪黑素受体激动剂；其次是兼具抗焦虑作用的苯二氮䓬类药物，但此类药物容易产生依赖，包括阿普唑仑、艾司唑仑等。需要注意的是，以上各种药物治疗均需要在医生的指导下进行。若处于妊娠期应慎用药物，尽可能选择非药物治疗。

3-16

问：感染新冠病毒后若出现眼部不适、视物模糊，可以用哪些药物缓解？

答：如果只是出现结膜等眼表组织干涩或其他结膜炎症状，可以用一些润眼药水（如玻璃酸钠滴眼液、人工泪液等），也可以用一些抗病毒眼药水（如更昔洛韦滴眼液），以及非甾体抗炎药等缓解症状。眼表的不适一般不会导致视力下降，但如果出现了急性黄斑视网膜病变等眼底病变，严重时可能会导致视力受损，需要高度警惕和积极防范。若出现眼底病变，一般会在患者病毒检测转阴后再采用激素治疗，同时辅以局部神经营养支持、抗氧化保护药物治疗。如果眼分泌物增多，需要擦拭干净再使用上述药物，睡前加用抗生素眼膏，如红霉素眼膏。眼部进行冷敷可以用来缓解眼痛等不适。眼红、眼痛等不适持续存在的患者应到医疗机构就诊。目前还没有专门针对新冠病毒眼部感染的药物，预防新冠病毒感染后带来的眼部不适，最重要的是平时加强自身防护。

3-17

问：感染新冠病毒后，如果出现腹泻症状该如何用药？如何做到合理使用各种腹泻药物？腹泻是否都需要使用抗生素？

答：止泻药主要分为以下 4 类。

1. **改变肠道功能运动功能药**　此类药能提高胃肠张力，抑制肠蠕动，制止推进性收缩。代表药物有复方樟脑酊、地芬诺酯、洛哌丁胺等。

2. **肠黏膜保护剂**　也称吸附剂，通过表面的吸附作用而吸附肠道气体、细菌、病毒、外毒素，阻止其被吸收或损害肠黏膜。代表药物有药用炭、蒙脱石散等。

3. **收敛保护剂**　在肠黏膜上形成保护膜。代表药物有鞣酸蛋白、碱式碳酸铋。

4. **其他**　如考来烯胺，在肠内能与胆酸螯合，可有效控制腹泻。

原则上讲，止泻药只适用于非感染性腹泻，而感染性腹泻一般不用，尤其是在急性期、炎症及中毒症状（如高热）较明显、脓血便较多时，该类情况应视为止泻剂的绝对禁忌证；若急性发作期呕吐、腹泻、脱水情况较严重，应立即静脉补液或口服补液盐，并注意酸碱平衡。到了恢复期，病情明显好转，大便不带脓血，仅是水分较多时，也可短时服用止泻剂。益生菌不宜与收敛剂等同时使用，以免其吸附或杀灭活菌。对于新冠病毒感染引起的腹泻，如果没有伴随肠道感染证据，不推荐使用抗生素。

3-18

问：感染新冠病毒后出现腹泻需要服用诺氟沙星吗？诺氟沙星是什么药？如何安全使用？

答：诺氟沙星可治疗细菌感染性腹泻，对于病毒引起的腹泻是无效的。新冠病毒感染造成的腹泻若症状比较轻微，不需要药物治疗，短期内会自行缓解。如果腹泻严重，重点不是服用各种止泻药来止泻，而是应及时补充电解质、水分及维生素。

诺氟沙星主要用于治疗敏感菌所致的尿路感染、淋病、前列腺炎、肠道感染和伤寒，以及其他沙门菌感染。

在使用过程中，首先应注意的是针对不同的病症、感染，用法、用量也不同，该药为处方药，一定要在医生和药师的指导下使用。该药在服用时应该空腹服用，并同时饮水 250ml。要注意大剂量使用有发生结晶尿的风险，所以大剂量服用后也应该多饮水，保持 24 小时内排尿量在 1 200ml 以上。此外使用该药还可能发生中、重度的光敏反应，所以用药后应避免过度暴露于阳光下。如发生光敏反应和皮肤瘙痒、红斑、水肿等症状，应及时停药并就医。而且 18 岁以下青少年不能使用诺氟沙星，这一点应特别注意。

3-19

问：新冠病毒感染用药期间可以开车吗？哪些药会影响安全驾驶？

答： 以下药物的副作用均可影响驾车的安全性，进而导致交通事故发生，故在服药期间应避免开车，具体药物见表 2-3-1。此外，考虑到多种药物联合应用可能加重药物的副作用，因此驾驶员如果由于病情需要而用药，一定要接受医生的指导，不要勉强开车，以免发生交通事故。

表 2-3-1　新冠病毒感染药物使用相关建议

药物种类	常见药物举例	建议
抗过敏药	苯海拉明、氯苯那敏	服用后可能出现嗜睡、眩晕、头痛、乏力、颤抖、耳鸣和幻觉等症状，容易引发交通事故，患者服药期间不得驾驶机、车、船，以及从事高空作业、机械作业和操作精密仪器
解热镇痛药	阿司匹林、水杨酸钠、安乃近	出现眩晕、耳鸣、听力减退、大量出汗，甚至虚脱等副作用，服药期间请谨慎驾驶
止咳药	可待因、二氧丙嗪、右美沙芬	嗜睡、头晕等不适反应，此类药物为高空作业、驾驶车辆、操作机器时所禁用
平喘药	麻黄碱、异丙肾上腺素	长期或过量服用可引起焦虑、头痛、心悸、软弱无力等严重的副作用，影响驾驶安全

3-20

问：新冠病毒感染用药期间还能"把酒言欢，以毒攻毒"吗？

答： 服用头孢类药物再喝酒会导致双硫仑样反应，危及生命。实际上，有些药服用后饮酒虽然不会出现双硫仑样反应，但会也伤害人体器官，同样需要引起高度注意，具体药物见表2-3-2。

简单地说，酒精和药物的组合，一般有两种结果：增加药物毒性或使药物失效，这都会对身体产生或轻或重的不良影响。最安全的做法就是"喝酒不吃药，吃药不喝酒"。

表 2-3-2　常用药物的饮酒相关不良反应

药物类别	常用药物举例	饮酒相关不良反应
头孢菌素类抗生素	头孢哌酮、头孢米诺	双硫仑样反应，主要是因为口服头孢类药物后食用酒精，导致体内乙醛积蓄产生的中毒反应。主要表现为胸闷、气短、喉头水肿、口唇发绀、呼吸困难、心率增快、血压下降、幻觉、恍惚，甚至发生过敏性休克
镇静催眠药	扎来普隆、唑吡坦、艾司唑仑	酒精会加快药物吸收，减慢代谢，使血药浓度快速升高，可能导致患者昏迷、休克、呼吸衰竭，甚至死亡
非甾体抗炎药	阿司匹林、布洛芬、对乙酰氨基酚	对于非甾体抗炎药，如阿司匹林、布洛芬等，服药期间再饮酒，会加重刺激使胃黏膜受损，甚至引发消化道出血、溃疡等不良反应；在服用含对乙酰氨基酚成分的药物时，饮酒会加重肝脏损伤
抗过敏药	苯海拉明、氯苯那敏	这些药物本身就有一定抑制呼吸和心跳的作用，若与酒精同服，会放大药物镇静、催眠作用，导致犯困、眩晕、嗜睡，重者导致呼吸变慢、血压下降，甚至休克

3-21

问：什么情况下需要使用退热药？

答：当体温已经达到38.5℃，这种情况下的体温已经很高，为了避免体温持续升高，需要及时服用退热药；当出现晕厥，或精神不佳，四肢无力等症状时，即使体温还未达到38.5℃，也需要服用退热药。若腋下温度已经大于39℃，属于高热，此时要靠自身免疫力退热是比较难的，若不及时退热，情况只会越来越严重，很多人一开始发热的时候，都是想凭借自身的抵抗力以及物理降温的方式退热，但是有时候身体状况不好，发热会越来越严重，这时候就需要服用退热药帮助退热。

3-22

问：新冠病毒感染后常用的解热镇痛药对乙酰氨基酚或布洛芬，买不到时怎么办？

答：首先，新冠病毒感染后发热通常仅持续 2~3 日，且布洛芬、对乙酰氨基酚用于退热时，通常推荐使用不要超过 3 日，所以无须大量囤药。对乙酰氨基酚或布洛芬是最常见的、适用人群最广、安全性相对较好的退热止痛药物。除此之外，与布洛芬同样具有解热、镇痛、抗炎作用的药物有很多，如洛索洛芬、双氯芬酸、萘普生等，都属于非甾体抗炎药。非甾体抗炎药的解热镇痛效果存在个体差异，不良反应也略有区别，用药前需注意查看用药禁忌。同时也可采用物理降温辅助治疗。如症状持续且不见好转，请适时寻求医疗帮助。

3-23

问：关于退热药布洛芬，不同的剂型有什么不同？

答：布洛芬是儿童和成人解热镇痛的常用药物，但国内布洛芬品种繁多，包括混悬液、缓释胶囊、普通片剂、泡腾片、颗粒剂、栓剂等。通常情况下，布洛芬在服药 1.2~2.1 小时后发挥最大效果，但不同剂型有所区别。从吸收速率上看，液体制剂（混悬剂）＞普通片剂＞缓释胶囊，因此液体制剂在高热时可能达到更快的退热速度。儿童使用的布洛芬混悬液存在多种规格，不同规格的药物浓度不同（15ml 规格含药 0.6g，30ml 规格含药 0.6g，100ml 规格含药 2.0g），儿童使用对乙酰氨基酚混悬液同理。服用前需根据药品说明书推荐的体重选择用量，不可等体积替代。

3-24

问：服用一次布洛芬能维持多长时间？

答：布洛芬的维持时间为 6～8 小时，为持续发挥作用，通常需要一日多次服药（3～4 次）。如果选择使用布洛芬缓释制剂，则药物可在体内缓慢释放，每日 2 次给药即可。现有研究表明单次服用布洛芬缓释胶囊 0.3g 后需要 5 小时左右才能发挥最大效果，因此若使用布洛芬缓释胶囊退热，不必急于重复吃药或加用另一种退热药。若按照说明书正确服用药物若干小时后仍然不见体温下降，或持续发热超过 3 日，应及时就诊。

3-25

问：对乙酰氨基酚与布洛芬可以交替使用吗？

答：通常选择一种退热药物使用即可，一日内交替使用多种药物可能会增加肝、肾负担，并且会增加由于剂量计算不当而导致过量的风险，因此不建议两种药物交替服用。

3-26

问：使用退热药期间有哪些安全性问题需要注意？

答：1. 解热镇痛药只使用一种，不重复用药，不自行缩短给药间隔，若未到下次服药时间仍发热难耐，可采用物理降温等方式。

2. 退热期间如出现大量出汗、脱水的情况，需要注意及时补充液体，同时监测血压。

3. 服用"缓释"制剂时，通常不能掰开、研碎服用，吞咽困难的患者可选择液体制剂。

4. 酒精会增加肝功能损伤的风险，因此服用退热药期间不饮酒，不喝含有酒精的饮料。

5. 对已经在使用阿司匹林的患者，不建议同时使用对胃肠道影响较大的解热镇痛药，如双氯芬酸钠、吲哚美辛等，否则可能增加患消化道溃疡的风险。

6. 在服用氯苯那敏或含氯苯那敏的感冒药后可能出现嗜睡和困倦，应注意避免驾车或操作精密机械。

3-27

问：在难以获取儿童用退热药时，是否能使用成人退热药？

答：儿童使用退热药物需要按体重计算剂量，大部分成人制剂不适合儿童使用。在确实难以获取儿童制剂又急需退热时，需参考说明书中针对儿童的用法用量或咨询医生、药师。以下用法可供应急使用。

1. 布洛芬 儿童参考剂量为 $5 \sim 10mg/kg$，每 6 小时口服 1 次。举例：一个体重 10kg 的小朋友，单次可服用 $50 \sim 100mg$ 的布洛芬，如果家中只有布洛芬片剂，正常每片含布洛芬 300mg，那么这个小朋友单次最多能服用 1/3 片。

2. 对乙酰氨基酚 儿童参考剂量为 $10 \sim 15mg/kg$，每 $4 \sim 6$ 小时口服 1 次。举例：一个体重 10kg 的小朋友，单次可以服用 $100 \sim 150mg$ 对乙酰氨基酚，如果家中只有对乙酰氨基酚片剂，正常每片含对乙酰氨基酚 650mg，那这个小朋友单次最多能服用 1/5 片。

特别注意： 1 岁以下儿童不适用以上方法，请遵医嘱用药。

3-28

问：如果只有儿童退热药，成人如何应急使用？
答：示例如下。

1. 布洛芬 成人参考剂量为每次 200mg，24 小时内不超过 4 次，即 24 小时不超过 800mg。儿童用布洛芬混悬液如果布洛芬含量为 20mg/ml，则成人单次可以服用 10ml。

2. 对乙酰氨基酚 成人参考剂量为每次 300～600mg，24 小时内不超过 4 次。儿童用对乙酰氨基酚混悬液如果含量为 100mg/ml，成人单次可以服用 3～6ml。

3-29

问：退热药可以加大给药剂量吗？

答：不可以，并不是服药越多就会退热越快，退热药的使用需遵照说明书的剂量，不可超过推荐剂量和服药频率用药，以免造成严重的、不可逆的不良反应。服药的具体频率与药物种类和剂型有关，缓释剂型（缓释片、缓释胶囊）与普通剂型（片、胶囊、颗粒等）服药频率不同，使用时应注意认真阅读药品说明书。另外应注意药物存在每日"极量"，例如：成人对乙酰氨基酚每日最大剂量为 2g，过量服用可能会导致严重的肝功能损伤。某些复方感冒药中可能含有对乙酰氨基酚成分，在已经使用过对乙酰氨基酚的情况下，如需继续联用复方感冒药，必须谨慎计算对乙酰氨基酚的总剂量，以免造成严重不良反应。在区别药物成分时，可注意感冒药盒上是否有"氨 / 酚、苯 / 敏、麻"等字样，这些字样在感冒药中通常分别特指"对乙酰氨基酚、苯海拉明 / 氯苯那敏、伪麻黄碱"。

3-30

问：退热药可以连续使用多长时间？

答：一般认为退热药的使用超过 3 日属于使用疗程偏长，因此，原则上退热药的使用时间不超过 3 日，如果使用超过 3 日，则需及时就医并监测肝功能，疗程过长会增加肝功能异常的风险。

3-31

问：解热镇痛消炎药物使用时需注意什么？

答：解热镇痛消炎药通常指的是非甾体抗炎药，如塞来昔布、双氯芬酸、依托考昔等。虽然这类药物通常不作为退热首选，但除了禁忌人群，短期使用可显著退热和减缓疼痛，且相对较为安全。需注意以下人群不建议擅自使用非甾体抗炎药：①孕妇、哺乳期妇女；②对提到的药品过敏者；③使用其他非甾体抗炎药（如阿司匹林）后出现过哮喘、鼻腔息肉、血管水肿或荨麻疹等的患者；④严重肝、肾功能不全和重度心力衰竭、冠状动脉旁路移植患者；⑤有高血压、心脑血管疾病等基础疾病或消化道溃疡、出血的患者。上述人群如果要使用非甾体抗炎药，一定要提前咨询医生。

3-32

问： 退热药、感冒药、中成药感冒药，怎样安全使用？

答： 目前所使用的感冒药，无论是西药或中成药，一般都是复方制剂，成分中多含有对乙酰氨基酚、双氯芬酸钠等解热镇痛药的成分，如常见的"泰诺""白加黑""快克"等，均为复方制剂。某些解热镇痛药（如"散利痛"）同样也是含有多种成分的复方制剂。如果退热药与这些复方药一起用，或中成药和西药多个药物一起使用，同类成分的剂量就会叠加，容易引起过量，对肝脏、肾脏等产生明显的毒副作用。因此，在使用药物前应仔细核对说明书中的药物"成分"，避免相同成分重叠使用。

3-33

问： 平时使用阿司匹林的患者在感染新冠病毒后，可以联合使用布洛芬吗？

答： 阿司匹林、布洛芬都属于非甾体抗炎药。如果用药目的是解热镇痛，不推荐阿司匹林联用布洛芬。但是，对心脑血管疾病的慢性病患者而言，小剂量的阿司匹林主要用于降低血小板聚集、血栓形成的风险，需要长期服用。对于此类长期服用小剂量阿司匹林的患者，若感染新冠病毒并出现发热，选择布洛芬不是绝对禁忌。对有心脑血管疾病且发热的患者来说，短期联用阿司匹林和布洛芬是安全的。联合使用时，可间隔开用药时间，以降低布洛芬对阿司匹林抗血小板作用的干扰。对服用阿司匹林普通片的患者，建议在服用阿司匹林前 8 小时或 30 分钟后，再服用布洛芬；对服用阿司匹林肠溶片的患者，应在服用肠溶阿司匹林前 5 小时或服药后 5 小时再服用布洛芬；但是，如果长期服用小剂量阿司匹林的患者需要口服布洛芬来解决慢性轻中度疼痛，就一定要注意防范用药风险。

3-34

问：新冠病毒感染后，是否需要使用消炎药（抗生素）？

答：病毒和细菌是两类截然不同的微生物，它们结构与生长方式的差异导致药物治疗的原理也不尽相同，抗生素是用来杀灭细菌的，对清除新冠病毒是完全无效的。但是当新冠病毒合并细菌感染时，需考虑使用抗生素治疗。感染新冠病毒后，局部呼吸道黏膜损伤，免疫功能受损，可能会增加出现继发细菌感染的概率。此时需要到医院检查，经评估后考虑是否予以抗生素治疗。

3-35

问：对器官移植后的新冠病毒感染者，发热可以使用什么退热药？

答：对乙酰氨基酚和布洛芬都可以用于器官移植患者，优先选择对乙酰氨基酚退热。参考用法如下。

1. 对乙酰氨基酚　6～12 岁儿童每次 0.25g，12 岁以上儿童及成人每次 0.5g；若持续发热或疼痛，可间隔 4～6 小时重复用药 1 次，24 小时内不得超过 4 次。

2. 布洛芬　如果只能获得布洛芬，则服用布洛芬后需多饮水，密切关注是否发生胃部不适、关注肾功能和体重情况。

如果服用退热药 3 日症状仍未好转，建议前往医院就诊。如果移植患者前期有胃溃疡和胃出血病史，则建议服用对乙酰氨基酚退热。相比于布洛芬对胃肠道的刺激，对乙酰氨基酚发生胃溃疡和胃出血概率较低。

3-36

问：对于长期使用免疫抑制剂的患者，在新冠病毒感染后有哪些注意事项？

答：长期使用免疫抑制剂（如环孢素、他克莫司、西罗莫司等）的情况下，如实体器官移植、造血干细胞移植的患者，需保持原有疾病治疗的稳定性。常用的退热药包括对乙酰氨基酚、布洛芬和上述免疫抑制剂无相互作用，可以安全使用。如存在肝功能不全，使用对乙酰氨基酚时需严格控制剂量，可咨询医生或药师调整剂量和疗程。常用的右美沙芬、愈创木提取物、氯化铵、伪麻黄碱等对症药物与上述免疫抑制剂也无显著影响。此外，新冠病毒感染的人群可能会出现腹泻的症状，需格外警惕腹泻对口服免疫抑制剂吸收的影响，可能会导致药物血药浓度波动，例如：使用蒙脱石散治疗腹泻可能导致免疫抑制剂的吸收异常，有条件的情况下应进行血药浓度监测。

3-37

问：口服抗凝药的患者感染了新冠病毒会影响抗凝治疗吗？

答：服用新型口服抗凝药的患者在感染新冠病毒后，特别是在严重感染需要住院治疗的情况下，继续抗凝治疗有利于避免新冠病毒感染并发症，但需要仔细观察临床指征（尤其是肾功能），并且伴随治疗用药的增加，需及时调整药物治疗。现有证据表明：①对于华法林，奈玛特韦/利托那韦和托珠单抗会降低华法林的抗凝作用，甲泼尼龙、地塞米松可能增强或减弱华法林的抗凝作用，这些药物与华法林合用时，需考虑调整华法林剂量并加强凝血功能的监测；②利伐沙班和奈玛特韦/利托那韦应避免一起使用，以免导致出血；③达比加群与奈玛特韦/利托那韦一起使用时会增加出血风险，特别是在肾功能降低或存在其他药物相互作用的情况下，需加强监测是否有出血症状，或监测达比加群血药浓度和凝血指标。

3-38

问： 肝功能和肾功能不全患者可以常规使用改善新冠病毒感染症状的药物吗？

答： 不可以。

肝脏是人体重要的代谢器官，很多种药物需要经过肝脏代谢使药物毒性降低，水溶性增高便于排出体外。当肝功能下降时，就可能会导致一些药物的代谢减慢，在体内更易蓄积，药效增强，不良反应加重。肾脏是人体重要的排泄器官，许多种类的药物都经由肾脏排出体外，当肾功能不全时，药物在体内容易蓄积，药效和不良反应均会增强。

肝肾功能不全患者应谨慎选择改善新冠病毒感染症状的药物，如布洛芬对于肝功能不全患者来说更为安全；对乙酰氨基酚对肾功能不全患者有较高的安全性；肝功能不全患者使用缓解流涕症状的氯雷他定时需减量，肾功能不全患者服用西替利嗪时应减量；严重的肝功能、肾功能不全患者禁用α干扰素；重度肝功能不全的患者禁用洛匹那韦/利托那韦；利巴韦林慎用于有严重贫血、肝功能异常者，须根据肾功能来调整剂量；有肾病等慢性病且严重者应在医生指导下服用中成药连花清瘟胶囊（颗粒）。

另外，肝功能、肾功能不全患者常合并使用其他药物，可能与改善新冠病毒感染症状的药物发生相互作用。建议此类患者在医生或药师指导下使用药物。

3-39

问：慢性病患者使用针对新冠病毒感染症状的药物时需注意什么？

答：许多感冒药中含有伪麻黄碱的成分，用于减轻鼻塞、流鼻涕、打喷嚏等症状。但伪麻黄碱会刺激交感神经末梢释放去甲肾上腺素，用药者会出现血压升高、心跳加快等症状。有严重高血压、冠心病、脑血管病、甲状腺功能亢进及眼压较高的患者，应该慎用该类感冒药。此外，糖尿病患者在服用含有蔗糖的中成药时应注意监测血糖，防止药物引起的血糖控制不佳。

3-40

问："激素"用于治疗新冠病毒感染有哪些副作用？

答：糖皮质激素主要是肾上腺皮质分泌的，具有抗炎和免疫抑制功能。在临床上，糖皮质激素类药物被广泛应用于抗炎、抗病毒、抗休克、免疫抑制等，常见的包括甲泼尼龙、泼尼松龙等。在新冠病毒感染的治疗中，糖皮质激素类药物主要是用来抑制体内的过度炎症反应，若不恰当使用会造成病毒感染加重、恢复期延长等不良反应。应用大量激素挽救患者生命的同时，也会出现副作用和后遗症，如消化道出血、肺组织纤维化、股骨头坏死等。糖皮质激素属于处方药物，不正确地使用可能会掩盖病情，带来副作用，患者切勿自行盲目使用，是否需要使用、如何使用，需请临床医生根据病情评估。

3-41

问：市场上各种治疗新冠病毒感染的"特效药"能否自主选购？

答：截至目前，不论是中药还是西药，都不是治疗新冠病毒感染的"特效药"。需要注意的是，抗病毒药物在使用过程中有非常多的注意事项，包括药物剂量调整、合并用药的分析、不良反应监测、禁忌人群等，不建议自行选购，更不要冒险代购所谓的"仿制药"。

3-42

问：辉瑞生产的"帕克洛维（Paxlovid）"（奈玛特韦/利托那韦组合包装），到底是不是治疗新冠病毒的"神药"？要不要囤治疗新冠病毒感染的"特效药"？

答：新冠口服抗病毒药物帕克洛维（Paxlovid）（奈玛特韦/利托那韦组合包装）并不是治疗新冠病毒感染的"特效药"，它是一种小分子抗病毒药，目前在我国属于附条件批准，作用机制为抑制病毒复制，而非直接杀灭病毒。当前研究表明 Paxlovid 能降低高危患者住院和死亡风险约 88%，因此 Paxlovid 获批的适应证是治疗成人伴有进展为重型高风险因素的轻、中型新冠病毒感染患者。而患者是否属于高危人群、是否有发展为重型的高风险因素，则需要由专业医生进行评估。目前来看，很多患者并不存在高风险因素，不属于 Paxlovid 的适应人群；此外，虽然有多种渠道号称可供应 Paxlovid，但其中充斥着很大比例的不合规药品，甚至假药。考虑到自行服药可能导致的不良反应风险及药物可及性问题，不建议自行囤药和服药。同样，目前暂未出现治疗新冠病毒感染的"特效药"，且抗病毒药物在使用中有比较严格的指征，并非"阳"了就要吃，不建议自行在家使用。

3-43

问：Paxlovid 如何服用，是不是越早服用越好？

答：Paxlovid 需在新冠病毒感染确诊或出现症状后 5 日内尽快服用。Paxlovid 是奈玛特韦和利托那韦的组合包装，每日 2 次（早晚各 1 次，间隔 12 小时），1 次服用的量为 2 片奈玛特韦（粉片）和 1 片利托那韦（白片），连续服用 5 日。需要注意的是，Paxlovid 会与多种药物发生相互作用，服用前应仔细查询药品说明书，并且在专业医生指导下用药。

3-44

> 问：如果正在服用抗凝 / 抗血小板药物，可以同时服用 Paxlovid 吗？
>
> 答：正在服用抗凝药物的患者可参考表 2-3-3。

表 2-3-3 Paxlovid 与抗凝药物联用的注意事项

联用药品	能否联用	推荐意见
利伐沙班	禁止联用	换用其他抗凝药物，如艾多沙班(30mg/ 次，每日 1 次)；若药物不可及，可换用其他抗病毒药物
华法林	谨慎联用	密切监测 INR，根据 INR 调整剂量
阿哌沙班	谨慎联用	调整剂量使用，对于使用标准剂量(5mg/ 次，每日 2 次)的心房颤动治疗者，剂量降至 2.5mg/ 次，每日 2 次；若原本便使用低剂量阿哌沙班(2.5mg/ 次，每日 2 次)治疗，应根据具体情况继续使用低剂量
艾多沙班	谨慎联用	调整剂量使用，对于使用标准剂量(60mg/ 次，每日 1 次)的心房颤动治疗者，剂量降至 30mg/ 次，每日 1 次；若原本便使用低剂量艾多沙班(30mg/ 次，每日 1 次)治疗，应根据具体情况继续使用低剂量
达比加群酯	谨慎联用	调整剂量使用，对于使用标准剂量(150mg/ 次，每日 2 次)的心房颤动治疗者：肾功能正常的患者应将达比加群酯降至 110mg/ 次，每日 2 次；中度肾功能损害的患者应降至 75mg/ 次，每日 2 次；严重肾功能损害者禁用。若原本便使用低剂量(110mg/ 次，每日 2 次)治疗，应根据具体情况继续使用低剂量
普通肝素	安全联用	可联合使用
低分子量肝素	安全联用	可联合使用

注：INR，国际标准化比值。

正在服用抗血小板药物的患者可参考表 2-3-4。

表 2-3-4　Paxlovid 与抗血小板药物联用的注意事项

联用药品	能否联用	推荐意见
替格瑞洛	禁止联用	换用其他抗血小板药物,如阿司匹林(包括复方阿司匹林 - 双嘧达莫);若患者血栓风险高,则将 Paxlovid 换为其他抗病毒药物
氯吡格雷	谨慎联用	血栓形成高危患者避免联合使用氯吡格雷,例如在冠状动脉支架置入术后初期(一般 6 周内);当患者渡过支架血栓形成高危期(一般为 6 个月至 1 年),短时间内继续使用氯吡格雷使其抗血小板作用下降对于临床情况可接受时,则可维持氯吡格雷治疗
西洛他唑	谨慎联用	减量至 50mg/ 次,每日 2 次使用
阿司匹林	安全联用	可联合使用
双嘧达莫	安全联用	可联合使用

3-45

问: Paxlovid 和抗真菌药物合用存在药物相互作用吗,应该如何联用?

答: Paxlovid 和抗真菌药物的合用参考表 2-3-5。

表 2-3-5　Paxlovid 与抗真菌药物联用的注意事项

联用药物	能否联用	推荐意见
伏立康唑	禁止联用 / 有条件地谨慎联用	说明书提示禁止联用;经权衡利弊,若病情需要而必须使用,应在监测伏立康唑血药浓度的情况下谨慎联用
酮康唑	谨慎联用	合用酮康唑 AUC 上升至 3.4 倍,联用时应考虑降低酮康唑的剂量
泊沙康唑	谨慎联用	会潜在升高奈玛特韦 / 利托那韦的暴露量,应谨慎联用,监测不良反应

联用药物	能否联用	推荐意见
艾沙康唑	谨慎联用	两者联用,会使艾沙康唑暴露增加,奈玛特韦/利托那韦暴露可能降低,应谨慎联用,监测艾沙康唑的不良反应
伊曲康唑	谨慎联用	两者联用可能会升高彼此的血药浓度,应谨慎联用,联用时伊曲康唑剂量不推荐超过每日 200mg
两性霉素 B	安全联用	可以联用
氟康唑	安全联用	可以联用
米卡芬净	安全联用	可以联用
卡泊芬净	安全联用	可以联用
氟胞嘧啶	安全联用	可以联用
特比萘芬	安全联用	可以联用
制霉菌素	安全联用	可以联用

注:AUC,浓度 - 时间曲线下面积。

3-46

问:儿童患者是否可以使用 Paxlovid、阿兹夫定或莫诺拉韦?

答:美国食品药品管理局批准奈玛特韦/利托那韦(Paxlovid 的主要成分)用于 12 ~ 17 岁、体重 ≥ 40kg 且伴有高风险因素的新冠病毒感染青少年患者。目前奈玛特韦/利托那韦尚未被批准用于 6 ~ 12 岁的儿童,临床使用需充分权衡利弊。另外需要注意的是,奈玛特韦片含有乳糖(176mg/ 片),有乳糖不耐受、总乳糖酶缺乏或葡萄糖 - 半乳糖吸收不良等罕见遗传代谢疾病的患儿不应服用此药;既往有肝胆疾病、转氨酶异常或肝炎、黄疸的患儿应慎用。不建议在未成年患者中使用阿兹夫定。同样,未成年患者通常不建议使用莫诺拉韦,但在获益大于风险、无替代药物的情况下,可在严密监护下谨慎短期使用,并需要在使用后对该患者进行定期随访。

3-47

问：哪些人群需要慎用阿兹夫定？

答：建议中重度肝功能损伤（谷丙转氨酶 / 谷草转氨酶 ≥ 3×ULN，或总胆红素 ≥ 2×ULN）[正常值上限（upper limit of normal，ULN）] 患者慎用阿兹夫定治疗，曾有胰腺炎或合并病毒性肝炎的患者也应慎用。肾小球滤过率在 30 ~ 60ml/min 的患者建议用量为 3mg，肾小球滤过率在 15 ~ 30ml/min 的患者慎用。对于人类免疫缺陷病毒（human immunodeficiency virus，HIV）感染患者如合并新冠病毒感染也应慎用。如果正在服用 3 种抗病毒药物，加用阿兹夫定需权衡利弊。不建议妊娠期、哺乳期患者使用阿兹夫定，哺乳期若确需服用阿兹夫定，建议服药期间及治疗结束后 4 日暂停哺乳。

3-48

问：新冠病毒转阴后"复阳"，是否还需要重新使用抗病毒药物？

答：当前获批的抗新冠病毒药物的药品说明书均建议在新冠病毒感染确诊或出现症状后 5 日内尽快服用。新冠病毒感染的第 1 ~ 5 日属于病毒快速复制期，所以需要在前 5 日内服用，越早效果越好。转阴后"复阳"说明仍然存在新冠病毒感染，此时如果核酸 Ct 值 < 30，则提示体内病毒载量较高，如果患者存在发展为重型的风险，仍可尝试使用抗病毒药物。

关于中药

3-49

问：中医药对新冠病毒感染有效吗？

答：目前，治疗新冠病毒感染上，中西医均没有特效药。

从临床疗效观察来看，中医药能够有效缓解症状，减少轻型、中型新冠病毒感染向危重型发展，能够提高治愈率、降低病死率，促进恢复期人群机体康复。

3-50

问：中医药治疗新冠病毒感染有哪些疗效？

答：在治疗新冠病毒感染上，中医药在治疗中发挥了独特优势。

1. 对于轻型、中型患者，进行中医药治疗可以缩短病毒清除时间、缩短住院时间、缓解临床症状。

2. 对于有可能转为重型的患者，及早进行中医药的干预治疗，可以降低转为重型的概率。

3. 对于重型、危重型的患者，开展中西医结合治疗，可以有效阻断或减缓重型向危重型的发展，促进重型向轻型转变，降低病死率。

3-51

问：中医药是否可以预防新冠病毒感染？

答：目前还没有发现确切的可以预防新冠病毒感染的某种特定的中药，但中医上通过增强自身体质对预防新冠病毒感染有一定的作用。

从中医学上讲，新冠病毒属于疫疠邪气。人群是否被感染除与新冠病毒毒力密切相关外，还与人体体质强弱有一定的关系。

如何预防新冠病毒感染，从自身来讲就要增强抵抗力，即中医中提高"正气"。各地可以根据病情，以及当地的气候特点和不同的体质等情况进行辨证论治。通过服用中药加上人体自身生活方式的调整，增强体质、提高抵抗能力从而抵御邪气，也就是病毒的侵袭，从而达到预防感染的目的。

3-52

问：家里有老年人，体质比较弱，平素容易生病，有什么中药可以预防新冠病毒感染吗？

答：可以用以下中药或中成药进行干预。①生黄芪 9g、金银花 5g、广藿香 3g。每日 1 剂，开水泡，代茶频服，适宜普通人群的预防服用；②玉屏风颗粒，每次 5g，每日 3 次，适宜容易体虚感冒、自汗恶风者预防服用。

3-53

问：中成药预防新冠病毒感染的注意点有哪些？

答：中医讲求辨证论治，最好能够根据自身的症状与体质进行选择用药，可以提高预防疗效，减少副作用。可咨询中医医生进行选择。

中成药用于预防，建议减少用量并缩短疗程，一般以说明书 1/2 剂量、3 日一疗程为宜，如仍有不适，可续服一个疗程。

服药后如出现腹胀、腹痛、腹泻、食欲减退等情况，应立即停用，一般停药后以上症状会自行缓解，如未缓解请咨询医生。

3-54

问：有哪些中医非药物疗法可用于防治新冠病毒感染？

答：**1. 锻炼**　太极拳、八段锦等。

2. 穴位按摩

（1）按揉合谷穴

位置：合谷穴位于虎口，第一、二掌骨间，第二掌骨桡侧中点。

操作方法：采用拇指按揉法在穴位上操作，右手拇指按揉左手合谷，左手拇指按揉右手合谷。揉动的过程中，以自己感到酸胀为度，带动皮下组织运动，拇指和皮肤之间不能有摩擦。在两侧合谷穴上按揉持续时间各 3 ~ 5 分钟，每日早晚各做 1 次。

（2）揉擦迎香穴

位置：迎香穴位于鼻翼外缘中点旁，鼻唇沟中。

操作方法：采用擦法操作，左手擦左侧，右手擦右侧。先擦热双手，握空拳，以两手拇指指间关节背侧，紧贴于鼻梁两侧，上下摩擦；或以中指指腹上下摩擦。上下一次为一拍，可做 4 个八拍或以发热为度。每日早晚各做 1 次。

（3）按揉风池穴

位置：风池穴位于后枕部，胸锁乳突肌与斜方肌上端之间的凹陷处。

操作方法：采用拇指按揉法操作。双手放在头部两侧，掌心对着耳朵，双手拇指分别按在两侧的风池穴上。揉动的过程中，以自己感到酸胀为度，带动皮下组织运动，手指和皮肤之间不能有摩擦。

3. **饮食有节**　每日三餐规律进食，饮食宜清淡易消化、种类多样，保证谷类、优质蛋白质类食物，以及新鲜蔬菜和水果摄入量，多饮水。如有食欲缺乏、腹胀、便秘等症状可在医生指导下进行药食两用食品辅助治疗，如萝卜、山药、薏米、藿香、菊花、荷叶、丝瓜、冬瓜等。

4. **起居有常**　作息规律，夜卧早起，保障充分睡眠。顺应气候变化，及时调整衣物和室内温度，注意防寒保暖和节气保健。应避免到人群聚集场所。

5. **劳逸有度**　运动和休息适度，可适当运用中医功法锻炼，如八段锦、太极拳等，或根据个人条件选择适合自己的锻炼方法。

6. **情志畅达**　应保持愉快心情，切勿发怒，顺应自然规律，不厌长日，精神外向，对外界事物保持浓厚的兴趣，使气机宣畅，通泄自如。

3-55

问： 家中有居家阳性患者，在家中使用中药香囊、熏蒸等手段可以起到保护其他家庭成员的作用吗？

答： 中医经典著作中历来有用熏香来防治瘟疫的记载。所用药物大都具有芳香化湿、避秽祛浊、理气和中的功效。推荐组合如下。

1. 熏蒸法

配方：藿香 30g、艾叶 30g、白芷 15g、石菖蒲 15g、薄荷 15g。

用法：上述药物加水煎煮成 1 000ml 药液，置于超声雾化器内，关闭门窗熏 30 分钟，每日 1～2 次。一般 20～30m^2 放置一个超声雾化器，熏蒸完毕后可开窗通风。

2. 香囊法

组成：藿香、艾叶、石菖蒲、苍术、白芷、八角。

用法：上味等份（各味药材所占比例相等），共研细末，装于布袋中，每袋 10～30g，挂于室内或随身配戴，有芳香辟秽功效。

3-56

问： 当出现轻度咽痛等不适症状时，需要立即服用治疗新冠病毒感染的相关中成药吗？还是要等到发热了再服用中成药或中药？

答： 越早越好，中医一直强调"未病先防，既病防变"。当出现轻度咽痛不适等症状，怀疑存在新冠病毒感染时，在第一时间采用中医药治疗，不仅可以改善发热、咽喉疼痛、全身骨节酸痛、乏力等症状，还可以缩短病程，向重型和危重型转化的情况也会大大减少。

3-57

问：新冠病毒感染后能服用什么中成药?

答： 根据不同的症状可以使用不同的中成药（成人治疗方案）。

1. **发热、恶风寒、肌肉酸痛、咽干、咽痛、乏力、鼻塞、流涕、咳嗽等症状** 可以选择服用具有疏风解表功效的中成药，如疏风解毒胶囊（颗粒）、清肺排毒颗粒、散寒化湿颗粒、感冒清热胶囊（颗粒）、荆防颗粒、正柴胡饮颗粒、九味羌活丸（颗粒）、四季感冒片、感冒疏风胶囊（片、颗粒）等。

2. **咽痛明显，发热、肌肉酸痛、乏力、咳嗽等症状** 可以选择服用具有疏风清热，化湿解表，清热解毒功效的中成药，如连花清瘟胶囊（颗粒）、金花清感颗粒、化湿败毒颗粒、宣肺败毒颗粒、热炎宁合剂、银黄清肺胶囊、连花清咳片、六神丸（胶囊）、银翘解毒颗粒、金叶败毒颗粒、蓝芩口服液、复方芩兰口服液、清咽滴丸、喉咽清颗粒、桑菊感冒片、夏桑菊颗粒、痰热清胶囊、双黄连口服液、柴芩清宁胶囊、抗病毒口服液、感冒退热颗粒、消炎退热颗粒、清开灵颗粒、小柴胡颗粒等。

3. **明显咳嗽** 可以选择服用具有宣肺止咳功效的中成药，如急支糖浆、咳速停糖浆、宣肺止嗽合剂、通宣理肺丸（颗粒、口服液）、杏苏止咳颗粒、连花清咳片、杏贝止咳颗粒、橘红痰咳液、感冒止咳颗粒等。

4. **乏力、伴胃肠不适（如呕吐、腹泻等）症状** 可以选择服用具有化湿解表功效的中成药，如藿香正气胶囊（丸、水、口服液）等。伴便秘便干者，可服用防风通圣丸（颗粒）。

5. **鼻塞、流涕明显** 可以选择服用具有解表通窍功效的中成药，如鼻窦炎口服液、散风通窍滴丸等。

3-58

问：治疗新冠病毒感染的常用西药和中成药可以一起
服用吗？

答：针对新冠病毒感染的整个人群，从目前的研究和临床观
察来看，治疗新冠病毒感染的中成药和解热镇痛药物完全可以联
合使用，中西医药物联合使用对于快速缓解新冠病毒感染症状有
很好的作用。

为了安全起见，要注意：①服用中药和西药要间隔30分钟以
上，这样能够保证中药与西药充分发挥各自的作用，且能避免不
良反应；②一些中成药的成分中也含有西药成分，服用时一定要
充分阅读说明书，避免剂量增加对肝脏产生损害。

3-59

问：几种中成药一起服用对治疗新冠病毒感染效果会
不会更好？

答：不会。建议不要联合使用几种中成药，不要想着服完药
几分钟、几十分钟就可以解决问题，疾病治疗与身体恢复没有那
么快。联合使用药物会出现剂量重叠，增加风险，疗效也不会
提高。

3-60

问：已经在服用清热解毒的中药，还需要服用退热
药吗？

答：西药退热药与中药感冒药尽量不要同服，如服用连花清
瘟胶囊（颗粒）、金花清感颗粒、宣肺败毒颗粒等有退热功效的中
成药，就不要再联合服用布洛芬或对乙酰氨基酚。中药感冒药尽
量只选一种服用，因为此类药物多为清热解毒类苦寒药，叠加使
用易伤脾、胃，反而不利于恢复。

3-61

问：感染新冠病毒后，中成药购买较困难的情况下，有没有普遍适用的中药协定方可以使用？

答：国家中医药管理局根据南北方的气候特点，结合广大城乡基层实际情况，针对新冠病毒感染者制定的中药协定处方如下。

1. **通用基础方**　新冠病毒感染者早期可用协定处方（大青龙汤合五苓散）：生麻黄 9g、桂枝 9g、生石膏 25g、苦杏仁 10g、甘草 9g、大枣 10g、生姜 10g、茯苓 15g、猪苓 9g、泽泻 9g、生白术 9g。

2. **北方地区**　新冠病毒感染者有发热等症状、协定处方（加味葛根汤）：葛根 15g、麻黄 10g、生石膏 20g、桂枝 10g、白芍 10g、生姜 10g、大枣 10g、桔梗 15g、甘草 10g。

若头痛身痛明显，可酌加羌活 10g、白芷 10g、川芎 10g。

若咽痛明显，可酌加射干 15g、牛蒡子 10g。

若咳嗽明显，可酌加杏仁 10g、枇杷叶 10g。

3. **南方地区**　新冠病毒感染者有发热等症状、协定处方（加减银翘散）：金银花 15g、连翘 15g、杏仁 10g、牛蒡子 10g、桔梗 10g、甘草 6g、葛根 30g、北沙参 10g、桑叶 10g、藿香 10g。

若高热（体温 > 38.5℃），可酌加生石膏 30g（先煎）。

若头痛、身痛明显，可酌加柴胡 15g、黄芩 10g。

若咽痛明显，可酌加射干 15g、玄参 10g。

若咳嗽明显，可酌加炙麻黄 5g、浙贝 15g。

3-62

问：新冠病毒感染分为不同阶段，如早期出现喉咙干、低热、四肢酸痛阶段，高热阶段，以及后期退热之后出现严重咳嗽、鼻塞阶段，对于每个不同的阶段，中医如何进行干预？

答：新冠病毒感染后发病的表现形式因人而异。总体上来看，往往是从畏寒、寒战、发热、咽痛等症状开始，之后体温消退，但咳嗽难止，有些患者的咳嗽伴有黄痰、白痰或血丝，也有患者仅表现为咳嗽。有些患者在感染新冠病毒3～4日后抗原转阴，也有患者感染1周后抗原还是阳性的，甚至也有患者在第一次体温降下来之后再次发热。

鉴于新冠病毒感染的临床表现多样且因人而异，中医会针对患者不同的症状进行辨证论治。有些患者体温较高，治疗上多用清热解毒的药物，用药剂量较大，如有咳嗽、咳痰，多取清肺化痰之法，咽痒咳嗽则加用祛风利咽的药物。若舌苔较为厚腻，应以芳香化湿应对。在临床实践中，很多患者在用药2～3日后，症状就有较为明显的改善。

3-63

问：服用治疗新冠病毒的中成药时，出现腹泻怎么办？

答：服用治疗新冠病毒感染中成药时，应避免空腹服用，一般建议进食30分钟以后服用；如出现大便每日3次以上或水样便时应该停服，或减半量服用并观察情况；同时注意饮食清淡、易于消化，并适时补充水、电解质。

3-64

问：新冠病毒感染后服用中药期间，饮食上有何禁忌？

答：从中医的角度而言，新冠病毒感染本质上是外感病，所以与其他外感病的禁忌是一样的。用药期间，应避免吃油腻、辛辣、刺激性强的食物。饮食以清淡为主，同时加强营养，建议多吃高蛋白类的食物，如鸡蛋、牛奶等。此外，适量多饮水非常重要，饮水排尿能够代谢出感染产生的毒素，对缓解症状有好处。

3-65

问：新冠病毒感染后服用中药期间，生活起居上有什么讲究吗？

答：新冠病毒感染后需要多休息，这样有利于恢复元气；保证充足睡眠，避免熬夜；另外，不宜做剧烈运动，剧烈运动容易损伤人的阳气。可进行适量运动，运动量以身上微微发热为止。

同时，建议保持心情舒畅。新冠病毒感染后容易出现焦虑、紧张等负面情绪，中医认为"思则气结，劳则气耗"，气血是人体运行的根本，"养心调气"是应对缓解负面情绪的方法之一。八段锦、太极拳、五禽戏等中医传统养生功法，可调畅呼吸，推动气血运行，转移焦虑情绪。此外还可通过五音疗法，时常聆听一些节奏舒缓、曲调优美的音乐，帮助舒缓情绪、缓解焦虑、避免应激、增强体质、抵御病毒。

3-66

问：新冠病毒感染后不适症状已经消失，但检测抗原或核酸仍属于阳性的患者，还需要继续服用中成药或中药吗？

答：不需要。目前尚无针对病毒的特效药，以对症治疗为主，没有症状不需要服用任何中成药或中药。

3-67

问：感染新冠病毒后，发热 3 日，现体温恢复了正常，还需要继续服用中成药或中药吗？

答：新冠病毒感染的患者发热症状消失后，是否需要吃药，应结合临床症状综合评估，不能一概而论。

若患者的临床症状较轻，发热症状消失后，没有其他明显症状，或只表现为轻微乏力，则不需要继续服用任何药物，注意休息，均衡营养，适当运动，人体免疫系统会慢慢得到康复。

对于症状较重或老年人、患有慢性基础性疾病的人群来说，发热消失后还伴随有咳嗽、胸闷、气短、呼吸困难等症状时，是需要继续吃中成药或中药治疗的，这样才能促进症状好转，促进人体机能得以康复，可适当遵医嘱停药。

3-68

问：感染新冠病毒后，已退热，出现失眠、焦虑、抑郁的情况，可以用哪种中成药或中药进行治疗？

答：若出现五心烦热等症状，可选用百乐眠胶囊、天王补心丹等；若出现乏力心悸等症状，可选用柏子养心丸、人参归脾丸、枣仁安神胶囊（颗粒、口服液）、安神补脑液等；若出现情绪烦躁等症状，可选用加味逍遥丸、舒肝解郁胶囊等。

3-69

问：感染新冠病毒后，出现恶心、呕吐、食欲下降，可以用哪种中成药或中药进行治疗？

答：可以服用具有健脾和胃功效的中成药，如补中益气丸、参芪口服液、潞党参口服液、香砂六君丸等。

3-70

问：感染新冠病毒后，如果出现乏力，伴呕吐、腹泻
等胃肠道症状的，可以用哪种中成药或中药进行
治疗？

答：感染后乏力伴胃肠道症状多属脾气亏虚所致，可服参苓
白术丸/颗粒。若怕冷明显，可改服附子理中丸。若腹痛，或腹
泻明显，或服药不见效，属余邪未清，可服用藿香正气胶囊
（丸、水、口服液）。若乏力，伴恶心、呕吐，无明显腹泻者，可
服用小柴胡颗粒。如口干口苦，大便黏滞臭秽或肛门灼热，属湿
热证，可服用葛根芩连丸、香连片或小檗碱（黄连素）等。

3-71

问：感染新冠病毒后2周了，已退热，但出现心悸、心
慌的症状，可以用哪种中成药或中药进行治疗？

答：出现活动后心慌明显时，可选用生脉饮（颗粒、胶囊、
片）、芪参益气滴丸、芪参补气胶囊、参松养心胶囊、通脉养心
丸、养心氏片、稳心颗粒、养心定悸胶囊、参芪口服液、潞党参
口服液、振源胶囊等；若出现胸闷伴舌紫暗，可选用复方丹参滴
丸（片）、冠心宁片、冠心静片（胶囊）、心速宁胶囊等。中药处
方可根据具体症状选择生脉散加减、炙甘草汤加减等，具体咨询
中医师开方。

3-72

问：感染新冠病毒后2周了，仍有反复的低热，查肺
部CT、血常规等炎症指标均正常，除了乏力
感，其他无明显不适症状，这时候有合适的中成
药或中药方可以治疗吗？

答：感染新冠病毒后出现反复低热，但相关检查未见明显异

常，伴有乏力，从中医角度来讲，需考虑感染新冠病毒后，出现气虚发热，表现为长期微热，劳累后加重，或仅面部发热而体温不高，并兼有倦怠疲乏、少气、自汗等症状。治疗上可尝试服用补中益气汤、四君子汤、玉屏风散等药物，以补中气、除阴火；具体咨询中医师开方。

若低热持续不改善，需到医院就诊行进一步诊治。

3-73

问：感染新冠病毒后1周后，体温已恢复正常，干咳较明显，西药止咳药物效果欠佳，这时候中医药方面有合适的中成药或中药方治疗吗？

答：止咳药物可选择苏黄止咳胶囊；若咯黄痰明显，可选用治咳川贝枇杷滴丸、急支糖浆、连花清咳片、杏贝止咳颗粒等；若咳痰黏稠，可选用橘红化痰丸、宣肺止嗽合剂、橘红痰咳颗粒（液）、橘红丸（颗粒、片）等；若咳痰清稀，可选用通宣理肺丸（颗粒、口服液）、杏苏止咳颗粒（糖浆）、感冒止咳颗粒（糖浆）、玉屏风颗粒等；若咳嗽伴气喘，可选用止嗽定喘丸（片）、咳喘宁、消炎止咳片、咳速停糖浆、润肺膏、丹龙口服液、复方止咳颗粒等。

中药处方可选用止嗽散合桑杏汤加减、沙参麦冬汤加减等；具体咨询中医师开方。

3-74

问：感染新冠病毒后，出现口干咽痛，喝水不能解渴，咳嗽咳黄痰，并伴有便秘，可以用哪种中成药或中药进行治疗？

答：可以选用具有清热解毒宣肺作用的中成药，有金花清感颗粒、宣肺败毒颗粒、连花清瘟胶囊（颗粒）、双黄连口服液、清热解毒口服液等。

3-75

问：感染新冠病毒后，背脊酸痛明显，可以艾灸吗？

答：艾灸是传统中医学当中常用的一种疾病预防治疗方式，能够舒筋活络、促进身体的气血运行，还能够帮助提高身体免疫力。中医认为新冠病毒感染属于瘟疫的范畴，而艾灸可以达到祛湿除疫的效果，所以感染新冠病毒者一般可以艾灸，常用的穴位通常包括足三里、大椎穴、肺俞穴、中脘穴等，能够缓解新冠病毒感染所引起的不适症状。

虽然艾灸对身体有一定的好处，但是在操作的时候要注意安全，避免距离皮肤太近而造成烧伤或烫伤，另外时间也不要过长。

3-76

问：感染新冠病毒后，出现发热、咽痛、咳嗽、恶心、呕吐等症状，相应对症治疗的中成药可以一起服用吗？或有其他中药方剂推荐吗？

答：不建议对症治疗的几味中成药叠加使用。可选用国家中医药管理局推荐的清肺排毒方治疗，具体如下。

适用范围：适用于轻型、中型、重型、危重型病例，结合患者情况规范使用。

基础方剂：麻黄 9g、炙甘草 6g、杏仁 9g、生石膏 15～30g（先煎）、桂枝 9g、泽泻 9g、猪苓 9g、白术 9g、茯苓 15g、柴胡 16g、黄芩 6g、姜半夏 9g、生姜 9g、紫菀 9g、款冬花 9g、射干 9g、细辛 6g、山药 12g、枳实 6g、陈皮 6g、广藿香 9g。

服用方法：每日 1 剂，水煎服。早晚各 1 次，餐后 40 分钟服用，3 日一个疗程。患者不发热则减少生石膏用量，发热或壮热可加大生石膏用量。

3-77

问：感染新冠病毒后，咳嗽症状较明显，可以服用川贝炖梨或盐蒸橙子等食疗方吗？

答：新冠病毒感染后，若咳嗽症状较明显，吃川贝炖雪梨或盐蒸橙子可以缓解出现的咳嗽、咳痰等不适症状，对于疾病的恢复有一定好处。但建议适量，因为进食川贝炖雪梨或盐蒸橙子过多会影响到其他食物摄入，导致营养不均衡，反而影响到疾病的恢复。

若服食后咳嗽症状没有缓解或出现加重，建议及时前往医院的呼吸内科就诊治疗。

3-78

问：感染新冠病毒后，"水泥鼻"较明显，有什么中成药或中药方剂治疗？

答：部分中成药对于缓解鼻塞症状有不错的效果，如鼻渊通窍颗粒、鼻通丸、鼻窦炎口服液等。还可以选择外用制剂滴鼻剂，如鼻通滴鼻剂、鼻通宁滴剂等，也有不错的效果。

3-79

问：感染新冠病毒后，"刀片喉"较明显，有什么中成药或中药方剂治疗？

答：咽痛主要分为实证（风热外袭型、火毒上攻型）和虚证（虚火上炎型）两种。

1. 实证　主要临床症状为咽部红肿疼痛，吞咽或咳嗽时疼痛加剧或吞咽困难，咽喉如梗，红肿明显，颌下有压痛；伴发热恶风、头痛、咳嗽痰黄；舌质红，苔黄，脉浮数或有力。针对实证，主要的治疗方法为疏风清热、解毒消肿利咽，使用药物包括疏风解毒胶囊、黄氏响声丸、银黄颗粒、清喉利咽解毒颗粒、银翘解毒颗粒（片、丸、胶囊）、双黄连口服液、六神丸、金嗓开音丸、开喉剑喷雾剂、清咽丸、蒲地蓝消炎片（口服液）、蓝芩口服液。

2. 虚证 主要临床症状为咽部干燥、灼热干痒、隐隐作痛、有异物感；干咳少痰，或痰中带血，或无痰；舌红，苔少，脉细数。应滋阴清热，生津利咽，使用药物包括玄麦柑橘颗粒、金嗓清音丸（胶囊）、金果饮、清喉咽颗粒、养阴清肺丸（颗粒）。

3-80

问：感染新冠病毒后的恢复期，出现嗅觉减退，可以用哪种中成药或中药进行治疗？

答：可选用散风通窍滴丸、通窍鼻炎片（丸、颗粒）、辛芷通窍丸（颗粒）、香菊胶囊、鼻渊通窍颗粒等。中药处方可用辛夷散加减。具体咨询中医师开方。

3-81

问：感染新冠病毒后恢复期，出现味觉减退，可以用哪种中成药或中药进行治疗？

答：可选用藿香正气胶囊（丸、水、口服液）、参苓白术散（片、口服液）、补中益气丸（片）、香砂六君丸等。中药处方可用不换金正气散加减。具体咨询中医师开方。

3-82

问：感染新冠病毒出现发热症状时，中医有哪些安全简便的退热方法？

答：发热、无汗的患者可以使用助汗方法，如饮葱姜水（取约 6cm 长的大葱葱白 3 段，生姜如一元硬币大小 5 片，加水煮沸10 分钟，多次饮用，以微微出汗为度），此外还有温粥频服、高位泡脚、洗热水澡、用电热毯等。如高热不退，可以合用物理降温和解热镇痛类西药。

3-83

问：感染新冠病毒后，中药汤剂或中成药吃不下，吃了就吐，还有其他非药物治疗方法推荐吗？

答： **1. 轻型**

（1）疫邪犯肺

临床表现：发热微恶寒、干咳、少痰、咽干咽痛、乏力；舌质红，苔薄白，脉浮。

刮痧疗法：在前颈部刮痧能起到清喉利咽的作用，可有效缓解疼痛。

操作方法：取坐位或仰卧位，在要刮拭的前颈部均匀涂抹刮痧油。用刮痧板的平面从上向下沿正中线刮拭，到天突穴。再分别刮拭两侧部位，手法要轻，至出痧即止，以不引起咽部不适为宜。

（2）疫邪犯胃

临床表现：纳差、大便溏、恶心欲呕或腹胀、疲乏；舌苔薄黄或黄腻，脉濡数。

1）针灸治疗

针刺选穴：合谷、后溪、阴陵泉、太溪、肺俞、脾俞。

针刺方法：每次选择 3 个穴位，针刺采用平补平泻法，得气为度，留针 30 分钟，每日 1 次。

2）温灸盒灸：取仰卧位，将艾条点燃后，燃烧端插入温灸盒盖，盖上盒盖，将温灸盒置于神阙、关元处施灸，每穴每次施灸 20 分钟，每日 1 次。

2. 中型

临床表现：初起发热或无发热、恶风寒、乏力、咳嗽、有痰或少痰、头身重痛、气短、口干、脘痞或有便溏；舌红，苔白或黄或腻，脉滑数。

（1）针灸治疗

针刺选穴：内关、孔最、曲池、气海、阴陵泉、中脘。

针刺方法：每次选择 3 个穴位，针刺采用平补平泻法，得气为度，留针 30 分钟，每日 1 次。

（2）刮痧疗法：在大椎、风池穴处刮痧能起到通阳泻热的作用，可有效做到退热解表。

操作方法：取坐位或仰卧位，在要刮拭的大椎、风池处均匀涂抹刮痧油。用刮痧板的平面从上向下沿正中线刮拭，到大椎穴。再分别从上往下刮拭两侧部位，到风池穴，手法要轻，至出痧即止，以不引起后颈部不适为宜。

3-84

问：感染新冠病毒后，体温已恢复正常，但有乏力，畏寒感，后脊背发凉，这是怎么回事？可以用哪种中成药或中药进行治疗？

答：此次新冠病毒考虑为中医的寒湿疫，机体感受寒湿之邪，寒湿为阴邪，易袭阳位（背属阳，阴寒病邪容易侵袭属阳的部位），出现后脊背发凉，并且阳气被抑制，出现乏力畏寒现象，可以选用温中散寒的中成药或中药治疗，如桂枝汤、四逆汤等。

3-85

问：感染新冠病毒后恢复期，出现注意力、记忆力下降，以及"脑雾"症状，可以用哪种中成药或中药进行治疗？

答：如伴随头重昏蒙症状，可选用半夏天麻丸、牛黄清心丸等；如伴随头痛舌紫，可选用养血清脑颗粒、舒脑欣滴丸、银杏酮酯滴丸（颗粒、胶囊、分散片）、银杏叶片（颗粒、胶囊、分散片、滴丸）等；若伴随腰膝酸软，可选用六味地黄丸（口服液、片、胶囊）、金匮肾气丸（片）、百令胶囊、金水宝胶囊等。

中药处方可选用益气聪明汤合半夏白术天麻汤加减、孔圣枕中丹合开心散加减等；具体咨询中医师开方。

3-86

问：感染新冠病毒后恢复期，体温已恢复正常，无畏寒，但近几日白天晚上均出汗，夜间出汗伴有潮热感，可以用哪种中成药或中药进行治疗？

答：白天动辄出汗为自汗，为气虚所致，夜间出汗为盗汗，为阴虚所致，恢复期时出现自汗、盗汗诊为气阴两虚，可以服用玉屏风散（胶囊、颗粒）加生脉饮（胶囊、口服液），具有益气、养阴、敛汗的作用。

3-87

问：感染新冠病毒后恢复期，出现气短、多汗、胸闷、心悸、干咳等，查心肌酶谱、心电图、肺部CT 都是正常的，可以用中药调理吗？

答：感染新冠病毒后恢复期，出现气短、多汗、胸闷、心悸、干咳等，中医上多为肺肾两虚证或肺气虚证，宜服用具有补肺益肾功效的中成药，如生脉饮、金水宝胶囊、蛤蚧定喘胶囊等。

3-88

问：新冠病毒感染后恢复期，能服用哪些中成药或中药方剂帮助恢复体力、提高免疫力？

答：1. 出现气短、多汗、胸闷、心悸、干咳等症状时，可以服用具有补肺益肾功效的中成药，如生脉饮、金水宝胶囊、蛤蚧定喘胶囊等。

2. 出现乏力、纳差、腹胀、便溏等症状时，可以服用具有健脾、胃功效的中成药，如补中益气丸、参芪口服液、潞党参口服液、香砂六君丸等。

3. 出现失眠、焦虑、抑郁等症状时，可以服用具有养心安神功效的中成药，如加味逍遥丸、百乐眠、疏肝解郁胶囊等。

3-89

问：新冠病毒感染后的恢复期，有哪些非药物疗法可以促进体力恢复？

答：1. 艾灸疗法

常用选穴：大椎、肺俞、上脘、中脘、膈俞、足三里、孔最、肾俞等。

方法：大椎、肺俞与膈俞（或中脘与上脘），用温灸盒灸 30 分钟；足三里或孔最或肾俞，清艾条温和灸每穴 15 分钟。频次：每日 1 次；选用艾灸疗法时，一般间隔 2 日施灸 1 次，每穴 10 ~ 15 分钟，持续 2 周；症状明显者可交替选用不同穴位每日施灸，5 次后休息 1 ~ 2 日，然后继续施灸 5 次。10 次为 1 个疗程。

2. 经穴推拿

（1）穴位按摩：太渊、膻中、中府、肺俞、肾俞、大肠俞、列缺、中脘、足三里等，咳嗽、咽痒、干咳者，可加少商、尺泽等。

方法：以大拇指放置于穴位上，拇指指腹触摸皮肤并稍加按压，小幅度地环转按揉腧穴，以产生酸胀温热感为佳，每次 1 ~ 3 分钟。

（2）经络推拿：手太阴肺经、手阳明大肠经、足阳明胃经、足太阴脾经、任脉、督脉等。

方法：取坐位或卧位，均匀呼吸。用一手手掌大鱼际沿经络循行方向紧贴皮肤施力做直线往返快速摩擦，可两手掌交替进行，100 ~ 120 次 /min（每手摩擦 50 ~ 60 次 /min），每条经络摩擦 1 分钟为宜。

3. 耳穴压豆

常用耳穴：支气管、肺、肾、内分泌、神门、枕、脾、胃、大肠、交感等。

方法：耳穴压豆是将贴有王不留行籽的埋耳豆贴敷于相应耳穴并稍加压力，以穴位产生酸麻胀痛感或发热为度。贴敷后每日自行按压数次，每次 3~4 分钟。每次贴压后保留 1~2 日，取下后让耳穴部位放松一晚，次日再以同样方法贴敷，一般 5~6 次为1 个疗程。

4. 拔罐

背俞穴为主，如肺俞、膏肓、脾俞、肾俞、大椎等。

作用：拔罐是简便的中医康复手段，在调节亚健康状态、治疗多种疾病方面有较好效果。

注意事项：拔火罐应注意防止烫伤及引燃易燃物，留罐时间不宜太长，拔罐时如出现四肢发冷、恶心、呕吐、心悸、面色苍白、冷汗、头晕等情况，应立即停止，并让患者平卧休息。

5. 其他方法　可选择八段锦、太极拳等中医传统项目适当锻炼。

3-90

问： 中成药或中药汤剂可以和辉瑞生产的 Paxlovid 一起使用吗？

答： 新冠口服抗病毒药物帕克洛维（Paxlovid）（奈玛特韦/利托那韦组合包装）是一种小分子抗病毒药，目前在我国属于附条件批准，作用机制为抑制病毒复制，而非直接杀灭病毒。Paxlovid 和不少药物（如抗凝药物、降脂药物）能够相互作用，部分药物有同时使用的禁忌证。目前没有研究表明中成药或中药汤剂和 Paxlovid 存在明确的药物相互作用；但不建议个人擅自同时使用中成药或中药汤剂和 Paxlovid 共同治疗新冠病毒感染。请在医生或药师指导下用药。

3-91

问：慢性病患者，平素一直在服用中药汤剂治疗，感染新冠病毒后，这时候需要停用原来的方剂，改服抗新冠病毒的中成药或中药汤剂吗？

答：本着中医"急则治其标，缓则治其本"的原则，感染新冠病毒后，应先服用抗新冠病毒的中成药或中药改善相应的症状，待新冠病毒感染症状缓解后，再辨证施治，治疗原来的慢性病。

3-92

问：冬令进补时节中，正在服用膏方调理身体，但感染了新冠病毒，原来的膏方还能服用吗？

答：中医认为新冠病毒属于疫疠邪气，属于瘟疫的范围。治疗上往往使用解表散寒、解表清热等药物治疗；中医理论认为，解表药服药期间不宜同时服用滋补性中药，因此需停用膏方；新冠病毒感染恢复期，根据症状可给予适当补益，但感染新冠病毒后常有腹胀、胃纳欠佳、舌苔厚腻等情况，此时也不宜马上服用膏方，建议新冠病毒感染恢复期咨询中医师后再决定续服膏方的时机。

3-93

问：无症状感染者，需要服用中成药或中药吗？

答：无症状感染者不需要药物治疗，但因为有部分可能转为有症状的患者，可以服用一些疏风解表、疏风清热或化湿解表、清热解毒的中成药或中药。

3-94

问：肝肾功能不全患者，服用中成药或中药需要减量吗？

答：有部分中药会产生肝肾毒性（表2-3-6），存在这方面疾病的患者应避免使用，如因病情必须使用，药物使用剂量宜小、避免重复用药、中病即止（见效即停药），不要随意增加剂量和延长疗程。

定期监测肝肾功能，及时调整治疗方案。

表2-3-6　引起肝肾毒性的中药

毒性种类	药物
易引发肝毒性的中药	千里光、菊三七、三七、商陆、黄药子、苍耳子、蓖麻子、望江南子、相思子、川楝子、五倍子、诃子、番泻叶、何首乌、丹参、补骨脂、泽泻、大黄、虎杖、蜈蚣、鱼胆、蟾蜍、斑蝥、猪胆、雄黄、砒石、代赭石、密陀僧(黄丹)、铅丹等
易引发肾毒性的中药	雷公藤、草乌、使君子、益母草、苍耳子、苦楝皮、天花粉、牵牛子、金樱根、土贝母、土荆芥、巴豆、芦荟、大风子、山慈菇、洋金花、钻地风、夹竹桃、大青叶、泽泻、防己、甘遂、千里光、丁香、钩藤、补骨脂、白头翁、矮地茶、苦参、土牛膝、望江南子、棉花子、蜡梅根、细辛等

3-95

问：对于老年患者，服用中成药或中药需要减量吗？

答：老年人（65岁以上）身体机能减退，对药物耐受量低，使用中成药时，选择一种即可，避免重复用药，用药剂量宜小。

对于药性峻猛、苦寒、有毒、对肝肾有损害的中药要慎用，不宜久服，注意观察不良反应。例如：黄芩、黄连、黄柏苦寒易伤脾阳；大黄、芒硝泻热行滞，而老年人体质多虚，易加重；雷公藤、苍耳子、何首乌等有肝肾毒性的中药也需谨慎使用。

3-96

问：儿童感染了新冠病毒后，有什么中成药或中药方剂推荐吗？

答：1. 出现恶寒发热、肌肉酸痛等症状时，可用小儿柴桂退热颗粒、小儿风热清口服液等。

2. 出现发热、咽干咽痛、咳嗽等症状时，可用金振口服液、儿童清肺口服液、小儿消积止咳口服液、减味小儿化痰散等。

3. 出现发热、食少腹胀、口臭、大便酸臭或秘结等症状时，可用健儿清解液、小儿豉翘清热颗粒等。

4. 出现咽痛明显时，可用小儿清咽颗粒、开喉剑喷雾剂（儿童型）等。

5. 出现咳嗽明显时，可用清宣止咳颗粒、小儿止咳糖浆、小儿清肺止咳片等。

6. 出现乏力、食欲缺乏时，可用醒脾养儿颗粒等。

考虑儿童体质特殊，病情变化迅速，宜在医生指导下服用，若出现病情变化需及时就医。

3-97

问： 哺乳期妇女感染新冠病毒后，能服用中成药或中药方剂吗？服用药物后能再哺乳吗？

答： 哺乳期妇女服用部分中药后，药物会随乳汁分泌，婴儿吸吮这样的乳汁后易产生毒性作用，故其乳母应尽量避免用药，或在用药期间避免哺乳。如斑蝥、雷公藤、洋金花、何首乌等含有毒性成分的药物易引起婴儿中毒，应禁用。大黄、番泻叶等会引起婴儿腹泻。而炒麦芽、芒硝、薄荷、花椒等药物具有回乳、退乳作用，哺乳期要谨慎使用。具体咨询中医师开方。

3-98

问： 妊娠期妇女感染新冠病毒后，能服用中成药或中药方剂吗？

答： 妊娠期妇女感染新冠病毒后，是可以服用中成药或中药的，只要选用《中医药典》中对孕妇、胎儿没有影响的药物即可。临床实践中，在治疗孕妇的高危症状时，针对高热、剧烈咳嗽、便秘这三个主要症状，中医药效果非常好。具体咨询中医师开方。

2020 年版《中华人民共和国药典》中，涉及妊娠禁忌的中药有 79 种（表 2-3-7）。

"禁用"类中药有较强毒性，活血破气、滑利攻下，绝对不能使用。

"忌用"应避免使用。

"慎用"类中药，使用不当对孕妇和胎儿会产生不利影响，应根据病情需要，在医生指导下谨慎使用。

表 2-3-7　涉及妊娠禁忌的中药

禁忌程度	药物
禁用	川乌、草乌、制草乌、土鳖虫、千金子霜、水蛭、全蝎、两头尖、阿魏、莪术、商陆、蜈蚣、麝香、千金子、马钱子、马钱子粉、牵牛子、甘遂、芫花、京大戟、三棱、巴豆、巴豆霜、罂粟壳、斑蝥、轻粉、朱砂、红粉
慎用	红花、三七、苏木、桃仁、虎杖、蒲黄、益母草、牡丹皮、西红花、片姜黄、王不留行、桂枝、草乌叶、附子、白附子、制川乌、制天南星、川牛膝、芦荟、芒硝、番泻叶、郁李仁、卷柏、硫黄、漏芦、禹州漏芦、牛膝、通草、瞿麦、薏苡仁、天花粉、天南星、玄明粉、禹余粮、赭石、枳壳、枳实、黄蜀葵花、飞扬草、急性子、金铁锁、小驳骨、木鳖子、皂矾(绿矾)、蟾酥、牛黄、体外培育牛黄、冰片(合成龙脑)、天然冰片(右旋龙脑)、艾片(左旋龙脑)
忌用	天山雪莲

（楼燕　范小芬　柳琳　卢雯雯）

第四章

重点人群如何"阳康"

☐ 关于老年人　　　　☐ 关于孕妇

☐ 关于儿童　　　　　☐ 关于产妇

关于老年人

4-1

问： 我们老年人出现哪些症状，提示可能感染了新冠病毒？

答： 当老年人出现咽干、咽痛、咽痒、咳嗽，以及发热、头痛、头晕、乏力、四肢酸痛、腹泻、鼻塞等症状，提示可能感染了新冠病毒。老年人机体反应差，免疫功能相对较差，呼吸道的症状可能不典型，也可能不表现发热。可以进行抗原和核酸检测辅助诊断。

多数老年人感染新冠病毒后均为轻型或普通型，仅有少数合并无法控制的基础疾病的老年人会出现胸闷、胸痛、呼吸困难等不适症状，属于重型或危重型感染者。

4-2

问： 老年人感染新冠病毒后，什么情况下适合居家管理？

答： 老年人常合并有慢性疾病，且身体机能退化或与子女分居，感染新冠病毒后存在一定的风险与隐患，故感染后应第一时间告知子女或健康监护人。如果老年人感染后没有症状或症状轻微，且原有的高血压、糖尿病、冠心病、慢性肺部疾病等慢性病没有加重，可考虑居家管理。因为老年人症状不典型，可出现"沉默性缺氧"等容易忽略但却致命的情况，建议家属或照护者密切观察老年人的体温、精神状态、饮食情况、呼吸、指氧饱和度等情况，如果有变化，及时就医。

4-3

问：听说还有"沉默性缺氧"的情况，这到底是指什么，有什么危害？

答：沉默性缺氧是指部分老年人对缺氧的反应不敏感或已经耐受，但身体已经处于明显的缺氧状态，其指氧饱和度不到93%，甚至低于80%，但却没有呼吸困难、胸闷等缺氧症状的现象。发生沉默性缺氧通常提示病情较重，若不及时接受正规治疗，可因严重缺氧导致全身多器官功能衰竭而危及生命。因此，居家老年人应监测指氧饱和度，一旦出现指氧饱和度低于93%，应及时就医，经过正规的积极治疗，多数患者能够恢复正常的血氧水平。

4-4

问：老年人体质都有不同程度的退化，该怎么做更有利于居家康复？

答：老年人身体素质随着年龄的增加而逐渐减弱，在疾病居家治疗期间，老年人可以适当卧床休息，饮食方面要营养均衡，注重肉、蛋、奶的摄入，多吃蔬菜、水果，多喝热水，保证营养均衡；如果身体允许，可在家中适当活动；保持心态平和，不必过度担心会变为重型感染。日常记得定期给房间通风，外出时做好个人防护。在居家治疗期间，需每日监测体温，定期监测血压、血糖，做好自我健康监测。

4-5

问：老年人怎样做好居家健康监测？

答：老年人常伴有基础性疾病，感染新冠病毒后症状常不典型，居家健康监测期间需要综合考虑原有身体情况和基础性疾病的影响。同时需要监测以下几方面。

1. **新冠病毒感染相关症状监测**　观察是否有发热、咽干、咽痛、流涕、鼻塞、咳嗽、呼吸困难、腹泻、嗅觉和味觉改变，以及精神变差、食欲下降、大小便异常等情况。如果有以上症状，要注意严重程度有没有变化，如果逐渐减轻可继续居家康复，若有进行性加重需要尽快就医。

2. **体温监测**　如有发热，应根据病情变化，每日多次测量体温；如果没有发热，建议每日早、晚各进行1次体温测量。

3. **指氧饱和度监测**　正常人应维持在95%以上，建议每日监测静息及活动后指氧饱和度。选择温热手指进行检测，如手温度较低，建议适当活动手指后再测。

4. **原有慢性病相关症状监测**　例如：患有高血压或冠心病的老年人要每日监测血压、心率，有无胸闷、胸痛、心慌、头晕、头痛等症状；患有糖尿病的老年人要监测快速血糖，晨起空腹和早餐后各1次，如果连测3日血糖稳定可减少监测频次，如果血糖不稳、有病情变化或新加药物，应增加监测频次，如有必要需随时测；患有慢性肺部疾病的老年人要监测呼吸频率，注意有无胸闷、咳嗽、呼吸困难等症状。

4-6

问：为什么说老年人是新冠病毒感染和重型的高危人群？

答：老年人常合并一种或多种慢性病，且呼吸屏障功能减弱，抵抗力下降，身体识别和清除新冠病毒的能力也有不同程度降低。因此，与中青年相比，老年人更容易感染新冠病毒，且极有可能加重原有慢性病，更容易出现合并症，使病情更加复杂和严重，而且感染后的治疗难度大，住院和死亡风险高。尽管老年人发展为重型的概率更高，但是通过早期接种新冠病毒疫苗、及时识别新冠病毒感染、积极主动地配合治疗、合理膳食、规律生活、保持良好心态，大部分老年人是可以康复的。

4-7

问： 老年人新冠病毒感染后会有哪些不典型症状？

答： 老年人新冠病毒感染后除了上述常见的症状外，还经常出现不典型的临床症状表现，常见以食欲缺乏、精神差、疲惫乏力为首发症状，也可出现心慌胸闷、呼吸困难、容易跌倒、交流困难、卧床不起、尿失禁、神志不清醒等问题。另外有些老年人感染后表现为原有的慢性病加重，如慢性阻塞性肺疾病的患者咳嗽的次数增加、痰量增多；高血压患者出现血压降不下来；糖尿病患者的血糖升高等。

4-8

问： 为什么有些老年人感染新冠病毒后症状不重，病情却发展很快？

答： 老年人随着年龄的增长，机体反应能力逐年减退、抵抗力也渐渐降低，同时又常合并有高血压、糖尿病、冠心病、慢性肺部疾病、肝肾功能障碍等，心脏、肺脏、肝脏、肾脏等重要器官功能下降，若此时感染了新冠病毒，或感染后病情加重，老年人常自我感觉不明显。如有些老年人明明已经出现了高热，自己却没有明显感觉；有些已经出现了肺炎，但是并没有发热、咳嗽咳痰、呼吸困难等症状，等到去医院就诊时，病情往往已经很严重了。同时由于老年人心脏、肺脏、肝脏、肾脏等重要器官功能下降，也可导致感染新冠病毒后病情进展快。

4-9

问：家属或照护者如何早期发现老年人的异常呢？

答：老年人由于其生理机能退化，且常合并有高血压、冠心病、糖尿病等慢性病，感染新冠后可能症状不典型，或无法清楚描述症状，需要家属或照护者密切观察。如果老年人日常生活中出现食欲缺乏、精神差、交流困难、活动减少，甚至卧床不起、尿失禁、神志不清，以及原有慢性病加重等，都有可能是新冠病毒感染或病情加重的表现，应高度警惕，建议进行新冠病毒抗原或核酸检测，判断是否感染，必要时及早就医。

4-10

问：老年人新冠后综合征是怎么回事？

答：不少老年人感染新冠病毒较长一段时间后仍有咳嗽、咳痰、容易疲劳、虚弱、稍一活动就胸闷、气促、流汗，吃不香、睡不好、记性变差、反应迟钝、焦虑、抑郁、脱发等症状，世界卫生组织把这种情况称为新冠后综合征。新冠后综合征可有200多种不同的症状，常在感染后的3个月或更长时间出现一系列症状，持续时间至少2个月，不能用其他诊断来解释，会对日常生活造成影响。因此，为减少新冠后综合征的发生，老年人在"阳康"后也不能掉以轻心，应该在医生的评估和指导下进行身体锻炼，注意规律生活，合理膳食，保证充足睡眠，放松心情，逐渐增加社交和娱乐活动，争取各器官功能早日恢复。在新冠病毒感染康复的同时，还要积极管理和治疗原有的基础疾病，以减少全身不适。只要防治得当，大部分老年人新冠后综合征可以逐渐消失。

4-11

问：是否所有新冠病毒感染的老年人都需要吸氧？

答：不一定。老年人感染新冠病毒后，需密切监测指氧饱和度，如居家康复期间指氧饱和度 ≤ 93%，应及时到医院就诊，而不是自己在家里吸氧缓解。如为原有慢性肺部疾病且长期家庭氧疗者，可以继续常规氧疗，但如果其指氧饱和度降低，不能维持原来的水平，也应及时到医院就诊治疗。

4-12

问： 老年人新冠病毒感染后，其家属或照护者应注意什么？

答： 老年人是新冠病毒感染重型的易发人群。家属或照护者应高度重视并随时关注新冠病毒感染的老年人。可从以下几方面做好关注。

1. **保护好自己** 戴口罩，勤洗手，避免交叉感染。关注自己的健康情况，如出现新冠病毒感染症状，要及时进行新冠病毒抗原或核酸检测。

2. **密切观察** 监测老年人的体温、呼吸、指氧饱和度、精神状态、饮食及大小便等情况。

3. **合理用药** 提醒老年人按时服药，不要漏服或过量服用，注意观察药效及副作用，必要时咨询医生是否需要停药。

4. **合理饮食和营养** 根据老年人的饮食及患病状况，给予易吞咽、易消化的食物；鼓励老年人少量多次饮水；适当多补充优质蛋白；注意补充绿色蔬菜及橘子、香蕉、苹果、梨等含钾、钠及维生素丰富的水果。

5. **做好日常生活管理** 包括起居、个人卫生、活动及康复锻炼，预防跌倒、衰弱和肌少症。

4-13

问： 敬老院应如何做好新冠病毒相关防控？

答： 1. 加强老年人的疫苗接种，做到应接尽接，提高老年人整体的免疫水平。

2. 每日定期进行环境消杀，居室定时通风，保持室内空气流动，营造整洁、健康的生活环境。

3. 利用每日巡查居室的时间对老年人进行病毒防控知识宣传培训，引导他们保持良好的卫生和健康习惯，增强他们的自我防护意识和防护能力。每日进行2次体温测量，并做好健康记录，一旦发现体温异常，第一时间上报处理。

4. 分餐式吃饭、加强营养。

5. 封闭管理，减少不必要的探视。

4-14

问： 我和老伴年龄大了出行不方便，出现新冠病毒感染症状后可以从哪些途径获得相关医学知识？有哪些方式可以在家里向医生咨询？

答： 可通过报纸、广播、电视等传统媒体获取可靠的医学知识，也可关注各大医院、医生的官方公众号，以及各类视频平台上正规医生的科普视频了解相关知识。并且随着防疫工作不断开展，很多国内大型综合医院已陆续开通互联网医院，多可通过实名注册、认证后线上就医，同时也可通过现有且发展较为成熟的互联网平台或手机软件进行相关咨询，以及拨打有医学专家参与的各类广播电视热线电话咨询。

4-15

问： 老年人感染新冠病毒后病情会比年轻人更加凶险吗？请问出现哪些情况后我们需要马上到医疗机构就诊？

答： 当人体感染新冠病毒之后，各种免疫细胞会与病毒进行斗争，最后将病毒吞噬消灭，让我们恢复康复。老年人免疫力较低，很容易被新冠病毒感染，产生一些更严重的症状。老年人本身还是基础疾病较多的一类人群，很多老年人都有冠心病、高血压等疾病。当老年人感染新冠病毒后，原本那些基础性疾病就有可能在这个时候出现加重，病情会更加凶险。

当老年人出现这些情况请及时到医疗机构就诊：症状持续或加重，如发热持续 3 日及以上，症状有加重倾向，包括老年人的一般状态、精神状态出现明显加重或异常，需及时就诊；出现新的症状或异常，如突然出现呼吸困难、胸痛、嗜睡等；有些老年人本身合并有一些基础疾病，如哮喘、冠心病、糖尿病等，一旦感染新冠病毒，基础疾病容易出现加重的情况，也需尽快就诊；老年人需密切监测血氧饱和度变化，一旦出现异常，需及时前往医院就诊；情绪出现恶化，焦虑加重，出现自残想法，需及时就诊。

4-16

问： 老年人抵抗力比较差，可以提前吃药来预防新冠病毒感染吗？

答： 新冠病毒是一种传染性比较强的病毒。就目前来讲没有任何药物能够比较有效地进行预防，唯一有效的预防措施是接种疫苗，其能够提高抵抗力，减少感染和降低发展为重症的概率。所以日常生活中，没有接种或未全程接种疫苗者需要尽快完成接种，同时需要注意做好防护，外出时应注意配戴口罩，避免去人流量密集的地方，不建议提前服药预防。

4-17

问： 都说老年人免疫力低下，感染新冠病毒后可以使用丙种球蛋白吗？

答： 不建议。丙种球蛋白属于血液制品、作用机制非常复杂，应用后可能存在头痛、寒战、发热等众多不良反应。目前丙种球蛋白治疗新冠病毒感染重型患者缺乏循证医学证据，国内外多项指南尚未推荐使用，在重型患者中需经专业医生把握合适时机按需规范应用。因此，不建议大众自行购买丙种球蛋白治疗新冠病毒感染。

4-18

问：我常年吃降压药物，感染新冠病毒后我总是血压较低，还能正常吃降压药吗？

答：有基础疾病的老年人感染新冠病毒后原则上不建议擅自停用基础疾病治疗药物，但部分老年人存在反复退热后大汗，以及进食、饮水减少导致血压偏低，此时可适当减少降压药物用量，建议用药期间加强血压监测，并注意适度补充水分，如有必要及时就医。

4-19

问：医生嘱咐新冠病毒感染患者多喝水，我是一名老年心脏病患者，偶尔有下肢水肿，怎样喝水更合适呢？

答：感染新冠病毒后，医生经常建议大家多喝水，因为对于普通新冠病毒感染者来说，多饮水确实对患者的康复有不小的助力，感染后多喝水能促使病毒产物代谢，有利于缩短病程。但对于同时患有心力衰竭者，还是要以心力衰竭管理为重，因为患者本来心功能就差，大量饮水会使心脏负担更重，超负荷运转就会出现胸闷、气短、喘憋、大汗等多种心力衰竭表现，严重时可危及生命。

心力衰竭患者补水的原则：限制饮水、保持"出入平衡"。注意，限制饮水并不等于不饮水，心力衰竭患者也需要适当补充水分，尤其对于一部分患有心脑血管疾病的老年人来说，当身体缺水时，血液会变得黏稠，很容易突发心肌梗死、脑梗死。心力衰竭患者每日的饮水量取决于每日排出多少尿、出多少汗。心力衰竭患者应该每日关注自己排尿、排汗的量。当尿量多、出汗多时，可适当增加饮水量；而尿量少、不出汗时，则需要限制饮水量。

4-20

问：我有慢性阻塞性肺疾病，平时血氧饱和度也只有90%左右，感染新冠病毒后为了不发展为重型，可以自己吃点消炎药吗？

答：不建议。消炎药对细菌感染有效，对于病毒感染无效，因此不建议盲目使用消炎药。对于存在肺部基础疾病老年人，在出现咳嗽、咳痰等新冠病毒感染症状后，建议对症应用止咳、化痰药物，密切监测生命体征，病情加重及时就医。

4-21

问：我常年失眠，靠催眠药维持睡眠，感染新冠病毒后吃药效果也不好，我可以加大药量吗？

答：不建议自行调整催眠药用量。若服药后睡眠状态依旧欠佳，应分析可能的原因，如因新冠病毒感染后咳嗽、疼痛等症状干扰睡眠或睡眠周期混乱，需优先采取措施改善上述症状，并注意调整心态，保持规律作息。若上述措施仍无法改善睡眠，建议前往专科就诊调整药物治疗方案。

4-22

问：都说老年人感染新冠病毒容易发展成重型，我能否在出现症状前提前吃阿兹夫定预防？

答：不建议。阿兹夫定多用于治疗中型新冠病毒感染，存在与其他药物相互作用而发生不良反应的可能；中重度肝肾功能损伤患者慎用；建议由专业医生评估患者临床分型、疾病进展风险、基础疾病状态后，适时启用。

4-23

问：我今年 90 岁了，一直在服用治疗高血压和糖尿病的药物，这两日感染了新冠病毒但属于轻症，用药方面我更应该注意些什么？

答：老年人在感染新冠病毒后，用药方面需要注意 3 点。①不能擅自停用基础疾病治疗药物；②警惕重复用药、超剂量或超次数使用药物；③用药期间要做好健康监测。

一方面，新冠病毒感染可能导致慢性病、基础疾病病情加重，患有基础疾病的老年人一定要规律用药，控制好病情。在病情稳定的前提下，无须改变正在使用的基础疾病治疗药物剂量。另一方面，有些老年人出现症状后，容易"病急乱投医"，导致用药误区。例如：同时服用多种解热镇痛药物，或同时服用退热药物与复方感冒药，甚至加大用药剂量，认为能快速见效，这样反而可能导致服药过量，出现药物不良反应。

4-24

问：我是一名有尿毒症病史的老年人，一直在定期做血液透析，这次感染新冠病毒后体温升高，我该怎么选择退热药、怎么用对我的身体影响更小？

答：退热药一般指解热镇痛消炎药，尿毒症的患者通常存在肾功能严重下降，在发热时可以遵医嘱服用布洛芬缓释胶囊、对乙酰氨基酚等进行治疗。尿毒症患者的肾功能严重下降，在发热时，如果体温不超过 38.5℃，可以使用毛巾蘸温水后擦拭身体，通过水分蒸发帮助退热。如果体温达到高热或超高热，则可以在医生指导下适量使用布洛芬缓释胶囊、对乙酰氨基酚等进行治疗，但长期服用该类药物可能会对肾脏造成损伤，因此尿毒症患者需要在医生指导下，严格按照医嘱的用量用法使用，当持续高温不退时，不可随意增加药品种类和用量用法，可以加用物理降温等辅助降温，6小时后可以重复使用，在体温下降后立即停药。

4-25

问：老年人并发慢性支气管炎、肺心病，感染新冠病毒后为什么病情会更重？感染之后更应该注意些什么？

答：慢性阻塞性肺疾病（简称"慢阻肺"）、肺心病发病多为中老年人群，相比其他无慢阻肺的中老年人而言，慢阻肺患者的身体抵抗力更低，脆弱的呼吸道黏膜更容易受到外界环境与病毒的影响，这使得慢阻肺患者感染新冠病毒的概率要远超正常人群。除此之外，当新冠病毒感染慢阻肺患者后，将会导致患者的慢阻肺症状更加快速发展，甚至引发慢阻肺的急性加重，进而对患者的生命安全造成严重威胁。

慢阻肺是一种慢性呼吸系统疾病，可能会出现咳嗽、咳痰、呼吸困难等症状；若合并感染新冠病毒，可能会影响呼吸道，加重病情。平时可以吃雪梨、枇杷、鸡肉、瘦猪肉等清淡食物，补充营养。同时可以多喝温开水，帮助排痰，促进身体新陈代谢。如果出现咳嗽、咳痰等症状，可以遵医嘱口服盐酸溴己新、盐酸氨溴索等药物治疗。如果出现呼吸困难症状，可以通过鼻导管吸氧、无创机械通气等方式治疗。如果症状严重，及时到医院就诊治疗。

4-26

问：我有哮喘病史很多年，感染新冠病毒后使用家庭氧疗机指氧饱和度能维持在 93% 左右，什么情况下我需要立即去医院？

答：很多老年人存在肺部基础疾病，平时指氧饱和度也较低，是否就医建议参照感染前指氧饱和度水平进行比较，同时需观察老年人咳嗽程度是否加重，若出现呼吸费力、胸闷喘憋、精神状态改变、高热不退等情况，建议立即就医以免延误诊治。

4-27

问：新冠病毒感染的老年患者，服用退热药后体温一直不降低，该如何选择其他合适的降温方式？

答：老年人发热服用退热药后体温一直不降，可以采用以下其他降温的方法配合治疗。

1. **多饮水** 多饮水可以补充体液，这是最基本的降温方法，而且非常有效。

2. **温水擦身** 用温水擦拭全身是一种很好的降温方法，水的温度控制在 32～34℃ 比较合适，每次擦拭患者的时间在 10 分钟以上。擦拭的重点部位在皮肤皱褶的地方，如颈部、腋下、肘部、腹股沟、手心、脚心等处。对于高热的患者可采用温水浴，水温比体温稍低即可。

3. **头部冷外敷** 患者发热后可以贴退热贴或用冷水袋头部外敷，也可以起到局部降温的作用。

4. **酒精擦浴** 25%～30% 酒精可以帮助人体扩张血管，带走大量热量，从而达到降温的目的。

5. **降低环境温度** 环境温度越低，越有利于退热，最好保持室内温度为 20～24℃，有利于体温缓慢下降。

4-28

问："阳康"后，老年人在饮食的方面要注意什么？

答：免疫系统的高效运转离不开各种营养物质的均衡摄入。病毒感染期间，饮食上应尽量保证老年人所需营养素充足摄入，但以下几方面要注意。

1. **不可大吃大补** 避免增加消化系统负担。少量多餐，适当加餐，可以在上午 09:00 左右或下午 03:00 左右进行 1 次加餐。加餐可以选择牛奶、鸡蛋、水果等。

2. **注意烹饪方式** 病毒感染期间，老年人消化功能比较差，主食应煮得更软，如做成稀粥、软面条等；如果食欲非常差，可以选择米汤、米糊等。肉类食物可剁碎成肉糜做成丸子；鱼虾类食物可做成鱼片、鱼丸等。烹饪时应选择蒸、煮、炖的方式，尽量避免烟熏、油煎和油炸。食材上多选嫩叶蔬菜或瓜类，质地较硬的蔬菜要切小切碎，水果可以榨成汁饮用。

3. **足量饮水**　病毒感染期间，发热、出汗、腹泻等会增加人体内水分丢失，此时应保证老年人充足饮水。建议少量多次饮水，可以选择温热的白开水、淡茶水、果蔬汁等。适当服用营养素补充剂。如果老年人持续饮食情况较差，可以适当服用特殊医学用途配方食品或营养素补充剂。

4. **保证膳食纤维摄入，预防便秘**　老年人肠胃蠕动减慢，再加上生病期间活动量减少，便秘的概率大大升高。饮食中的全谷物（燕麦、小米等）、薯类（土豆、红薯等）、绿叶蔬菜、菌菇、酸奶、水果（香蕉、猕猴桃）等食物的膳食纤维含量较为丰富，可有效缓解便秘。对便秘严重的老年人，可以适当补充益生菌或膳食纤维制剂。

4-29

　　问：老年人感染新冠病毒"阳康"后能洗澡吗？需要注意什么？

　　答：老年人在急性发热症状等消退后可在体力允许的情况下洗澡，但需注意尽量缩短洗澡时间；对于合并心脑血管基础疾病的患者，建议避免长时间泡澡，以免因血管收缩、血压波动或大量出汗造成心脑血管意外发生。

4-30

　　问：我感染新冠病毒后恢复到什么程度可以外出参加老年旅行团？

　　答：新冠病毒感染康复后很多人身体状态并未恢复到感染

前，容易疲劳，建议先适度选择一些温和的运动项目，循序渐进地进行身体功能恢复，由于不同人群身体素质各不相同，建议待身体各项机能恢复至病情好转后，酌情选择环境舒适、气温适宜的短途旅行。

4-31

问：专家都建议感染新冠病毒的老年人加强营养，我应该怎么做？网络上的蛋白质粉种类很多，应该怎么选择？

答：老年人营养管理要贯穿新冠病毒感染全程，做到食物多样、荤素搭配，多摄入优质蛋白质、补充维生素。如果因感染导致食欲下降等胃肠道功能障碍，可采取少食多餐、添加营养补充剂等方式。蛋白质粉建议选择保健食品类蛋白，同时选择乳清蛋白含量较高的蛋白质粉，但不建议大量、长期应用或完全替代食物。

4-32

问：我感染新冠病毒后吃不下饭，网上售卖的营养补充剂有粉剂也有液体，我该怎么选择？

答：对于营养摄入不足或存在营养风险和营养不良的新冠病毒感染患者，尤其是老年患者，建议首先以口服营养为主，常见的口服营养制剂有粉剂和液体两种类型，粉剂优势在于携带方便，但需要自行冲配，液体制剂优势在于可直接服用，但需注意通常开封后最多存放 24 小时，需结合自己的身体状况、口味、价格等因素综合选择合适剂型。

4-33

问：老年人感染新冠病毒康复后可以做哪些运动，多久运动一次及一次运动多长时间更好呢？

答：由于个人体质不同，具体运动次数及运动时间建议根据个人情况逐渐恢复至感染前状态。可以选择由简单拉伸、散步至快步走、上下楼梯、慢跑的分阶段运动锻炼，循序渐进，若有困难需适当放缓锻炼节奏。

4-34

问：老年人居家氧疗应该注意些什么？

答：居家氧疗是老年人感染新冠病毒后的重要辅助治疗措施之一，在实施中应该注意以下几点来保障安全。

1. 时间每日以 10 ~ 15 小时为宜，氧浓度控制在 1 ~ 2L/min。

2. 要注意氧气的加温、湿化，以温度 37℃、湿度 80% 左右为宜，在湿化瓶中盛温水达瓶容积的 1/3 ~ 1/2，每日更换，使氧气达到加温、湿化的效果。

3. 注意吸氧管道的消毒工作，保证专人专用，预防交叉感染。

4. 注意安全，因氧气是助燃性气体，因此在吸氧的环境里，绝对不能吸烟或燃烧物品，以防失火及爆炸。

5. 氧疗机禁止放在阳光曝晒的地方。

家庭医生要加强对患者及其家属的健康教育，应向他们介绍有关氧气的物理性质、供氧装置的使用方法及注意事项，并对可能遇到的问题加以解释说明。

4-35

问：周边老年居民阳性的越来越多，我最近也经常觉得不舒服，但是到医院去检查都是好的，是得了"幻阳症"吗？

答：所谓的"幻阳症"就是总幻想自己已经被新冠病毒感染，好像自己身体真的阳了，从而出现症状，如发热、全身酸痛，以及其他感冒症状等，其实本身是正常的，核酸或抗原检测也是阴性，如果具备了这两点就有可能是"幻阳症"。俗话说"心病还须心药医"，走出"幻阳症"需要我们正视焦虑，正确地认识疾病,努力做好情绪"修复"工作,有意识地把注意力放在当下正在做的事情上,主动与信任的人倾诉以获得心理支持。

4-36

问: 我感染新冠病毒后现已好转出院,有哪些利于恢复肺功能的康复项目适合老年人在家里做呢?

答: 老年人居家肺功能康复首先推荐俯卧位通气,同时可以进行呼吸训练,包括腹式呼吸训练、缩唇呼吸训练等,并注意积极帮助老年人叩背排痰、协助进行有效咳嗽训练。可缓解呼吸困难的体位见图 2-4-1;腹式呼吸联合缩唇呼吸法见图 2-4-2。

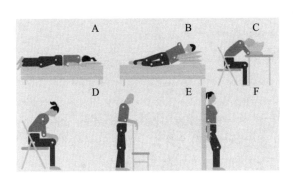

图 2-4-1　缓解呼吸困难体位法

A. 俯卧位;B. 斜坡侧卧;C. 前倾坐位;D. 前倾坐位(无桌子);

E. 前倾立位;F. 背部倚靠立位。

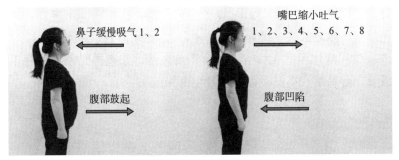

图 2-4-2　腹式呼吸联合缩唇呼吸法

4-37

问： 家庭医生可以为居家"阳性"老年人提供哪些服务？

答： 家庭医生是老年人的"健康守门人"，可以为核酸阳性的居家老年人提供以下几方面的服务。

1. 基本医疗服务 居家老年人可致电家庭医生，咨询病情及用药方面的问题，如果病情比较严重，家庭医生可协助转诊至上级医院进一步诊治。

2. 基本公共卫生服务 包括新冠病毒感染相关健康知识教育与防控措施的科普、高血压或糖尿病等常见慢性病的定期随访管理、老年人健康体检安排、疫苗接种等相关咨询和解答。

关于儿童

4-38

问： 儿童感染新冠病毒发热后怎么护理？

答： 儿童发热处理分为体温上升期和持续期护理。

1. 体温上升期 患儿可能手脚冰冷，伴有畏寒、寒战表现，此时不宜物理降温，需适当添加衣物，搓热或温水浸泡手脚。

2. 体温持续期 患儿手脚暖和，浑身发热，此时可以开始物理降温，需保持合适的室温，减少衣物，用温水擦拭颈部两侧、腋窝、肘窝、腹股沟等处皮肤，泡温水澡，多喝水。不推荐：酒精擦身（由皮肤吸收可导致酒精中毒）、冰水灌肠、冰水擦拭（导致寒战和身体不适）、"捂汗"（不易散热，儿童神经系统发育不成熟，容易出现高热，甚至危及生命）。

4-39

问： 儿童感染新冠病毒发热后怎么选择退热药？

答： 对乙酰氨基酚和布洛芬是目前仅有的推荐用于儿童的退

热药。6 月龄以上的患儿，可以选择布洛芬或对乙酰氨基酚；3 ~
6 月龄之间的患儿不适合用布洛芬，可选用对乙酰氨基酚，2 月龄
以内的婴儿不推荐常规使用退热药，可以采用物理降温等措施并
及时就诊。使用退热药的目的在于提高发热儿童的舒适感，而不
是一味地强调体温降至正常。一般不建议同时或交替应用对乙酰
氨基酚和布洛芬来治疗儿童发热。对乙酰氨基酚和布洛芬对比见
表 2-4-1。

表 2-4-1　对乙酰氨基酚与布洛芬对比

对比项	对乙酰氨基酚	布洛芬
起效时间 /h	< 1	< 1
疗效持续时间 /h	4 ~ 6	6 ~ 8
单次剂量	10 ~ 15mg/kg（单次最大剂量 1 000mg），每 4 ~ 6 小时 1 次	10mg/kg（单次最大剂量 600mg），每 6 小时 1 次
每日最大量	75mg/kg，每日最大剂量 4 000mg	40mg/kg，每日最大剂量 2 400mg
最小应用年龄 / 月龄	3	6
合用或交替使用	不推荐对乙酰氨基酚和布洛芬合用或交替使用	

4-40

问：儿童感染新冠病毒发热后可以洗澡吗？

答：处于急性高热时期的患儿，因为身体虚弱，有摔倒的风
险，一般不建议洗澡，如果体温不超过 38.5℃，觉得体力尚可
者，也可以洗澡。但必须注意以下 3 点：①选择正确的洗澡时
间，避免空腹或过饱，避免洗澡的时间过长；②保持合适的温
度，保持室内合适温度，不要过低，以免着凉，同时避免水温过
高或过低，温水淋浴；③洗后快速擦干，避免受凉，并适量补充
水分。

4-41

问：儿童感染新冠病毒发热时出现哪些情况需要到医院就诊？

答：最简单的一个判断方法是看患儿的精神状态。如果患儿精神状态好，一般不需要特殊处理。如果出现以下情况，应及时就医：发热超过 3 日，精神状态差、总想睡觉，即使体温下降，精神状态仍然不好；总是烦躁哭闹，无法安抚；频繁咳嗽，影响日常生活和睡眠；频繁呕吐，食欲下降，小婴儿甚至出现拒奶；呼吸增快，甚至呼吸困难，婴幼儿出现呻吟、喘憋；尿量减少；出现意识障碍、抽搐等。

4-42

问：婴儿新冠病毒感染后发热，是否可以用"捂汗"退热？

答：对婴儿来说，他们的体温调节中枢发育尚不完善，主要依靠皮肤散热。如果给他过多的衣物或被盖，会导致无法经皮肤散热，其体温可能会越来越高，甚至达到 40℃，这种情况在临床上并不少见；部分婴儿还可能发生"捂热综合征"，导致脱水、神经系统损伤、呼吸衰竭等严重的并发症，甚至危及生命。因此，当婴儿发热时，家长要尽量给其创造一个相对凉爽、通风的环境，注意适当减少衣物，以其舒适为宜。

4-43

问：新冠病毒感染发热时间长会"烧坏"脑子吗？

答：目前没有证据表明发热会导致神经系统损伤，流传至今的"发热烧坏脑子"说法，其实本末颠倒，是因为患有脑炎、脑膜炎、脊髓灰质炎等疾病，才导致遗留神经系统后遗症，而并非发热本身。值得注意的是，婴幼儿发热容易出现热性惊厥，大于

15 分钟的热性惊厥可能会导致脑损伤，因此需要积极就医。

4-44

问：儿童新冠病毒感染期间出现咳嗽可以服用大人的止咳药吗？

答：不可以！成人药物很多是片剂或胶囊，不适合年龄小（尤其是 6 岁以下）的儿童吞服，可能会造成气道异物；成人的药物对于年龄小的儿童而言剂量较大，很难准确掌握，容易导致服药剂量过大，产生严重的不良反应。此外，成人很多止咳药含有中枢性止咳成分，如右美沙芬或可待因，会导致排痰障碍，不常规推荐儿童急性咳嗽期间服用；而且研究显示右美沙芬或可待因对儿童咳嗽的疗效与安慰剂相比并无显著差异。

4-45

问：如果儿童感染新冠病毒发热、咳嗽持续 3 日还不好该怎么办？

答：患儿发病早期，反复发热是很常见的。服用药物后退热，退热后马上又发热，不少还会达到 40℃，这是很常见的。只要体温下降后，患儿精神状态较好，就不必太担心。当患儿有反应差、嗜睡；持续高热超过 3 日；呼吸增快（小于 2 月龄，呼吸频率 ≥ 60 次 /min；2 ~ 12 月龄，除外发热和哭闹的影响，呼吸频率 ≥ 50 次 /min；1 ~ 5 岁，呼吸频率 ≥ 40 次 /min；5 岁以上，呼吸频率 ≥ 30 次 /min）；面色苍白、发灰或青紫；拒食或喂养困难等情况时，需及时到医院就诊，行胸部 X 线片或胸部 CT 检查以排除肺炎。

4-46

问：儿童新冠病毒感染后咳嗽数日不见好转是怎么回事，如何缓解？

答：咳嗽是机体重要的防御性反射，有利于清除呼吸道分泌物和有害因子。很多患儿新冠病毒感染后或恢复后，仍存在持续的咳嗽，这可能与感染诱发的气道高反应性相关。建议在医生指导下加用支气管扩张剂或激素雾化吸入治疗，也可以加用抗过敏药物治疗。如果咳嗽持续 3～4 周未能缓解，仍需医院就诊治疗。

4-47

问：儿童新冠病毒感染后一定要进行胸部 X 线片或 CT 检查吗？

答：不是所有新冠病毒感染的儿童都要进行胸部 X 线片或胸部 CT 检查。绝大多数被感染患儿是轻型或普通型，表现为发热、乏力、咽干、咽痛、鼻塞、流涕、咳嗽等上呼吸道感染症状，并未累及肺部，因此无须特别检查肺部。当患儿出现以下情况时，需要进行胸部 X 线片或胸部 CT 检查：超高热或持续高热超过 3 日；气促；指氧饱和度 ≤ 93%；出现鼻翼扇动、三凹征、喘鸣或喘息；意识障碍或惊厥；拒食或喂养困难、有脱水征等情况。当胸部 X 线结果与临床表现不符合时（胸部 X 线表现大致正常而临床症状严重），可能需行胸部 CT 检查。

4-48

问：儿童新冠病毒感染诱发气喘或哮喘怎么办？

答：多数控制良好的哮喘患儿感染新冠病毒后并不会诱发哮喘发作。为防止哮喘复发，建议新冠病毒感染期间加用短效的 β 受体激动剂如沙丁胺醇气雾剂吸入 1～2 周。若出现气喘或哮喘复发，则可增加原激素剂量并加用短效的 β 受体激动剂沙丁胺醇气雾剂吸入，或直接雾化吸入。若症状不缓解，需及时到医院就诊。

4-49

问：儿童新冠病毒感染后有后遗症吗？

答：大多数儿童新冠病毒感染导致的症状相对较成人轻，主要表现为发热和咳嗽，大多预后良好。尽管有研究表明急性感染后的 1～6 个月内可出现持续的呼吸道症状，包括咳嗽、运动不耐受、疲劳等，但大多数患儿的肺功能检查正常。遗留肺实质性病变（如支气管扩张、闭塞性细支气管炎等）较为少见。

4-50

问：儿童新冠病毒感染后出现恶心、食欲缺乏怎么办？

答：儿童新冠病毒感染后由于发热及消化道受累等原因可出现恶心、食欲缺乏等症状。关键是补充液体和电解质，可以少量多餐喂养清淡食物、水、口服补液盐等保证基本的尿量避免脱水，如出现尿量很少、皮肤弹性差、哭时眼泪明显减少等情况，提示脱水症状，若同时口服补液困难或失败，则需要到医院就诊并及时评估，必要时静脉补液治疗。

4-51

问：儿童新冠病毒感染后出现呕吐、腹泻，可以只喝白开水吗？我们应该做些什么？

答：不可以！白开水里基本不含人体需要的钾、钠等电解质及碱等，过量喝白开水还容易造成水中毒。轻症的患儿一般推荐口服补液盐，但是如果为严重呕吐、进食困难者，需要静脉输液，纠正水、电解质和酸碱平衡失调。鼓励患儿在可耐受的范围内少量多餐进食，清淡的无渣食物（土豆、面条、米饭、粥等）比其他食物更容易耐受，当然也可以选择患儿喜欢的饮料、果汁或菜汤等来补充所需。

4-52

问：儿童新冠病毒感染出现腹痛时怎么办？

答：排除合并细菌性肠炎的情况下（明显的黏液血便或大便常规化验排除了细菌性肠炎），可适当服用益生菌药物来调节肠道菌群平衡，减轻胃肠道受到的刺激，如使用枯草杆菌二联活菌颗粒、双歧杆菌三联活菌散等药物；解热镇痛药（如布洛芬和对乙酰氨基酚）除退热外也有止痛的效果，对腹痛也有缓解的作用；还可适当按摩腹部，对于缓解疼痛也有一定辅助作用。少数患儿可能合并肠套叠、阑尾炎，需行腹部超声及血常规检查进一步评估。

4-53

问：有热惊史的儿童如果出现新冠病毒感染，应如何预防抽搐？

答：通常退热药对预防抽搐意义不大，如既往有反复热性惊厥史，或存在热性惊厥家族史或癫痫家族史等情况，可以考虑在发热 24 小时内口服地西泮进行预防，建议提前咨询专科医生。

4-54

问：儿童新冠病毒感染后出现惊厥怎么办？

答：如出现惊厥，家长需保持镇定，让患儿侧卧位或平卧位，头偏向一侧，松开衣领，避免外伤；不要摇晃、拍打等试图叫醒孩子，不要掐人中或向口中塞压舌板或其他物品，不要给患儿喂水、喂药；有口腔分泌物、呕吐物时要及时清理。大多数属于单纯的热性惊厥，通常 2 ~ 3 分钟自发停止，不需要特殊治疗，当惊厥持续存在无法自行缓解时，需及时到医院就诊。由于存在新冠病毒脑炎的可能，家长在不能鉴别时建议请专科医生进一步评估。

4-55

问：儿童新冠病毒感染后出现肢体疼痛怎么办？

答：肢体疼痛的原因包括病毒的直接损害；发热时乳酸堆积引起酸痛；合并反应性关节炎、病毒性肌炎、吉兰 - 巴雷综合征等引起，极少数是由血管栓塞引起。若疼痛明显，可以选择对乙酰氨基酚或布洛芬进行缓解。必要时可检查肌酶、肌电图及关节腔超声等进一步评估。

4-56

问： 新冠病毒感染后皮肤出现瘀点、瘀斑怎么办？

答： 新冠病毒感染后皮肤出现瘀点、瘀斑需考虑合并过敏性紫癜。单纯的皮肤瘀点、瘀斑（图 2-4-3）通常不需要特殊处理。由于过敏性紫癜可伴或不伴腹痛和关节肿痛，最主要的危害是肾损害，建议就诊进一步评估。可行尿常规或 24 小时尿蛋白定量分析、肾功能检查，以及血压监测。由于皮肤瘀点、瘀斑可能涉及血小板与凝血功能，可行血常规和凝血功能检查等。

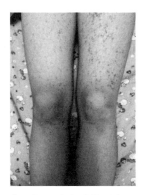

图 2-4-3 患儿，女，13 岁。新冠病毒感染后出现双下肢为主的瘀点，压之不褪色，诊断为过敏性紫癜（目前又称为 IgA 血管炎）

4-57

问： 新冠病毒感染出现耳朵痛（中耳炎）怎么办？

答： 由于儿童，特别是 3 岁以下的幼儿耳部结构尚未发育完善，连接中耳和咽部的咽鼓管较成人短、宽、平，而且位置低。新冠病毒感染时鼻内黏膜肿胀、分泌物增多也会导致咽鼓管肿胀，从而使咽鼓管变窄、积液排出能力降低，容易引起中耳炎，产生剧烈耳痛。患儿耳痛发作时，可以使用对乙酰氨基酚或布洛芬止痛。由于患儿的耳道内常有耵聍积聚，家长难以完全清理干净，所以不推荐在就诊前给患儿使用滴耳液止痛。儿童中耳炎常伴有细菌感染，往往需要抗生素治疗。即使患儿只喊了一次耳朵痛，也建议到医院进一步评估。

4-58

问： 儿童新冠病毒感染后出现胸闷、胸痛怎么办？

答： 新冠病毒感染后，有很多原因可以引起心率加快、气促、胸闷、胸痛等。若仅有轻微非持续性的胸闷、胸痛症状，同时患儿精神状态尚佳，口唇脸色红润，呼吸平稳，食欲尚可，症状无明显加重趋势，可以先在家观察，通常1周左右不适症状会逐渐缓解。如果胸闷、胸痛明显影响了日常生活，有痛苦貌，脸色、唇色出现了改变，或胸闷、胸痛有进行性加重趋势，需及时就诊评估；若本身有心脏基础疾病（如先天性心脏病等），新冠病毒感染后出现胸闷、胸痛，要尽快就医；若患儿发生了缺氧、呼吸急促或喘憋伴胸闷、胸痛，也要及时就诊。

4-59

问： 新生儿感染新冠病毒会出现哪些症状？

答： 新生儿感染新冠病毒最常见症状为发热，一般持续1～5日，可伴有鼻塞和流涕。部分患儿会有喂养不耐受、咳嗽、气促，有些患儿会有皮疹、腹泻、呕吐、嗜睡、反应差、烦躁、哭吵等表现。绝大部分病情都较为平稳，极少数需要呼吸支持。

4-60

问： 新生儿感染新冠病毒后该怎么办？

答： 新生儿免疫系统不健全，自我防御能力弱，如出现呼吸急促（呼吸频率 > 60 次 /min）、拒食或吃奶量明显减少、腹泻、发热、反应差及皮肤发白、发灰、发紫等表现，需进一步就医。如果体温不超过 38.5℃、精神状况尚可、吃奶正常、哭声响亮，可以先在家观察，并给予物理降温，包括减少衣物、温水洗澡擦浴等，保证摄入奶量，适当喂水，避免脱水。新生儿由于肝肾功能不成熟，一般不推荐使用退热药，也不可擅自喂药，包括各种中成药。

4-61

问：早产儿感染新冠病毒应注意哪些问题？

答：早产儿各器官功能发育不成熟，感染新冠病毒后更易发展为重型。家长需注意观察患儿状态，如出现呼吸急促、拒食或吃奶量明显减少、口吐泡沫、体温不稳定、反应差、呕吐、腹胀、明显皮肤黄染等表现，需及时到医院就诊，不可擅自用药。维持室温在 24 ~ 28℃，相对湿度在 55% ~ 65%，注意监测体温，出现发热可先进行物理降温，不能用"捂汗"的方式退热，如有情况恶化要及时就医。由于早产儿通过呼吸及皮肤的不显性失水较多，需及时补充水分，预防脱水。尽量采用母乳喂养，少量多次，可适当添加早产儿奶粉，保持充足的能量摄入。注意皮肤、脐部等的清洁，防止合并其他病原体感染；家人需注意手卫生，密切接触时需配戴医用口罩并减少不必要的探视。

4-62

问：糖尿病患儿出现新冠病毒感染怎么办？

答：正在进行药物治疗的糖尿病患儿感染新冠病毒后按原治疗方案，坚持监测血糖（每日三餐前、三餐后，以及凌晨 02：00），并根据血糖水平及时调整胰岛素剂量。感染期间，可能出现应激性高血糖，可短时间适当增加胰岛素用量，警惕糖尿病酮症酸中毒的发生。对于进食量明显减少的患儿，需适当下调胰岛素剂量，并警惕低血糖。一旦出现呕吐、无法进食，或血糖波动幅度大、不易控制、精神差等情况，则需及时就医。

4-63

问： 先天性心脏病儿童感染新冠病毒该如何处理？

答： 有基础疾病儿童，特别是复杂先天性心脏病儿童，需警惕出现新冠病毒重型感染。若出现高热持续 3 日不退、呼吸急促、静息状态下血氧饱和度 < 95%、出现精神反应差、心率过快或过慢及心律不齐等，需及时就诊。

4-64

问： 应用激素吸入治疗的哮喘儿童出现新冠病毒感染怎么办？

答： 研究表明控制良好的哮喘患者不会增加新冠病毒感染相关的风险，因此重要的是继续保持良好的哮喘控制与管理，降低严重恶化的风险，并尽量减少对口服激素的需求。对应用激素吸入治疗的哮喘儿童，如果在原发病控制良好的情况下出现新冠病毒感染，需要警惕感染诱发哮喘发作，建议加用短效 β 受体激动剂（如沙丁胺醇气雾剂吸入治疗），一般可以应用 1~2 周；也可以使用布地奈德混悬液和特布他林溶液或沙丁胺醇溶液等进行雾化吸入治疗（雾化治疗期间暂停吸入激素治疗）。如果吸入沙丁胺醇气雾剂后不能缓解咳嗽症状，或出现胸闷、气急、频繁咳嗽、血氧饱和度降低，以及发热持续不退、精神较差、抽搐等情况，应及时到医院就诊。为降低哮喘发作风险，建议接种新冠病毒疫苗，可同时接种流感疫苗。

4-65

问： 癫痫儿童出现新冠病毒感染怎么办？

答： 患有癫痫的儿童感染新冠病毒后可能会诱发癫痫发作，

或使发作频率增加，甚至出现癫痫持续状态。规范的个人防疫措施及在癫痫控制稳定的情况下接种新冠病毒疫苗（有禁忌证者除外）可使患儿获益。癫痫患儿在新冠病毒感染后要继续原剂量规律口服抗癫痫药物，一定不能漏服药物，如果癫痫发作较前频繁，可咨询医生调整抗癫痫药物。如果出现发热，需及时采取退热措施，可应用退热药或物理降温，使用退热药是为了缓解发热给患儿带来的不适，并不是追求降到正常体温。如果癫痫发作时间大于 5 分钟或超过平时发作时长，应及时送往附近医院就医及时终止发作。如果患儿出现声音嘶哑、呼吸急促、喘憋、精神状态较差、嗜睡、易激惹、性格行为改变，发热持续不退，癫痫发作频率增加或持续状态，应及时到医院就诊。

4-66

问：免疫缺陷儿童感染新冠病毒后需要抗生素预防细菌感染吗？

答：免疫缺陷儿童感染新冠病毒后，一般不需要抗生素预防细菌感染，但原来应用复方磺胺甲噁唑等进行预防用药的儿童需继续原治疗方案。新冠病毒感染早期不一定会合并细菌感染。如果发热持续超过 3 日，或退热后咳嗽增多伴随黄痰，或血液炎症指标升高等可能提示继发细菌感染，需考虑应用抗生素治疗，建议到医院就诊进一步评估。

4-67

问：幼年特发性关节炎儿童口服甲氨蝶呤期间，出现新冠病毒感染怎么办？

答：幼年特发性关节炎儿童口服甲氨蝶呤期间如果出现新冠病毒感染，建议停用甲氨蝶呤。对于有严重呼吸道症状者，应停止服用非甾体抗炎药。一般可在新冠病毒感染发病 2 周后重新考虑应用氨甲蝶呤。在特定情况下，白介素 -6 拮抗剂（如托珠单抗）

可在医生指导下使用。对于严重的新冠病毒感染康复患儿，应在专科医生指导下重新启动治疗。

4-68

问：系统性红斑狼疮儿童出现新冠病毒感染后，如何调整药物剂量？

答：系统性红斑狼疮儿童出现新冠病毒感染后，需要继续使用原激素治疗方案，必要时可在专科医生指导下调整激素剂量。建议暂停免疫抑制剂治疗，包括羟氯喹、他克莫司、硫唑嘌呤、吗替麦考酚酯、JAK 抑制剂等。一般可在发病 2 周后重新考虑应用免疫抑制剂；对于严重的新冠病毒感染康复患者，应在专科医生指导下重新启动治疗。

4-69

问：应用免疫抑制剂的儿童可以接种新冠病毒疫苗吗？

答：应用免疫抑制剂的儿童如果病情稳定 3 个月以上，可以接种新冠病毒灭活疫苗。使用中小剂量糖皮质激素和大部分生物制剂（除外利妥昔单抗等针对 B 细胞的制剂）者，也需要病情稳定 3 个月以上。以下情况需暂缓接种新冠病毒疫苗：大剂量糖皮质激素 [泼尼松 ≥ 20mg/d 或 > 2mg/（kg·d）] 治疗结束后 1 个月内；利妥昔单抗治疗的患者，末次剂量 5 个月内或 B 细胞数量恢复正常前；白血病化疗患者化疗结束 6 个月内；造血干细胞移植患者 1 年内。

4-70

问：过敏性紫癜儿童出现新冠病毒感染需要注意哪些事项？

答：过敏性紫癜儿童若出现新冠病毒感染，可能会导致过敏性紫癜复发。应该关注是否出现皮肤瘀点、瘀斑、腹痛、关节痛等情况。最主要是评估肾脏是否受累,因此需行尿常规或 24 小时尿蛋白定量。

4-71

问: 正在使用化疗药物的血液病儿童出现新冠病毒感染怎么办?

答: 正在使用化疗药物的血液病儿童出现新冠病毒感染一般应该暂停化疗,随后根据血常规和症状在医生的指导下重启化疗。若无症状或症状很轻、中性粒细胞正常,可居家隔离观察。若症状无明显好转或加重或中性粒细胞低下,建议请专科医生评估,必要时住院治疗。注意卧床休息、合理饮食,密切监测指氧饱和度,做好病情监测,根据病情需要合理应用退热、止咳化痰及雾化等对症治疗。

4-72

问: 当儿童与新冠病毒感染家人同住时,如何做好防护?

答: 建议家人在出现症状的第一时间戴好口罩(最好是 KN95/N95 级别防护力的口罩,不要选择呼吸阀型),尽量在独立房间。隔离房间内可不戴口罩,但离开隔离房间(污染区)一定要戴好口罩! 咳嗽、打喷嚏时,哪怕在隔离房间内,也建议用纸巾或手肘遮挡,遵守咳嗽礼仪;将房间内的物品、餐盘、衣物拿出隔离屋前,可以先用酒精喷雾或其他消毒液擦拭下;戴过的口罩、咳嗽过的纸巾同样是污染物,要一并丢到带盖的垃圾桶内统一处理。如果不得不让孩子和感染家人接触,核心原则是戴好口罩,并尽量保持距离,特殊时期能不接触就不接触。可定时开窗通风、保持空气流通状态。当儿童和感染者接触结束后,可脱下孩子外层衣物进行清洗和消毒;认真给孩子洗手、洗脸,如有脖颈等露在外面的肌肤，也可以适当清洗。

4-73

问：儿童"阳康"后饮食上要需要注意什么？

答：可少量多餐进食，注意饮食应定时定量，食物多样，合理搭配，保持食物的多样化，注意荤素兼顾、粗细搭配；多吃新鲜蔬菜、水果、大豆、奶类、谷类食物；适量吃鱼、禽、蛋、瘦肉，优选鱼虾、禽肉和瘦肉；少吃肥肉，保持饮食清淡不油腻；避免食用辛辣刺激性食物、油炸油腻食物；保证饮水量，首选白开水，少喝或不喝含糖饮料。合理运用药膳进行食养和食疗，如为冬季，结合气候特点，推荐使用雪梨罗汉果水、玉米须橘皮水、白萝卜蜂蜜水、核桃葱白生姜汤、梨汤、山药冬瓜莲子粥、薏仁茯苓山药粥等中医药膳食疗法。

4-74

问：儿童新冠病毒感染核酸转阴后多久可以正常运动？

答：如果儿童新冠病毒感染后为无症状或轻中度症状，建议至少在 1 日无症状（不包括味觉 / 嗅觉丧失）期后（通常为新冠病毒感染症状发生的 10 日后）才可进行日常活动。重型患者须在医生进行心肺功能等评估后才能恢复运动。一般先不要展开剧烈运动，需要循序渐进、控制时间，一旦累了就要马上休息，待病情明显缓解后，再恢复到正常的锻炼。建议开展一些适度的、相对温和的运动，可以选择广播操、健身操、八段锦等。在恢复运动期间出现胸痛、与上呼吸道感染不相称的呼吸急促、新发心悸，或出现运动期间 / 之后晕厥等症状时，应立即停止所有运动，并至医院就诊。

4-75

问：儿童新冠病毒感染后还会再次感染吗？

答：根据目前研究，儿童初次感染后的数月内再感染的风险较低。儿童初次感染后的再感染率随年龄而增长，但通常低于1%，而且再感染不会增加疾病的严重程度。

4-76

问：社区儿童保健医生可以为新冠病毒感染儿童提供哪些服务？

答：儿童从出生开始，社区儿童保健医生就会电话或上门随访一次，为儿童建立健康档案，并按儿童保健系统管理要求，在1岁以内每3个月一次，1~2岁每半年一次，3岁以上每年一次开展儿童保健门诊健康检查。家长们可以在约定的时间段到各社区卫生服务中心（卫生院）进行定期健康检查和保健咨询。

如果儿童感染了新冠病毒，社区儿童保健医生可围绕该儿童并结合健康档案信息，提供"长期负责式照顾"。如果家中儿童出现发热、干咳、咽痛、乏力、恶心、呕吐、腹泻等新冠病毒感染可疑症状，可以电话咨询儿童保健册上提供的联系号码，儿童保健医生可提供新冠病毒感染防治基本知识和技能、母乳喂养、计划免疫、疾病对症处理、合理用药等方面的健康建议和指导，并可在儿童保健医生指导下开展居家隔离治疗或转诊到医疗机构进一步诊疗。

关于孕妇

4-77

问：妊娠期可以接种新冠病毒疫苗吗？

答：疫苗接种是孕妇保护自己和婴儿免受严重新冠病毒侵害

的最安全、最有效的方式，在妊娠期任何阶段都建议及时接种疫苗，包括在必要时接种加强针。新冠病毒疫苗为灭活疫苗，灭活疫苗中不含传染性病毒，且接种疫苗不会对生育能力、胎儿发育、妊娠结局、分娩及胎儿出生后短期发育有直接或间接的有害影响。长期生活在新冠病毒感染高风险区，或从事医疗工作等，在较高的病毒暴露风险的妊娠期女性，可以在妇产科医生或预防保健科医生的指导下，排除相关禁忌后，接种新冠病毒疫苗。

4-78

问： 孕妇是否更容易感染新冠病毒？

答： 从目前的资料来看，妊娠期女性感染新冠病毒的风险不会增加。新冠病毒的主要传播方式有 2 种：说话、咳嗽时产生的飞沫经呼吸道传播；病毒通过手部接触，再经揉眼睛、抠鼻子、摸嘴巴等行为造成的接触传播。妊娠期女性的呼吸系统并没有出现易感性增加的病理生理改变，也不存在孕产妇免疫力更差、更容易感染的科学依据。但要注意的是，高危妊娠，包括高龄、孕前肥胖、哮喘、高血压、糖尿病和自身免疫系统疾病等会降低孕产妇免疫功能的合并症，是新冠病毒感染重型的高危因素。因此，高危妊娠孕妇更需要加强自我保护，做好日常防护措施。

4-79

问： 孕妇有什么特殊的预防新冠病毒感染的方法吗？

答： 关于孕妇预防新冠病毒感染的方法，首先要加强个人卫生护理，每隔一段时间要洗手，室内要适当开窗通风，保持空气流通，但要保暖避免冷风吹；其次，居家期间注意休息、保证睡眠、多饮水、适当增加富含蛋白质的食物及新鲜蔬菜、水果。此外，还应保持适当运动和合理体重增长；外出要注意戴口罩、少聚集、少接触公共场所物品和勤洗手；到医院就诊时建议配戴N95 口罩、勤洗手少触碰、注意手卫生。计划妊娠女性建议在妊娠前完成新冠病毒疫苗接种。

4-80

问：家中同住人员感染新冠病毒，未感染孕妇该如何应对？

答：如果家中有新冠病毒感染者，目前推荐无症状或轻症感染者居家隔离观察。孕妇与新冠病毒感染者相处过程中，尽量让感染者单独使用卧室和洗漱间，尽量减少其进入公共空间的频次；家中勤开窗，确保家中有良好的通风环境；与感染者的距离保持至少 2m 并且配戴 N95 口罩；与感染者或其所在的直接环境接触后，做好手卫生、尽量不要接触感染者的体液、分泌物，不得不接触时应尽量配戴手套及采用其他防护措施；尽量让其他家庭成员照料和接触感染者，最好是全程接种过疫苗并且没有发展为重型危险因素的人负责照料并且注意防护，避免病毒播散；做好防护措施的情况下，清洁和消毒共用空间及经常接触的物体表面；感染者所产生的生活垃圾最好单独密封处理。

4-81

问：感染新冠病毒后发现怀孕了，我很纠结"宝宝要还是不要"？

答：孕妇感染新冠病毒后通常症状较轻、预后较好，不需要过分担心，目前没有证据表明孕妇感染新冠病毒会垂直传播给胎儿，所以对于新冠病毒感染的妊娠早期患者，不应盲目采取一刀切的"终止妊娠"方案。对于感染新冠病毒的妊娠早期孕妇，建议遵医嘱治疗，避免自行随意使用药物，以免对胎儿产生不良影响。

4-82

问：为降低新冠病毒感染风险，可以不进行产检吗？

答：孕妇一般从建卡到生产，妊娠期检查有 11 ~ 13 次，除个别重要的产检建议在相应孕周范围内完成外，其他很多产检项目可以在家中完成，如测量血压、心率、体重、宫高、腹围及自计胎动等。一些只能在医院完成的产检，如抽血、超声等可以提前规划好，在做重要产检时一次性完成。来院前也可通过互联网医院线上问诊。对于妊娠晚期孕妇，尤其是 36 周后者，建议按期产检。需要注意的是，如果是高龄孕妇，或有高血压、糖尿病、多胎妊娠、前置胎盘、瘢痕子宫等的高危孕妇，要密切关注身体状况，按时产检，出现问题及时就诊。

下面将几个重要的产检项目单独列了出来，孕妇们可以提前规划。

1. 11～13 周　早期唐氏筛查 + 早期颈后透明层厚度筛查。

2. 14～20 周　中期唐氏筛查，存在高危因素的女性可选择外周血无创 DNA 检测或羊水穿刺。

3. 22～26 周　中期超声筛查（俗称"大排畸"）。

4. 24～28 周　口服葡萄糖耐量试验（糖尿病筛查）。

5. 32 周后　晚期超声筛查（俗称"小排畸"）。

6. 出生前　超声和胎心监护检查。

4-83

问：孕妇感染新冠病毒后，饮食方面需要注意什么？

答：总的来说，妊娠期饮食原则应遵循均衡饮食、食物多样化的原则。结合《中国居民膳食指南》的重点营养建议，总结如下。

1. 足量饮水（约每日 2L）　推荐少量多次饮用白开水、柠檬水等，也可以适量饮用电解质饮料。若有脱水症状，建议选择口服补液盐。

2. 保证碳水化合物摄入量　即使吃不下，也要尽可能多吃一些主食，这样可以保证碳水化合物的摄入，为身体提供能量，同时也能摄入一定量的 B 族维生素和膳食纤维，补充发热出汗消耗的部分体能。富含碳水化合物、易消化的食物有很多，如面粉、面条、部分根茎类蔬菜，也可以将苏打饼干、糕点、薯类等作为加餐。

3. 少食多餐，避免刺激性食物　随着孕周增大，胎儿生长，妊娠期总体的营养需求会越来越多。如果孕妇出现食欲缺乏、反酸等情况，要在少食多餐的基础上，避免高脂油炸食物及刺激性食物。

在新冠病毒感染风险下，应注意饮食卫生，多吃蔬菜、水果，增加鱼、瘦肉等优质蛋白的摄入，均衡营养，清淡饮食，避免过度进食，做好体重管理，保证食物的多样性，注意叶酸、钙、铁等微量元素的摄入。

4-84

问：**妊娠期感染新冠病毒后，重症风险会更大吗？**

答：目前流行的奥密克戎变异株引发重症的概率很低，不用太紧张。若妊娠期感染新冠病毒，无症状或轻症不需要住院治疗。但是需要注意的是，妊娠这一因素可能导致重症风险增加，相比于无症状孕妇和有症状非妊娠的育龄女性，有症状孕妇出现重症、严重后遗症及死亡的风险更大。其中危险因素包括高龄（≥ 35 岁）、肥胖、高血压、糖尿病，以及未接种新冠病毒疫苗。这些因素除疫苗接种外，其他本身就是妊娠严重并发症相关高危因素。总之，面对新冠病毒，孕妇能做的就是尽可能控制体重、预防基础疾病和接种新冠病毒疫苗。

4-85

问：**妊娠中期感染新冠病毒，发热会影响胎儿吗？**

答：据报道，暴露在母体高温下会导致胚胎/胎儿细胞分裂异常、血管破裂和胎盘梗死，从而增加胎儿结构和功能缺陷风险；所以若孕妇高热，建议及时采取退热措施以减少对胎儿的影响。母体发热会引起胎心加快，但不增加胎儿宫内窘迫和死胎风险，不增加流产、早产风险。

4-86

问：妊娠期感染新冠病毒后，发热可以用什么药？

答：对于轻症的孕妇，不建议盲目自行服药。如果有发热和咳嗽，无呼吸不畅，大多数居家休息 2 周即可。对于症状略严重，如发热、咽干、咽痛、鼻塞、流涕等影响到睡眠或正常生活者，可以使用一些药物缓解症状，或及时就医。

不同孕周退热药物推荐见表 2-4-2。

表 2-4-2　不同孕周的退热药物推荐

药物	0 ~ 12 周	13 ~ 30 周	31 ~ 40 周
对乙酰氨基酚（泰诺林、散利痛）	√	√	√
布洛芬	×	√	×
吲哚美辛	△	√	×
复方感冒制剂			
酚咖片（芬必得）	√	√	√
氨酚咖那敏片（新康泰克等）	√	√	√
酚麻美敏片（泰诺）	△	√	√
氨咖愈敏溶液（不含酒精款）	√	√	√
氨酚伪麻美芬片Ⅱ（白加黑）	△	√	×
氨酚伪麻美芬片 / 氨麻美敏片Ⅱ（日夜百服咛）	√	√	√

注：√，可以使用；×，不推荐使用；△，需咨询医生或药师。

4-87

问：妊娠期感染新冠病毒后，咳嗽时可以服用什么药？

答：孕妇合并新冠病毒感染的对症治疗应权衡利弊，谨慎考虑其对自身及胎儿的影响，常用止咳药 / 食物见表 2-4-3。

表 2-4-3　妊娠期常见止咳药 / 食物使用建议

药物	妊娠早期	妊娠中期	妊娠晚期
右美沙芬	×	△	△
乙酰半胱氨酸	√	√	√
溴己新	△	△	△
氨溴索	×	△	△
愈创甘油醚	×	△	△
蜂蜜	√	√	√

注：√，可以使用；×，不推荐使用；△，需咨询医生或药师。

4-88

问：孕妇新冠病毒感染出现哪些情况需要就医？

答：关于妊娠期感染新冠病毒后要不要去医院，分为产科因素和非产科因素。

1. 产科因素　也就是妊娠引起的不适，需要就医的情况包括：异常阴道流血、流液、腹痛等；突然头痛、血压升高、胎动异常等；妊娠晚期有分娩征兆。

2. 非产科因素　需要就医的情况包括：经过对症处理症状持续加重；出现呼吸困难、高热不退、头晕、意识模糊或其他紧急情况等。对于合并哮喘、糖尿病、高血压、自身免疫性疾病等基础疾病的孕妇，一旦感染更需要严密监测。

4-89

问：孕妇感染新冠病毒，应如何就诊？

答：妊娠期感染者需要去医院就诊，根据产科因素和非产科因素，就诊科室也有不同。

1. 产科因素　如果出现腹痛、异常阴道流血或流液，胎动异常等产科因素，应及时至产科医院发热门诊就诊。

2. 非产科因素　若出现非产科因素，如发热时间长，反复高热不退，有呼吸困难、喘息、口唇发紫、胸痛、心率加快，或有严重恶心、呕吐、腹泻等症状，请及时至综合医院发热门诊就诊。

4-90

问：孕妇感染新冠病毒后，可以进行胸部 CT 检查吗？

答： 对于无症状或轻症的孕妇，均不建议行胸部 CT 检查，以避免在检查过程中辐射对孕妇自身和胎儿的健康造成影响。随着新冠病毒的不断变异，目前其对肺部的影响较小，绝大部分患者不会出现肺部改变，所以无须过度担心。对出现严重咳嗽、咳痰、呼吸困难、指氧饱和度降低等考虑发展为重型的孕妇，需及时就医，遵医嘱行 CT 检查，检查时适当穿铅衣遮挡下腹部，尽量缩短辐射暴露时间以降低对胎儿影响。

4-91

问：妊娠期感染新冠病毒，是否会宫内传播给胎儿？

答： 目前尚无证据表明新冠病毒能够穿过胎盘感染胎儿。研究结果表明：妊娠晚期新冠病毒感染母体短时间内终止妊娠后未发现出生新生儿通过垂直传播发生的新冠病毒感染。《柳叶刀》杂志上的研究也曾证实：妊娠后期感染新冠病毒的女性，并不会因垂直传播而引起宫内胎儿感染。但个案报道中有妊娠早期、中期新冠病毒感染孕妇宫内传播导致胎儿／新生儿异常及死胎的案例，故孕妇新冠病毒感染后应及时就医，进行针对性检查以确定对胎儿的影响及进一步诊治措施。

4-92

问：妊娠晚期感染新冠病毒，可以自然分娩吗？能进行无痛分娩吗？

答： 目前研究发现新冠病毒感染孕妇阴道拭子的新冠病毒检

出率非常低，暂无证据证明经阴道分娩较剖宫产会增加新冠病毒母胎传播的风险；同时目前也没有足够的证据支持剖宫产在防止可能的垂直传播方面优于自然分娩。因此，在做好防护的情况下，孕妇分娩方式取决于产科指征或新冠病毒感染病情严重程度，有产科指征或一般情况差不能耐受经阴道分娩者，可选择剖宫产分娩。

被新冠病毒感染的孕妇，不是椎管内麻醉（镇痛分娩）的禁忌证。而且选择镇痛分娩对临产患者有诸多益处，例如：能减轻疼痛和焦虑造成的心肺压力，进而减少反复用力呼气和喘气，降低病毒传播概率。

4-93

问： 分娩期感染新冠病毒的孕妇，出生的新生儿也会感染新冠病毒吗？

答： 新冠病毒主要通过呼吸道传播，通过胎盘直接导致胎儿感染可能性很低。相比于宫内垂直传播，出生后新生儿通过呼吸道或接触感染新冠病毒的概率更大。新生儿先天性感染的总风险低于2%，其中还包括了一部分出生后接触传播感染的病例。如果孕妇是在临近分娩时感染了新冠病毒，或已发展为重型，那么新生儿出生后检测阳性的风险可能更高，约4%。总体来说，新生儿出现重型的概率很低，绝大多数都是无症状患儿，孕妇们不必过于焦虑。

4-94

问： 妊娠晚期感染新冠病毒康复后，还需要注意些什么？

答： 不论孕周，孕妇新冠病毒感染康复后1～2周内都要注意休息，可进行适当锻炼，但运动强度不宜过大，时间不宜过长，要循序渐进。运动前要做好热身，运动前后要适当补充水分。如有先兆流产、前置胎盘等不宜运动的情况，应遵医嘱采取行动。整个妊娠期要注意保证合理、充足的营养摄入。保持心情愉快和情绪稳定，不必过分担心新冠病毒感染会对胎儿造成不良影响，目前认为新冠病毒垂直传播给胎儿造成宫内感染的概率很小，一般也不会导致畸形。应定期产检，妊娠中期、晚期的孕妇应自行监测胎动。如有腹痛、腹部不适、阴道出血等症状，应立即到医院就诊。

关于产妇

4-95

问： 产妇与普通人相比，是否更容易感染新冠病毒？

答： 首先明确一点，产妇和普通人群一样，都对新冠病毒普遍易感。出现症状的表现类型也和普通人群接近，如咽干、咳嗽、流鼻涕、浑身酸痛、发热等。所以总体而言，产妇与普通人群相比，针对新冠病毒感染的防护没有更多优势，因此产妇一定要做好个人防护。特别值得注意的是，相当一部分产妇人群是没有接种过新冠病毒疫苗的，从这个角度来考虑，更是一定要加强产妇的个人防护；加上一部分产妇患有高血压、糖尿病、心脏病或肥胖等基础疾病，更应该增强自身免疫力，尽快全程接种新冠病毒疫苗。

4-96

问： 哪些症状提示新冠病毒感染产妇可能会进展为重型？

答： 总体而言，产妇新冠病毒感染后发展成重型的风险并不高于一般人群，但是需要关注的是，若在妊娠晚期感染新冠病毒，产后有可能会出现病情加重，要引起重视。产妇感染新冠病毒之后，总体上症状、体征及病程的情况与普通人群相比基本接近，如咽干、咳嗽、发热、流涕、浑身酸痛等，一般 3～4 日会有所好转，1 周左右康复。但是如果产妇出现以下情况，务必要去医院就诊，以免发展为重型：呼吸困难、呼吸憋气不畅通；出现胸痛、心慌；出现意识混乱，3 日高热不退；1 周后还继续有低热等症状。

另外，由于产妇在一段时间内血液会处于高凝状态，再加上部分产妇由于担心新冠病毒感染，以及产后活动少；甚至有一些产妇在妊娠期有先兆子痫、胎儿宫内发育迟缓、肥胖或多胎妊娠等；或有产后出血、输血，以及使用抗凝、抗血小板药物或溶栓药物等；此时要注意产妇的血栓形成。

因为新冠病毒感染会导致部分人群出现血液高凝状态，加上产妇的特殊情况或一些孕产期的并发症等，所以要重视产妇自我检查并关注血栓形成，建议动态监测血栓形成相关指标，如果出现单侧下肢或双下肢不对称疼痛、肿胀不适，或难以解释的突然头痛、意识障碍（颅内静脉血栓形成可能）、胸痛、咯血、呼吸困难或低氧血症，甚至晕厥（肺栓塞可能），应该警惕血栓形成的并发症。

4-97

问： 产妇出现哪些新冠病毒感染类似症状时，需要及时去医院就诊？

答： 产妇感染新冠病毒后，症状和普通人群基本一样。产妇感染新冠病毒后，如果没有症状或症状很轻微，可以不用药，注意多休息、适度饮水、保证睡眠，这样体力能慢慢恢复。但是产妇毕竟经历过婴儿分娩的过程，加上产后身体恢复需要一段时间（产褥期，即所谓的"月子期"）、运动少、睡眠不好等因素，更应该加强注意症状的变化。

1. 产妇有发热（超过 38.5℃）、干咳等新冠病毒感染症状时，建议去医院就诊。

2. 产后出现月经量特别多，或月经周期不准，应该及时就医，因为新冠病毒感染可能会影响月经周期和月经量。

3. 产后出现呕吐、腹泻，导致虚脱无力、嘴巴干等现象，要及时就医，以免导致脱水影响产妇康复和其他问题。

4. 产妇出现腹痛加剧、呼吸加快、体温上升、持续胸闷和心悸、自测指氧饱和度低于93%、反复咳嗽和咳痰等情况，要及时就医。

5. 产妇出现情绪变化、视力模糊，或有其他基础疾病且病情加重或控制不良时，要及时就医。

4-98

问：未感染新冠病毒的产妇如何做好防护？

答：对于未感染新冠病毒的产妇，要减少非必要的探视，降低传播风险。要坚持勤洗手、戴口罩、常通风、用公筷、保持社交距离、遵守咳嗽礼仪、清洁消毒等良好的卫生习惯，以及合理膳食、适量运动等健康生活方式，自觉提高健康素养和自我防护能力。尽量避免前往人员密集、密闭的场所，如超市、商场等。

4-99

问：如果家人感染了新冠病毒，产妇该如何防护？

答：如果家中有家人感染新冠病毒，建议与产妇和婴幼儿相对隔离，避免进行亲密接触。感染的家人在家中尽量配戴防护口罩，经常性洗手，保持家庭开窗通风，定期消杀灭菌。尤其是卫生间，如果共用，务必要做好通风，阳性家人上过卫生间后，一定要消毒，家庭中其他地方也要进行物体表面的定期消毒。如果家人确实需要接触产妇，建议双方都配戴医用防护口罩，保持1m以上距离，减少接触时长。

在此期间，建议产妇在家中多饮水，可以定期用盐水漱口，保持房间湿润，注意个人卫生，勤洗手，不要随意触摸自己的眼睛和鼻子。适当加大户外运动和晒太阳的机会，增加营养，保持良好的心情和睡眠习惯，提高产妇自身抵抗力，建议积极接种疫苗，构建自身的免疫屏障。

产妇在家要做好自我监测，包括体温、心率，以及咳嗽、腹泻等症状，发现有相关症状时要及时电话咨询当地孕产妇保健机构或基层社区卫生服务机构，必要时前往医院就诊。

4-100

问：新冠病毒感染期间，产妇饮食需要注意什么？

答：对于产妇来说，新冠病毒感染期间的营养摄入很重要，良好的营养能有效保障机体免疫功能发挥作用，增强抵抗病毒的能力。但是一定要科学合理地安排居家饮食。

居家休养期间，产妇应适当地增加营养，促进身体恢复和保证母乳喂养。产后最初几日的饮食应清淡、易消化，预防便秘；产褥期膳食应充足、多样、均衡，且无特殊的食物禁忌；哺乳期应摄入优质蛋白质，来增进乳汁的质与量。

4-101

问：产妇感染新冠病毒后可以和新生儿同住吗？

答：产妇感染新冠病毒后，在条件允许的情况下，建议与新生儿相互隔离。如果条件不允许或产妇坚持母婴同室照护，建议注意个人防护，配戴 N95 口罩，接触新生儿前做好手卫生。对新生儿的餐具要定期消毒，防止接触性传播的可能，并做好新生儿健康观察，如果新生儿出现发热、嗜睡、流鼻涕、咳嗽、呕吐、腹泻、进食不良、呼吸困难等症状，要及时就医。

4-102

问：哺乳期感染新冠病毒，还可以继续母乳喂养吗？

答：鼓励和支持母乳喂养。母乳是新生儿的最佳食物，母乳本身不传播新冠病毒。研究显示产妇感染新冠病毒后较长一段时间，母乳中新冠病毒特异性抗体含量较高，对新生儿有保护作用，可以继续母乳喂养。建议产妇把乳汁挤出来，由其他家庭成员来喂养新生儿，当然挤奶过程一定要注意手卫生。产妇在挤奶前，要规范配戴 N95 口罩，做好手卫生和乳房卫生，挤完奶后吸奶器要进行煮沸等规范消毒。产妇经核酸检测 2 次阴性（间隔 24 小时），或无发热超过 3 日，且无临床症状，可以直接母乳喂养。

4-103

问：哺乳期间可以接种新冠病毒疫苗吗？

答：可以。虽然目前尚未获得哺乳期女性接种新冠病毒疫苗对哺乳婴幼儿有影响的临床研究数据，但基于对疫苗安全性的考虑，建议对新冠病毒感染高风险的哺乳期女性（如医务人员等）接种疫苗。

4-104

问：哺乳期间接种了新冠病毒疫苗，是否还能继续哺乳？

答：能够继续母乳喂养。考虑到母乳喂养对婴幼儿营养和健康的重要性，参考国际上通行做法，哺乳期产妇接种新冠病毒疫苗后，建议继续母乳喂养。

4-105

问：新冠病毒感染的产妇能否使用分娩镇痛？

答：新冠病毒感染后临近分娩的孕产妇，如果是无症状感染者或轻型，可以在严格防护下选择自然分娩；如果是重型或危重型，需要专家团队进行会诊分析后讨论决定。在然自然分娩中，关于分娩镇痛的问题上，新冠病毒感染不是分娩镇痛的禁忌证，反而使用分娩镇痛可以缓解孕妇在分娩中的疼痛、担忧等，防止分娩引起的耗氧量增加，降低心肺负担，促进自然分娩顺利进行。当然，如果产妇不能耐受自然分娩，也可以选择剖宫产分娩。

4-106

问： 产妇感染新冠病毒可以使用什么药物降温？

答： 一般哺乳期产妇的解热镇痛药首选对乙酰氨基酚，布洛芬需谨慎选择。如体温持续超过39℃且服用退热药后效果不佳，需及时就诊。切勿听信偏方滥用药物，否则会导致自身伤害和对母乳喂养的婴儿健康造成影响。

4-107

问： 产妇感染新冠病毒之后是否可以使用复方药物？

答： 产妇感染新冠病毒后可以使用复方药物，但是建议优先使用单方制剂药物，除非确实需要使用复方药物。但是如果产妇本来患有高血压、糖尿病等慢性疾病，需要长期使用药物，建议在使用复方药物前咨询医生，避免药物间可能存在某些相互作用，导致基础疾病加重。

产妇用药后的哺乳问题总体原则是：在服药前尽量先给婴幼儿哺乳，并且尽可能延长下一次哺乳时间。观察婴幼儿情况，如果发现婴幼有出现异常情况，需要立即停止使用药物，并咨询医生。如果服用了不安全的药物，暂停母乳喂养，产妇可以认真阅读药物使用说明书，每种药物都有其半衰期，一般建议5个药物半衰期后再行哺乳。遇到复杂的用药情况，需要及时联系产科医生进行咨询。

4-108

问： 新冠病毒感染后的产妇都有哪些常用对症处理的药物？

答： 哺乳期产妇发热镇痛药首选对乙酰氨基酚／双氯酚酸

钠，也可以使用吲哚美辛、美洛昔康/塞来昔布等。止咳药可以选择右美沙芬（干咳），也推荐使用乙酰半胱氨酸、氨溴索、溴己新（咳痰）；如果流涕、鼻塞严重，推荐生理性海水鼻腔喷雾剂、氯雷他定或西替利嗪等；如果恶心、呕吐，可以服用维生素 B_6、甲氧氯普胺片等；如果腹泻可以服用小檗碱（黄连素）、蒙脱石散和补液盐。但是如果自行服药效果不佳，则需要就诊。

4-109

问：产妇哺乳期间感染新冠病毒，可以进行 X 线和 CT 检查吗？

答：胸部影像学检查，尤其是 CT，对新冠病毒感染的产妇病情评估具有重要的参考价值。医疗检查过程中，使用 X 线剂量是受到严格控制和限制的，均在绝对安全的范围内。射线主要效应在照射后一般不会在体内残留，也不会对乳汁有残留危害，不会影响对婴幼儿的哺乳。

4-110

问：产妇产后 42 日体检，到医院做检查，要注意什么？

答：产妇分娩后，都需要一段时间的康复，一般医学上建议产妇 42 日后到医院进行产后复查，了解产妇相关健康指标的恢复情况。通过考虑当地新冠病毒流行程度，可以适当延迟产后 42 日体检时间，但是尽量不要超过 56 日，如果能够按时接受产后体检，建议不要延后。产妇如果要到医院进行检查，要注意做好个人防护：尽量不乘坐公共交通工具，穿戴好医用防护口罩，与其他患者保持 1m 以上距离，做好勤洗手，不用手接触眼睛、鼻子和嘴。回家后务必做好手卫生，并清洗脸部、漱口等。产妇到医院检查前，应联系好医生，预约好时间，尽量缩短在医院逗留的时间。

4-111

问：产妇感染新冠病毒后，如何进行自我护理？

答：产妇感染新冠病毒之后，需要做好自我健康管理和护理。对于产妇来讲，需要做好对症处理，加强营养摄入，多饮用温水，保持充足的睡眠。如果体温上升，但是没有超过38.5℃，可以通过多饮水加速代谢，或使用温毛巾擦拭额头、躯干、脖子和腹股沟处进行物理降温，也可以使用退热贴；如果体温超过38.5℃，可以结合自己身体实际情况，服用对乙酰氨基酚等产妇可以使用的退热药物，但是不建议联合使用不同的退热药。

产妇还应该加强体温、呼吸频率、活动度及指氧饱和度的监测。如果出汗多，尿量少或颜色较深，或皮肤及嘴唇干燥，建议补充水分或进食水果；如果出现呕吐腹泻，建议适当补充一些糖盐水；如果产妇患有其他慢性病，要增加血糖、血压等相关指标的监测。

如果出现以下情况，一定要及时去医院就医：自我监测发现相关症状在加重；发热超过38.5℃持续3日没有消退；指氧饱和度低于93%；持续呕吐、腹泻超过2日；出现胸痛、呼吸困难、意识障碍、阴道出血增多、心慌头晕；原有基础疾病明显加重。

4-112

问：社区妇幼保健医生可以为新冠病毒感染孕产妇提供哪些服务？

答：社区妇幼保健医生可以为阳性孕产妇提供整个妊娠期和产后各个阶段的保健指导，包括妊娠12周前随访建册及对正常孕妇妊娠中期、晚期的4次产前随访服务，并开展产后家庭访视工作和正常产妇的产后健康随访等工作，提高孕产妇自我保健能力和通过检查评估做到疾病的早发现、早诊断和早治疗。尤其是对合并有基础疾病的新冠病毒感染孕产妇，社区妇幼保健医生可进行孕前健康检查，以便及早发现影响妊娠的疾病，及早诊治。

　　孕产妇要有社区卫生服务机构和建档机构的联络方式，有问题可及时向妇幼保健医生咨询。若为居家的新冠病毒感染孕产妇，需及时联系所在社区或建档助产机构，以便取得社区妇幼保健医生的帮助。产妇出院后可及时联系建册社区妇幼保健医生，社区妇幼保健医生会按照重点人员防控相关要求开展产后访视。

（王为波　周新荣　王戬萌　徐雪峰　费玲

白晓霞　马庆华　劳雅琴　王冰）

第五章

慢性病患者如何"阳康"

- ◻ 呼吸系统
- ◻ 循环系统
- ◻ 消化系统
- ◻ 泌尿系统
- ◻ 血液系统

- ◻ 内分泌系统
- ◻ 免疫系统
- ◻ 神经系统
- ◻ 精神疾病
- ◻ 恶性肿瘤疾病

呼吸系统

5-1

问：什么是"大白肺"？

答："大白肺"是临床工作中的一个口语化描述，是指患者的肺炎在影像学上（胸部 CT 或 X 线片）面积比较大，程度比较重，双侧肺炎面积达到了肺部总面积的 70%～80%，这种情况就是百姓口中的"大白肺"。目前主要涉及高龄合并严重基础疾病的患者，但占比非常低。

5-2

问：我有慢性阻塞性肺疾病，感染新冠病毒后更容易变成"大白肺"吗？有生命危险吗？

答：有慢性阻塞性肺疾病的患者，属于新冠病毒感染重型的高危人群之一，需要引起重视。但只有小部分慢性阻塞性肺疾病的患者会出现"大白肺"，甚至危及生命。对于这些患者，尤其高龄患者，在新冠病毒感染早期及时就医干预，可以有效降低发展为重型的概率，如出现呼吸困难、精神萎靡、外周指氧饱和度低于 93%，需及时就医。

5-3

问： 我本来肺就不好，有慢性阻塞性肺疾病，平时有咳嗽、咳痰、胸闷、气短，新冠病毒抗原检测已经转阴，但咳嗽、咳痰、胸闷、气短仍很明显，会不会是得了"大白肺"？

答： 有慢性阻塞性肺疾病的患者，咳嗽、咳痰、胸闷、气短是临床常见的症状，感染新冠病毒后，很多人都会有咳嗽、咳痰、胸闷、气短的症状，但不一定是得了"大白肺"。大多数人症状加重是由于新冠病毒感染引起气道上皮完整性受损、气道敏感性增高等原因所致，这些症状大多可以逐渐恢复，不必过于紧张。但有慢性阻塞性肺疾病的患者属于新冠病毒感染重型的高危人群，当咳嗽、气短较平日明显加重，指氧饱和度下降并且持续不缓解时，应立即就医，行胸部 CT 检查，明确肺部感染情况，判定有无"大白肺"。

5-4

问： 我有慢性阻塞性肺疾病，感染新冠病毒后呼吸更困难了，需要坐着呼吸，我该怎么办？

答： 有慢性阻塞性肺疾病的患者，感染新冠病毒后出现呼吸困难，可先尝试各种缓解呼吸困难的体位，如俯卧位、前倾坐位、前倾立位等；同时，要调节情绪，避免过度焦虑；有条件者可选择家庭吸氧治疗。但出现以下情况时需要及时就诊：①轻微活动后或静止不动时即出现非常明显的气短；②采用任何姿势或呼吸控制的方法都无法改善症状；③在某些姿势、活动期间感到胸痛、心跳加速或头晕、肢体明显无力。

5-5

　　问：我有慢性阻塞性肺疾病，平时指氧饱和度只有
　　　　92%左右，专家说，感染新冠病毒后指氧饱和度
　　　　低于93%就要去医院了，我需要马上去医院吗？

　　答：存在慢性阻塞性肺疾病的患者，很多人疾病稳定期的外
周指氧饱和度就是偏低的，因此有必要了解自己平时的氧合水
平。在感染新冠病毒后如果外周指氧饱和度比平时明显降低，如
波动于88%~92%，应及时就医。

5-6

　　问：因为有慢性阻塞性肺疾病，我长期进行家庭氧
　　　　疗，感染新冠病毒后我总是觉得气短明显，我能
　　　　不能把吸氧的流量调高来缓解症状？

　　答：慢性阻塞性肺疾病患者在稳定期就存在低氧血症，甚至
慢性呼吸衰竭，部分患者还存在动脉血二氧化碳水平升高的现
象。感染新冠病毒后病情急性加重，部分患者容易出现二氧化碳
水平持续增高。如果单纯通过调高吸入氧流量来缓解缺氧症状，
部分患者可能会出现二氧化碳水平异常增高，会出现二氧化碳潴
留，严重者出现烦躁、昏迷，甚至危及生命。因此，建议要由医
生结合病情、动脉血二氧化碳水平制定合适的氧疗方案。

5-7

　　问：我有慢性阻塞性肺疾病，新冠病毒感染后用药太
　　　　多了，能不能把我平时的吸入药先停一停？

　　答：药物的相互作用是应该关注的问题，但患者不能擅自减
药、停药。控制好基础疾病是防止新冠病毒感染发展为重型非常
重要的措施，而且慢性阻塞性肺疾病患者常用的吸入药物和目前
治疗新冠病毒感染的抗病毒药物之间没有冲突，部分药物有配伍

禁忌但也可以在医生指导下进行药品的调换。因此建议慢性阻塞性肺疾病患者感染新冠病毒后继续规范吸入药物治疗。但是如果医生在抗新冠病毒感染治疗时，给予了静脉使用激素或雾化吸入激素及支气管扩张剂，可以按医嘱暂停原吸入药物。

5-8

问：我有慢性阻塞性肺疾病，感染新冠病毒后总是咳嗽不止、咳黄痰，需要使用抗生素吗？

答：咳嗽是人体的一种反射性防御动作，也是慢性阻塞性肺疾病患者最常见的临床症状之一。感染新冠病毒后，慢性阻塞性肺疾病患者通常会出现咳嗽加剧，有些还伴有咳黄痰。

咳嗽加重的原因也较复杂，有的是由于新冠病毒感染后气道黏膜上皮完整性受损，出现气道敏感性增加；有的是因为鼻或鼻窦分泌物增多引起鼻后滴流或咽部不适引起；有的是因为胃食管反流加重引起；也有的是因为继发细菌或其他病原体感染导致……应首先由医生帮助判断引起咳嗽加重的主要原因，针对病因进行治疗。

对于气道反应性增高引起的咳嗽、鼻后滴流、胃食管反流等导致的咳嗽是不需要使用抗生素的。应该重视的是慢性阻塞性肺疾病患者感染新冠病毒后比普通人更易合并细菌感染。因此，当医生判断新冠病毒感染合并细菌感染时才需使用抗生素，并且应根据痰培养及药敏试验结果，及时调整抗生素治疗方案。

5-9

问：我有慢性阻塞性肺疾病，感染新冠病毒后，咳痰总是费劲，有没有好的办法？

答：帮助咳痰的办法如下。①使用空气加湿器（需定期清洁消毒）来提高吸入空气中的湿度；②多饮水，每日约饮水1 500ml，保持气道湿润；③服用一些稀释痰液、促进痰液排出的药物，如乙酰半胱氨酸、盐酸氨溴索、桉柠蒎肠溶软胶囊等；
④可以采用俯卧位或侧卧位，家属协助叩背排痰；⑤在医院，可
以应用振动排痰仪等机械措施促进痰液排出。

5-10

问：我有慢性阻塞性肺疾病，这次又被新冠病毒感
染，医生让我尽可能多趴着，这是为什么？

答：慢性阻塞性肺疾病患者感染新冠病毒后，咳嗽、咳痰增
多，痰液不易咳出。"趴着"是为了实现俯卧位通气，当趴着的时
候，背部在上面，肺部背侧被压迫的肺泡组织受压解除，能膨胀
开进行通气换气，可以提高通气的效果，提高指氧饱和度，减轻
缺氧的症状，也有利于"废气"（二氧化碳）的排出。同时受到重
力的影响，肺泡及气道内的痰液也更容易咳出。

5-11

问：我有慢性阻塞性肺疾病，本来肺功能就差，感染
新冠病毒后乏力明显，我该卧床静养吗？

答：建议在体力允许的情况下尽早活动。可以先进行床边坐
位、床边椅子坐位、扶椅床边站立，逐渐到床边行走等活动。如
果行动不便，可以利用助行器、站立架、牢固的椅子或床档辅助
下进行，或在家人、治疗师辅助下进行。早期适当活动有助于防
止下肢深静脉血栓形成，避免肌肉萎缩，也能促进痰液排出及消
化系统的功能恢复。

5-12

问：我有慢性阻塞性肺疾病，阳过后身体虚弱想补充
营养，但怕俗话说的"鱼生火，肉生痰"，我该
怎么吃？

答：很多慢性阻塞性肺疾病患者本来就存在营养不良、肌肉

减少症等情况。感染新冠病毒后，由于炎症介质的作用，会导致机体分解代谢增加，加重营养不良，肌肉丢失也会增多，不仅会造成体力下降，也会影响身体的修复能力。因此，慢性阻塞性肺疾病患者感染新冠病毒后，要格外重视营养的补充，特别是摄入充分的优质蛋白质，如蛋、奶、鱼、肉类。一个体重 60kg 的成人每日需要摄入 65g 左右的蛋白质。可以将每日的蛋白质总量均衡分配到一日三餐，每餐 15～30g 蛋白质，总共为 2～3 个鸡蛋、一大瓶牛奶及 200g 牛肉的量，这样更加有利于身体蛋白质合成。

5-13

问：我有慢性阻塞性肺疾病，感染新冠病毒后，有没有简单的训练动作来帮助我逐步恢复肺功能？

答：慢性阻塞性肺疾病患者感染新冠病毒后康复期可以先采用坐位，双上臂前后自然摆动来进行呼吸肌的锻炼，也可以根据身体情况尝试坐位或立位进行呼吸操运动（图 2-5-1）。

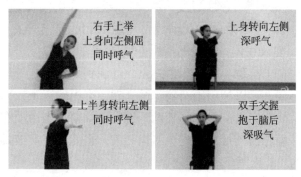

右手上举
上身向左侧屈
同时呼气

上身转向左侧
深呼气

上半身转向左侧
同时呼气

双手交握
抱于脑后
深吸气

图 2-5-1　呼吸操

5-14

问：我是慢性阻塞性肺疾病的新冠病毒感染轻症患者，"阳康"后康复运动的强度如何把握？

答：慢性阻塞性肺疾病的新冠病毒感染轻症患者，"阳康"

后的运动强度以运动后第 2 日不出现疲劳为宜，一般推荐中等强
度的运动，可以采用 Borg 主观疲劳感知评估量表（图 2-2-9）来
判断运动的强度是否适宜。运动后该量表评分达到 4 ~ 6 分为宜：
4 分的感受是不太轻松，说话开始有点困难，而 6 分的感受是感
觉呼吸变深。运动中间可以休息，建议餐后 1 小时左右开始运动。

5-15

问： 我有慢性阻塞性肺疾病，新冠病毒感染后应该做
哪些居家监测？

答： 对于慢性阻塞性肺疾病患者，感染新冠病毒后不能掉以
轻心，还是要注意观察每日的体温情况，咳嗽、气短等症状的变
化，痰量及痰液颜色的变化等。有条件者建议用指氧饱和度监测
仪监测每日的指氧饱和度情况。如果再次出现发热、咳嗽、气
短、呼吸困难加重、痰量增多、痰色黄绿、指氧饱和度下降等情
况，建议及时就医。

5-16

问： 我有慢性阻塞性肺疾病，新冠病毒抗原检测已经
转阴，但总是觉得呼吸困难、情绪低落，但各项
检查都没有大问题，我该不会有大病吧？

答： 如果医生通过各项客观检查及综合分析，判断您已康
复，那不必过于紧张，很可能这些不适都是由于心理压力带来的
不良情绪躯体化症状。放松情绪是十分必要的，要用科学的态度
面对疾病。不良的情绪对人体的免疫力也存在一定影响，可以通
过多参加社交活动、喜爱的运动和 / 或音乐等调节心情，也可以
寻求心理医生的帮助。

5-17

问： 我有慢性阻塞性肺疾病，新冠病毒感染后会不会出现肺纤维化？

答： 如果患者的肺炎面积相对不大、治疗及时、控制有效，一般不会出现肺部纤维化，但影像学完全吸收通常需要几个月甚至更长时间。一部分患者肺炎面积大，病情比较严重，治疗不及时，有可能会遗留肺纤维化。

循环系统

5-18

问： 我有慢性心力衰竭，感染新冠病毒后，该居家监测哪些项目？

答： 慢性心力衰竭患者，感染新冠病毒后，居家应监测血压、心率或脉搏、呼吸频率、指氧饱和度、尿量，同时应观察有无胸闷、气短、胸痛、心慌、呼吸困难、明显乏力、下肢水肿、食欲下降等症状。

5-19

问： 我有慢性心力衰竭，感染新冠病毒后，退热药物该怎么选择？有哪些需要注意的？

答： 慢性心力衰竭患者感染新冠病毒后，当体温低于38.5℃时可以通过适当多饮水、物理降温等方法缓解；若体温超过38.5℃，或体温未超过38.5℃，但有明显不适、影响休息，可以使用退热药。一定要注意每日的服药次数、最大服药剂量，尽量避免与复方"感冒药"等含有退热成分的药物联合使用。退热药应选择其中一种单一药物即可，不应将2种以上退热药联合使用或与含有解热镇痛成分的复方制剂联合使用。

高热可引起心率增快，心脏负荷明显增加，进而导致不良心血管事件发生。因此对于慢性心力衰竭患者应尽早退热，同时还要注意退热过程不应太快，避免大量出汗而引起血容量的急剧变化，减少心血管事件发生。

5-20

问：我有慢性心力衰竭，感染新冠病毒后，止咳、化痰药物怎么选择？

答：慢性心力衰竭患者感染新冠病毒后，常有咳嗽、咳痰。咳嗽是一种反射性的防御动作，通过咳嗽可以排出呼吸道的分泌物和病毒。一般轻度的咳嗽可以不用药物治疗。若出现严重咳嗽、痰多或痰咳不出的症状，且影响正常休息，可选择止咳、化痰药物进行对症治疗。如果是干咳（没有痰），可选择福尔可定、右美沙芬、复方甘草片等；当痰多且不易咳出时，需要使用化痰药（如溴己新、氨溴索、愈创甘油醚、乙酰半胱氨酸等）帮助稀释和溶解痰液，才能顺利咳出。心力衰竭患者还要特别注意，止咳药物复方甘草片中含有甘草，甘草在体内能发挥类似糖皮质激素的作用，心力衰竭患者不建议服用。

5-21

问：我有冠心病，感染新冠病毒后，原有的口服药物需不需要停用？能多饮水吗？

答：冠心病患者感染新冠病毒后，大多数治疗冠心病的药物（如阿司匹林、他汀类等）都可以继续服用，不能随意增减或停药，随意增减或停药可能诱发或加重冠心病。如果需要服用抗病毒治疗，注意与替格瑞洛、利伐沙班、阿托伐他汀、辛伐他汀、胺碘酮等药物之间的相互作用，需在医生指导下使用。

适当增加饮水对新冠病毒感染的恢复有利，但对于冠心病患者，大量饮水会增加心脏的负担，甚至可能会诱发心力衰竭。因此，不建议冠心病患者过多饮水，除日常饮食外，每日的饮水量应控制在 500 ~ 1 000ml。如果体温持续 > 38℃，可再酌情增加 300 ~ 500ml/d。

5-22

问：我有冠心病，长期服用阿司匹林，感染新冠病毒后，怎样选择解热镇痛药？

答：解热镇痛药中布洛芬可以降低小剂量阿司匹林的抗血小板作用，使其在心脏保护和预防卒中方面的作用减弱，而且会增加消化道出血的风险，故冠心病患者若感染新冠病毒后出现发热，不建议选择布洛芬进行退热，首选药物为对乙酰氨基酚。

5-23

问：我有冠心病，感染新冠病毒后，胸闷、气短、心慌加重了，该怎么办？

答：由于冠心病患者整体年龄偏大，出现新冠病毒感染重型的风险升高，建议坚持每日监测体温、指氧饱和度，观察是否出现呼吸困难症状。如果出现指氧饱和度 < 95%，或出现呼吸困难症状，建议尽快就医。冠心病患者感染新冠病毒后，如果出现胸闷、气短、心慌加重等症状，应警惕急性冠脉综合征、急性心力衰竭、心律失常、病毒性心肌炎、心源性休克等并发症，建议尽快就医。

5-24

问：我有冠心病，新冠病毒核酸检测已转阴，"阳康"之后，我该如何进行心脏康复？

答：心脏康复治疗能够进一步缓解患者的临床症状，有助于患者康复。同时可以帮助患者减轻乏力等临床症状。冠心病患者感染新冠病毒后，建议在专业医生的指导下及时安排康复治疗，不要自行加药或减药。在生活中应尽量选择少油、少盐、少糖饮食，多吃易消化、吸收的食物，同时不要过度饮水，以免增加心脏负担。适量活动有利于心脏康复，建议每日进行一些力所能及的室内活动，如慢走、简单的家务等，但是一定要量力而行。如果出现胸闷、胸痛等症状，尤其当这些症状与步行、家务等体力活动有明显关系或伴有出汗时，建议立即停止相关活动，及时就医，必要时拨打急救电话。

5-25

问：我有高血压，感染新冠病毒后，服用退热药与降压药是否会相互有影响？

答：根据目前的药理学研究，没有提示退热药会与降压药物发生相互作用，高血压病患者可以安全口服退热药，错开给药时间即可。值得注意的是，过量使用对乙酰氨基酚可能会升高血压，但过量使用对乙酰氨基酚的概率极小。

5-26

问：我有高血压，感染新冠病毒后，原来服用的降压药需要调整吗？如何居家监测血压？

答：高血压患者感染新冠病毒后，大多数降压药可以继续服用。新冠病毒感染者可能出现血压的波动，建议每日进行血压、心率的监测，如果多次测量血压均 > 140/90mmHg，建议调整降压药，必要时立即就医，或选择互联网医疗等方式寻求医生的建议。

5-27

问：我有高血压，感染新冠病毒后，使用含血管收缩剂的鼻塞药物，应注意什么？

答：缓解鼻塞常用的有伪麻黄碱、赛洛唑啉等，具有收缩血管、缓解水肿等作用，但可能会引起血压升高，心率增快。因此，高血压患者感染新冠病毒后，不建议使用伪麻黄碱、赛洛唑啉等鼻塞药物，可使用鼻喷激素或中药缓解鼻塞的药物。

5-28

问：我有高血压，能服用福尔可定止咳吗？

答：福尔可定中含有盐酸伪麻黄碱，可能会引起血压升高、心率增快。因此若高血压患者感染新冠病毒后出现咳嗽，不建议使用福尔可定。

5-29

问：我有冠心病、高血压，感染新冠病毒后，可以使用阿兹夫定吗？原来服用的心血管治疗药物能否继续使用？

答：冠心病、高血压患者感染新冠病毒后，可以使用阿兹夫定。目前认为心血管疾病不是该药的禁忌证，但对阿兹夫定或制剂中的其他任何成分过敏者禁用。注意不要预防性使用阿兹夫定，应在感染新冠病毒出现症状后服用。

对心血管疾病患者来说，新冠病毒感染易导致基础病加重，甚至恶化，如高热引起血压升高、心率增快，诱发心肌缺血，心力衰竭加重。因此，高血压、冠心病、心房颤动、心力衰竭等慢性心血管疾病患者，在服用阿兹夫定时，其长期服用的治疗药物必须遵照医嘱继续服用，随意停药可能诱发或加重疾病。

5-30

问：我有心房颤动，平时口服华法林，感染新冠病毒后，华法林的剂量需要调整吗？

答：心房颤动患者感染新冠病毒后，暂不需要调整华法林剂量，需注意按时监测凝血指标。如需服用抗病毒药物有增加出血风险可能，则需密切监测凝血指标中的国际标准化比值（INR）水平。

5-31

问：我有心房颤动，感染新冠病毒后，是不是更容易"中风"？

答：感染新冠病毒后，可明显加速基础疾病的进展，明显增加"中风"的发生率，从而增加死亡风险。故心房颤动患者须认识到心房颤动抗凝治疗的必要性和可能面临的脑卒中风险；使用华法林患者，需按要求每月监测凝血功能。

5-32

问：我有心房颤动，感染新冠病毒后，胸闷、心慌得厉害，双下肢也出现水肿，是不是很严重了？

答：心房颤动患者感染新冠病毒后，可明显加速基础病的进展，明显提高"中风"、心力衰竭的发生率，从而增加死亡风险。故心房颤动患者感染新冠病毒后，如出现胸闷、心慌、双下肢水肿等症状，说明病情加重且可能并发急性心力衰竭，建议立即就医，必要时呼叫急救。

消化系统

5-33

问：我有消化性溃疡，感染新冠病毒后发热了，能服用退热药吗？

答：感染新冠病毒后，大部分人会出现发热症状，如果体温低于38.5℃，建议采用物理降温等治疗手段。常用的退热药如布洛芬、对乙酰氨基酚，会给胃肠道带来一定的刺激，尤其既往有消化性溃疡、消化道出血病史的患者，口服退热药（布洛芬或对乙酰氨基酚）后可能出现恶心、呕吐、腹胀、腹泻、呕血、黑便等症状。该类患者感染新冠病毒后若出现发热，建议使用选择性环氧合酶（COX-2）抑制剂（如塞来昔布）或纳肛栓剂（如吲哚美辛栓剂），以减少消化道出血的风险。但对于有消化性溃疡患者，服退热药时，需关注是否有黑便、头晕、心悸、恶心、呕吐等情况，一旦出现上述症状，建议马上就医。

5-34

问：我有消化性溃疡，感染新冠病毒服用了退热药后，出现上腹痛、黑便，该怎么办？

答：服用布洛芬、对乙酰氨基酚等退热药后，有可能出现消化性溃疡及消化道出血。消化性溃疡患者感染新冠病毒后，口服退热药后出现腹痛、黑便、头晕、黑矇等症状，需排除消化道溃疡伴出血，建议监测心率、血压，立即就医。

5-35

问：我有消化性溃疡，感染新冠病毒服用了退热药后，出现头晕、黑矇、全身乏力、出虚汗，很严重吗？

答：消化性溃疡患者，感染新冠病毒服退热药后，如果出现头昏、黑矇、全身乏力、出虚汗等症状，需考虑服退热后大量出汗导致人体循环血容量不足，还需考虑并发消化道出血，且可能已出现低血容量性休克，建议立即就医，必要时呼叫急救。

5-36

问：我有消化性溃疡，感染新冠病毒后，出现恶心、呕吐、腹泻，怎么办？

答：消化性溃疡患者感染新冠病毒后，若出现恶心、呕吐、腹泻，需严密观察有无腹痛、腹胀和大便性状、排便次数变化，如果出现大便变黑、带血，需考虑合并消化道出血，建议立即就诊；如果多次恶心、呕吐、多次水样便伴口干、乏力，建议立即就医；如果仅轻微的恶心、呕吐、排少量黄色水样便，可以服用藿香正气水、调节肠道菌群药物（如双歧杆菌三联活菌等）、蒙脱石散等帮助缓解症状，需注意清淡饮食，忌油腻、辛辣刺激性食物。

5-37

问：我有消化性溃疡，感染新冠病毒后，能服用抗新冠病毒中药汤剂吗？

答：消化性溃疡患者感染新冠病毒后，可以服用中药汤剂，但应先和医生沟通自己的症状及基础疾病史，医生需根据患者特点加减使用中药成分，中药汤剂服用时间不宜超过 7 日，对中药成分过敏者慎用。

5-38

问：我有消化性溃疡，感染新冠病毒后，该怎么吃才能养胃？

答：胃肠道也是新冠病毒攻击的对象之一，消化性溃疡患者感染新冠病毒后，应一日三餐规律进食，忌烟酒，在饮食上宜选择以蒸、煮等烹调方式为主的清淡、易消化食物，补充高蛋白、低脂肪的食物，应尽量避免过于粗糙、坚硬、辛辣刺激性食物。

5-39

问：我有慢性胆囊炎，感染新冠病毒后，饮食应注意什么？

答：胆囊疾病患者感染新冠病毒后，饮食应总体遵循清淡低脂、少量多餐、晚餐少吃的原则。忌食高脂肪、高胆固醇食物，如蛋黄、动物油脂、动物内脏、肥腻肉类、煎炸食品，避免饮酒、生冷硬食和辛辣刺激性食物。此外，还应少食富油坚果及全脂奶制品。

泌尿系统

5-40

问：我有慢性肾炎，感染新冠病毒后，服用退热药对肾脏的伤害大吗？

答：新冠病毒感染引起的发热与其他病毒感染相似，一般会伴有全身肌肉酸痛、食欲缺乏等，发热后首选物理降温方式，如效果不好，可选择退热药，有助于改善上述症状。常用的退热药包括对乙酰氨基酚和布洛芬，都是比较安全的非处方药。

慢性肾炎的患者感染新冠病毒后，发热达 38.5℃以上时，可以考虑使用退热药，对于肾功能正常的各种肾脏疾病患者，可以使用常规剂量的对乙酰氨基酚或布洛芬等退热药；对肾功能已有减退的慢性肾功能不全患者，退热药应适当减少剂量，并且需要注意两种退热药不能同时使用，也不能某一种退热药超剂量使用。

另外，感康、快克、克感敏片、感冒灵片、白加黑、氨咖黄敏胶囊、维 C 银翘片、三九感冒灵颗粒等很多常用感冒药都含有对乙酰氨基酚成分，同样不能与对乙酰氨基酚、布洛芬同时使用。

5-41

问：我有慢性肾炎，感染新冠病毒合并细菌感染后，使用抗生素对肾脏的伤害大吗？

答：慢性肾炎患者感染新冠病毒后，检查血常规、超敏 C 反应蛋白、降钙素原、痰培养 + 药敏试验、胸部 CT 等，如果炎症指标提示存在细菌感染证据，则应考虑使用抗生素。但要注意不合理使用抗生素会对慢性肾炎患者的肾脏产生伤害，主要包括两大类型的抗生素，分别为第一代、第二代头孢菌素类与氨基苷类，对于本来就存在肾功能不全的患者来说，这种伤害将会更加明显。

头孢唑林、头孢氨苄及头孢拉定等属于第一代头孢菌素，头孢呋辛、头孢克洛及头孢替安等属于第二代头孢菌素；而庆大霉素、妥布霉素及阿米卡星等都属于氨基苷类抗生素。它们都具有一定肾毒性，肾功能减退者尽可能不选择这两类抗生素，就算是肾功能正常的肾病患者也要谨慎使用。

5-42

问：我有慢性肾炎，感染新冠病毒后，使用中药汤剂对肾脏的危害大吗？

答：部分感染新冠病毒后的慢性肾炎患者选择了中药汤剂，错误地认为中药不会有肾毒性或副作用，其实只要是"药"都会有适应证，中药也不例外。

已有的研究发现，常见的中药，如关木通、青木香、广防己、天仙藤及马兜铃等均含有兜铃酸，具有肾毒性，长期服用可导致肾小管病变、慢性肾衰竭，短时间内大量服用可导致急性肾损伤，《中华人民共和国药典》已剔除马兜铃等药物，若本来肾功能就比较差，使用上述中药后伤害将会更加严重，为了减少对慢性肾病患者的肾脏损伤，一定要在肾内科医生或中医师的指导下使用中药汤剂。

5-43

问：我感染新冠病毒后，导致慢性肾炎加重了，该怎么办？

答：新冠病毒感染对肾脏的影响是出现肾损伤，所以慢性肾炎患者感染新冠病毒后，有可能会导致自身病情加重，但目前流行的奥密克戎变异株在感染后一般都是轻症，较少出现重症。如果是轻症患者，或无症状感染患者，也可能不会影响慢性肾炎的病程，所以慢性肾炎患者无须过于焦虑。

对于已经出现了新冠病毒感染症状的肾病患者来说，在关注症状的同时也要关注肾病相关症状。据临床观察，部分患者可出现红细胞显著增多、肉眼血尿；但通过多饮水、服用碳酸氢钠片碱化尿液，肉眼血尿一般会持续 2～3 日，如果超过 7 日不缓解，建议及时去医院就诊。如果是蛋白尿加重，多半患者在感染完全康复之后复查，尿蛋白水平会恢复正常或降至原来水平，所以不一定在感染期就急着增加降蛋白的药物，可观察一段时间。如果出现血肌酐升高，则要查升高的原因，如是否存在呕吐、食欲下降引起的摄入量不足或腹泻脱水导致的低血容量，经充分补液，暂停降压药后动态观察监测，经纠正后升高的血肌酐通常是可逆的；如果血肌酐进行性上升，患者必须尽快求助一直随诊的肾内科医生，多数患者需要住院治疗，重新制定治疗方案。

5-44

问：我有慢性肾炎，感染新冠病毒后，该多久去复查？主要复查什么？

答：如果感染新冠病毒后属于轻型，也没有水肿、少尿、肉眼血尿等肾病突发情况，可以在新冠病毒感染康复后 2 周复查肾脏相关指标；病情较重者需要去医院就诊，甚至是住院时，都应立即动态复查肾脏相关指标、监测血压，复查的常见指标是尿常规、24 小时尿蛋白定量、尿蛋白与尿肌酐比值、血常规、肾功能、肾脏超声等。

5-45

问：我有肾病综合征，感染新冠病毒后，出现尿蛋白等指标的一过性升高该怎么办？

答：肾病综合征患者感染新冠病毒后，不论是无症状感染还是轻症患者，在医院做检查大多都会出现尿蛋白、尿微量白蛋白、血尿素氮及血肌酐等指标的异常，但目前就诊的多数患者观察均为一过性升高，随着新冠病毒感染病情的好转与康复，出现尿蛋白等异常指标能够恢复降至正常或降至原来水平，对此不必过度焦虑。在治疗新冠病毒感染时，应注意合理用药、适量多饮水、清淡饮食、保证充足睡眠。

5-46

问：我有肾病综合征，感染新冠病毒后，吃鸡蛋等高蛋白食物，会加重病情吗？

答：肾病综合征患者感染新冠病毒后，吃鸡蛋等高蛋白食物不会加重病情。鸡蛋的营养价值很高，含有人体必需的所有营养物质，如蛋白质、脂肪、卵黄素、卵磷脂、维生素和铁、钙、钾等，被人们称作"理想的营养库"，其中蛋白质的氨基酸比例很适合人体生理需要，易被机体所吸收，利用率可达 98% 以上。肾病综合征患者每日吃 1～2 个鸡蛋（50～100g）增加营养，可以提高患者机体的免疫力，而且感染后发热身体处在高代谢状态，可导致体内蛋白质分解更快，适量补充有利于肾病综合征病情的康复。

建议：每日吃 1 个鸡蛋（约 50g）、牛奶 200ml、豆腐 50g、肉类 100g 左右，以保证优质蛋白质的摄入。当然，任何食物都不能食用过量，所以不能够吃太多的鸡蛋，否则患者的肾脏负担就会加重。肾病患者在饮食方面需要多样化，需要荤素搭配，以及粗粮与细粮交替摄入。

5-47

问：我有肾病综合征，感染新冠病毒后哪些情况需要马上就医？

答：对于病情稳定的肾病患者来说，感染新冠病毒后，绝大多数肾病综合征患者多为发热、咽痛、干咳、鼻塞、流涕、味觉或嗅觉减退等表现，可以通过居家隔离、一般治疗、抗病毒治疗、免疫治疗等方式进行处理。

若出现以下 6 种现象，不能再居家观察，需马上就医：①用了退热药，体温仍 ≥ 38.5℃，且超过 3 日；②出现气促，呼吸频率 ≥ 30 次 /min 或呼吸室内空气时，静息状态下，指氧饱和度 ≤ 93%；③持续不能饮食或腹泻已超过 2 日；④尿蛋白明显升高已超过 1 周；⑤血肌酐明显升高后未恢复超过 1 周；⑥出现水肿、尿量减少、关节肿痛、肉眼血尿、腰酸腰痛、精神状态差等。

5-48

问：我有肾病综合征，感染新冠病毒后，出现肉眼血尿，为何医生给我吃碳酸氢钠？

答：肾病综合征患者感染新冠病毒后，有部分患者会出现尿色发红，呈茶色，临床称为肉眼血尿，常见于自身免疫性肾病（IgA 肾病）、薄基底膜肾病等。肉眼血尿期间肾小管充满了红细胞管型，以及红细胞被破坏后释放出的血红蛋白，大量血红蛋白堵塞肾小管等原因会导致肾小管损伤从而使血肌酐升高。因此肾内科医生为了避免过多红细胞堵塞沉积在肾小管中引起肾损伤，会通过嘱咐患者多饮水增加尿量、口服碳酸氢钠碱化尿液等方式促进肾小管中的血红蛋白排出。肾病综合征患者需要注意：若超过 7 日的肉眼血尿不缓解或突然少尿、夜尿增多，应及时到医院就诊，由肾内科医生重新调整治疗方案。

5-49

问：我有肾病综合征，感染新冠病毒后降压药、激素、免疫抑制剂等药物是继续服用还是暂停？

答：肾病综合征患者常服用地平类（钙通道阻滞剂）和普利类（血管紧张素转化酶抑制剂）或沙坦类（血管紧张素 II 受体阻滞剂）降血压药物，除降血压外还能降低肾小球灌注压、减少蛋白尿、防止肾小球硬化等，目前多个国际指南和专家组都认为没有特殊停药理由，新冠病毒感染期，应继续使用原药物治疗。

特别需要指出：①如果新冠病毒感染期间出现发热、呕吐、腹泻等症状，可能因脱水引起低血压，普利或沙坦类降压药需要暂停几日，直到情况稳定后才可恢复用药；②若新冠病毒感染期出现尿少及血肌酐明显升高，提示发生了急性肾损伤，也要暂停使用降压药物，并与肾内科医生详细沟通，必要时住院调整治疗方案。

糖皮质激素代表药物为泼尼松、泼尼松龙、甲泼尼龙。在新冠病毒感染期建议始终保持相同剂量的糖皮质激素治疗，因突然停药可引起肾病急性发作及肾上腺皮质功能减退症等并发症。发生了新冠病毒感染，使用糖皮质激素会增加感染风险，但突然停用糖皮质激素不可行也不安全。

肾病综合征患者常用的免疫抑制剂和生物制剂绝大部分在新冠病毒感染期需要停药，原因如下：①环磷酰胺、环孢素、他克莫司、霉酚酸酯（吗替麦考酚酯）等免疫抑制剂会削弱免疫系统对新冠病毒的防御能力；②免疫抑制剂共同的主要副作用是感染，如细菌性肺炎、带状疱疹病毒感染、卡氏肺孢子虫肺炎等，大多为细菌性和机会性感染，有时会致命，因此需要考虑在新冠病毒感染期暂停用药，待好转后再恢复使用免疫抑制剂；③新冠病毒感染而暂停用药的几周时间中，肾病可能会复发，但可能性相对较小。最后建议肾病综合征患者与肾内科医生联系，结合目前病情，综合考虑暂停该类药物的获益和风险，等情况好转后再恢复使用免疫抑制剂。

5-50

问：我有尿毒症，是新冠病毒感染重型的危险人群，需要家里准备血氧仪吗？

答：尿毒症是新冠病毒感染重型的高危人群，需要家里准备血氧仪，同时建议以下肾病患者也备血氧仪：①年龄＞65岁，尤

其是未全程接种新冠病毒疫苗者；②服用中大剂量糖皮质激素
（泼尼松≥20mg/d）者；③服用免疫抑制剂、生物制剂者，如环
磷酰胺、他克莫司、环孢素、霉酚酸酯、硫唑嘌呤、利妥昔单
抗；④肾移植者；⑤血液透析及腹膜透析患者等。

5-51

问： 我是糖尿病、高血压等多病共存的尿毒症患者，
长期透析，感染新冠病毒后，还能继续透析吗？

答： 长期透析患者感染新冠病毒后，需要继续进行维持性透
析治疗。对于多病共存的尿毒症患者，感染新冠病毒后，应进行
早期分级诊断，早期筛查出有进展到重症肺炎风险的患者，及时
救治和挽救患者生命尤为重要。

轻型和中型新冠病毒感染的长期透析患者，可以在门诊尽早
开始治疗，需要在专业医生的指导下继续进行透析治疗，同时在
不影响透析治疗的情况下，保证抗新冠病毒用药安全。如果透析
患者出现发热症状，可遵医嘱使用对乙酰氨基酚或布洛芬等退热
药，同时可遵医嘱使用抗病毒药物，如阿兹夫定、奈玛特韦/利
托那韦组合包装（Paxlovid）等。如果透析患者感染新冠病毒后，
出现呼吸困难、胸痛、气促等症状，静息状态下呼吸空气时指氧
饱和度≤93%，提示发生新冠病毒感染重型的可能，建议立即住
院进一步诊治，以免延误病情。

5-52

问： 我肾移植后，使用免疫抑制剂后是不是更容易感
染新冠病毒？

答： 肾移植患者属于脆弱群体，大多数有基础病而且在使用
激素与免疫抑制剂等，是新冠病毒感染重型和危重型的高危人
群，该类患者身体抵抗力比普通人差，更容易感染新冠病毒，且
容易发展成为重型。

5-53

问：我是孤立肾（独肾），感染新冠病毒后，发展为
重型的风险高吗？

答：孤立肾（独肾）患者由于只剩下一个肾脏，担心在感染
新冠病毒后发展为重型是可以理解的。目前从临床上看，肾功能正
常的孤立肾患者，不会增加发生新冠病毒感染重型的风险。肾功能
下降的孤立肾患者发生新冠病毒感染重型的风险会增加。需要注
意的是，因其他健康问题，如外伤、肾脏肿瘤、肾结核等，需要把
单侧肾脏切除者，也可能会增加发生新冠病毒感染重型的风险。

5-54

问：我有多囊肾，感染新冠病毒后，发展为重型的风
险高吗？

答：多囊肾患者感染新冠病毒后，如果肾功能正常，或有血
肌酐轻微升高、尿蛋白微量等，不用太过担心，感染新冠病毒后
发展为重型的风险不高，所以按照一般对症处理即可。如果肾功
能下降，发生新冠病毒感染重型的风险会增高，此时需注意，若
出现高热不退、呼吸困难、尿量明显减少等情况，需及时就医。

血液系统

5-55

问：我有白血病，发热了，怎么判断发热是白血病引
起的还是感染新冠病毒引起的？

答：新冠病毒感染一般以发热为主要表现，伴有轻度的干
咳、乏力、呼吸困难，还有腹泻等症状。而癌性发热是指癌症患
者在排除感染、抗生素治疗无效的情况下，出现的直接与癌症有
关的非感染性发热。白血病的"癌性发热"表现为以中低度的发

热为主，一般不会伴有干咳、呼吸困难、腹泻、全身酸痛等病毒性感染的症状，且病程较长、经常反复、时间发展较慢，可伴有体重下降、盗汗、皮肤瘙痒。

二者之间的鉴别主要看肺部 CT 是否出现典型新冠病毒感染所致肺炎影像学表现和新冠病毒核酸检测阳性。二者的鉴别点如下。

1. **持续时间**　白血病发热不容易恢复，持续时间长，即使退热，仍易反复发热；新冠病毒感染发热通常最多维持 1 周。

2. **体温**　白血病引起的发热症状多在 38℃以下，通常表现为低热，而新冠病毒感染通常会出现高热。

3. **是否出血**　白血病引起的发热不仅表现为体温升高，还表现为不同程度的牙龈出血和黏膜出血，新冠病毒感染发热通常不引起机体体表出血。

4. **伴随症状**　慢性白血病低热时，常伴有疲劳、盗汗或多汗、消瘦，同时可能还会出现贫血、出血、骨痛、淋巴结肿大等症状。新冠病毒感染在高热时常伴全身无力、咽喉疼痛、咳嗽、精神状态不佳等症状。

5. **白细胞数量**　白血病是由白细胞异常增加引起的，属于细胞病变，退热后血常规检查白细胞不会恢复到正常，新冠病毒感染后白细胞常在正常范围。

5-56

问： 我有白血病，是否更易感染新冠病毒？该如何居家防护？

答： 相较于健康人群，白血病患者更容易感染新冠病毒。白血病是一种发生在血液系统与免疫功能有关的恶性疾病，会导致免疫功能下降，并且白血病患者在接受放化疗时，免疫功能会出现不同程度的受损。因此白血病患者抵御新冠病毒感染的能力也较健康人群有减弱，更容易进展为重型和危重型，死亡风险更大。

白血病患者居家防护要做好以下几点。

1. 室内多通风，每次开窗通风 30 分钟以上；注意保持良好的卫生习惯，勤换被褥，每日沐浴或擦身，注意沐浴时做好保暖工作，更换内衣和贴身衣物；多次消毒经常触碰的物品，如床头柜、床架及其他卧室家具。

2. 若周围出现新冠病毒感染者，须保持一定距离，尽量避免与其接触，防止交叉感染。

3. 均衡健康饮食，给予富含蛋白质与维生素、适量纤维素及清淡、易消化的饮食，少量多餐，以新鲜食物为主，注意清洁卫生，不建议吃腌制、煎炸、刺激性的食品，如熏肉、熏肠等。如果条件允许，建议多吃蔬菜、水果。

4. 咳嗽、咳痰和打喷嚏时，需要用纸巾包住口鼻，再进行咳嗽、咳痰和打喷嚏；擦拭分泌物的纸巾存放于有盖子的垃圾桶。每日消毒并清理好垃圾桶。

5. 应做好防护，尽量避免聚集，如实在有必要外出，外出时严格配戴口罩，尽可能与他人保持 1m 以上距离。尽量避免乘坐公共交通工具，若必须乘坐公共交通工具，则全程配戴医用外科口罩或 N95 口罩。

6. 保持手卫生，经常洗手，可随身携带免洗消毒液或酒精湿巾，少触摸公共物品，尽量避免手接触口、眼、鼻。

7. 科学安排一日的作息，保持心情放松、心态良好，防止过度紧张和劳累，规律起床、睡觉、吃饭、服药、活动时间，劳逸结合，合理安排工作与休息。

8. 如遇紧急情况，须立即送医就诊。

5-57

问：我有白血病，感染新冠病毒后出现发热、鼻出血、皮肤瘀斑，该怎么办？

答： 白血病患者除皮肤、黏膜的出血外，最多见是鼻出血。因鼻腔暴露在外，容易受到损伤，故容易出现鼻出血。

白血病患者感染新冠病毒后，若出现鼻出血，治疗方法如下：①如果是轻度鼻出血，一定要用无菌棉球、不要用餐巾纸堵塞鼻腔，避免细菌入血而感染；②可用含有收缩血管的肾上腺素棉球或呋麻滴鼻剂堵塞鼻腔；③如果通过以上方法无法缓解，且血小板数值过低，一定要及时输注血小板；④如血小板来源比较紧张无法短时间内调配，可以请耳鼻咽喉科医生进行鼻腔填塞，直接以专用的膨胀棉条压迫止血，也是比较简单有效的方法。

白血病患者感染新冠病毒后，若出现皮肤瘀斑，应该给予以下积极治疗：①予以止血药，如酚磺乙胺（止血敏）、云南白药等。②对于血小板减少的患者，输血小板；凝血功能异常的患者，输注新鲜血浆；如果合并细菌感染，可能加重出血，需要积极控制细菌感染。③最重要的是积极应用全身化疗治疗急性白血病，白血病完全缓解之后，皮肤瘀斑的症状会明显减轻。

5-58

问： 我有白血病，感染新冠病毒后出现白细胞、淋巴细胞下降，是什么原因？

答： 感染新冠病毒后，大多数白血病患者会出现白细胞减少，尤其淋巴细胞减少，是由于人体在和新冠病毒激烈抗争后淋巴细胞被消耗。通常经过有效的抗病毒治疗后，病情好转，淋巴细胞水平会逐渐恢复正常。

5-59

问： 我有白血病，药物退热效果不好时，可以中药和西药一起吃吗？

答： 白血病患者感染新冠病毒后，不能自行盲目叠加使用中药和西药来退热，需要谨遵医嘱。在治疗新冠病毒感染的过程中，如需使用药物退热，医生可能会让患者同时服用中药和西药，但在服用药物的过程中，中药和西药不可以一起，需要间隔一段时间再服用，以免影响药物发挥药效。另外很多中药含有西药成分，中药和西药合并用药会增加药物的不良反应。应尽量减少服用药物的品种，避免造成继发的肝肾损伤，也不建议多种药物一起服用。

5-60

问：我有白血病，感染新冠病毒后，可以用哪些药物？

答：白血病患者感染新冠病毒后，如果出现发热，可以在医生的指导下服用阿司匹林、对乙酰氨基酚等进行退热治疗；如果出现咳嗽、咽痛等症状，可以遵医嘱服用愈创甘油醚、地喹氯铵等。白血病患者感染新冠病毒后，使用抗病毒药、免疫治疗、抗生素、中药等均非常重要，但需格外关注抗新冠病毒药物与化疗药物之间的相互作用，如白血病患者会应用到免疫抑制剂（环孢素、他克莫司、西罗莫司等），这类药物与奈玛特韦/利托那韦存在药物相互作用，用药前应停药或减量，并监测药物血药浓度。

5-61

问：我有淋巴瘤，感染新冠病毒后，是否要推迟抗肿瘤治疗呢？

答：在此种情况下，国内外指南均建议推迟抗肿瘤治疗。淋巴瘤患者感染新冠病毒后，应首先评估感染的严重程度，积极与自己的主治医生联系，在医生指导下居家休息、服用对症药物；必要时积极就医治疗，寻求感染科专家建议。

5-62

问：我有淋巴瘤，感染新冠病毒后处于康复期，应何时重新开始抗肿瘤治疗？

答：根据 2022 年《癌症相关感染的预防和治疗指南》（第 3

版）推荐，推迟抗肿瘤治疗的持续时间取决于临床新冠病毒感染的严重程度（即轻型、中型、重型、危重型）、恶性肿瘤的类型和状态、推迟治疗导致癌症复发和进展的风险、合并症、治疗的类型和强度，以及治疗方案的不良反应。

1. 新冠病毒感染轻型、中型淋巴瘤患者

（1）计划接受靶向治疗、长效生物治疗、免疫抑制剂、放疗、免疫治疗、激素治疗（内分泌治疗）者，建议从首次新冠病毒核酸检测阳性日期起，暂停治疗至少 10 日，直到症状好转，并且在不使用退热药的情况下体温正常至少 24 小时，之后可以开始或恢复原计划的抗肿瘤治疗。

（2）计划接受细胞毒性治疗（一般指化疗）者、造血干细胞移植或嵌合抗原受体 T 细胞免疫治疗者，建议从首次新冠病毒核酸检测阳性日期起暂停治疗至少 14 日，直到症状好转，并且在不使用退热药的情况下体温正常至少 24 小时，之后可以开始或恢复原计划的抗肿瘤治疗。

2. 新冠病毒感染重型、危重型淋巴瘤患者　无论正在接受任何抗肿瘤治疗，建议从首次新冠病毒核酸检测阳性日期起暂停治疗至少 20 日，直到症状好转，并且在不使用退热药的情况下体温正常至少 24 小时，之后可以开始或恢复原计划的抗肿瘤治疗。

3. 对肿瘤治疗效果的影响　对于化疗时间推迟是否会影响肿瘤治疗效果不能一概而论，需根据患者病情、肿瘤类型、化疗目的等情况分类判断。例如：患者身体状况良好，病情处在缓解期或稳定期，可以适当延迟化疗时间。建议延迟时间不超过 2 周，但新冠病毒感染的病程一般为 7～10 日，对于大多数患者来说，延迟化疗不会影响到抗肿瘤治疗疗效。淋巴瘤对化疗敏感，在新冠病毒感染恢复后，根据具体病情综合评估，应尽快重启抗肿瘤治疗。

有文献报道，新冠病毒可在血液系统肿瘤等免疫抑制个体中持续存在数周至数月。因此，建议对淋巴瘤患者进行个体化讨论，充分评估抗肿瘤治疗指征、治疗目标，以及治疗耐受性等因素，制定合理的治疗计划，合理选择重启抗肿瘤治疗时机。

5-63

问：我有淋巴瘤，感染新冠病毒后，使用退热药有哪些注意事项？

答：淋巴瘤患者机体免疫力差，是新冠病毒感染的高危人群。淋巴瘤患者感染新冠病毒后出现发热，使用的退热药原则上与普通人群差别不大，但需注意以下情况。

1. 因淋巴瘤本身或治疗导致的肝肾功能异常、正在出血、正在服用抗凝药物的淋巴瘤患者，不宜用对乙酰氨基酚来退热，可使用布洛芬。

2. 使用退热药时，一定不能过量或几种药物叠加使用。不同的非甾体抗炎药作用不同，有些以退热为主，有些以镇痛为主，不建议使用阿司匹林作为退热药物。

3. 中成药、西药不能叠加使用，很多中成药都是复合成分，若联合使用可能导致肝功能异常。退热药（如布洛芬）不能与复方感冒药（如泰诺、白加黑）同时使用；酚麻美敏片、氨酚麻美干混悬剂等不能与感冒灵颗粒、速感康、强力感冒片等同时使用。

内分泌系统

5-64

问：我有 2 型糖尿病，为什么容易感染新冠病毒？感染后发展为重型的风险高吗？死亡风险高吗？

答：2 型糖尿病患者以中老年人为主，年龄偏大，抵抗力相对较低，常有代谢异常，且大部分糖尿病患者易发肥胖，同时血糖高的人免疫系统会被糖化，导致免疫功能进一步减退，更容易合并各种感染，包括新冠病毒感染。糖尿病患者是新冠病毒感染重型、危重型的高危人群，死亡风险也高。因此，注重糖尿病患者的血糖控制至关重要，在新冠病毒流行的特殊时期尤其要加强血糖管理。

5-65

问：我有 2 型糖尿病，该怎么预防新冠病毒感染？

答：糖尿病患者预防新冠病毒感染建议如下。

1. 均衡糖尿病饮食，学习并记录食物的升糖指数，避免吃升糖指数高的食物，补充优质蛋白质，多吃蔬菜，主食中添加杂粮。

2. 去空旷人少的地方进行有氧运动锻炼身体，如瑜伽、太极、八段锦、步行等轻柔缓和的运动。

3. 不熬夜，保证足够睡眠。

4. 加强自我管理，观察多尿、多饮、多食、体重下降等症状，以及血糖变化。

5. 切不可擅自停用降血糖药物，应通过网络途径或到医疗机构与主治医生取得联系进行调整药物。

6. 讲卫生，勤洗手，外出戴口罩。

7. 注意保暖，房间多通风。

8. 保持愉悦的心情。

5-66

问：我有 2 型糖尿病，感染新冠病毒后，应该马上去医院吗？

答：糖尿病患者感染新冠病毒后，一旦出现以下情况，应立即就医。

1. 呼吸困难或呼吸频率明显增快；或家中有条件者监测外周指氧饱和度，发现外周指氧饱和度 ≤ 93%。

2. 经药物治疗后体温仍持续高于 38.5℃，超过 3 日。

3. 在新冠病毒感染后血糖居高不下（空腹或餐前血糖水平超过 13.9mmol/L，餐后或随机血糖超过 17mmol/L）或频发严重低血糖。

4. 连续数日呕吐及腹泻，进食、进水困难，并且有明显脱水者。

5. "三多一少（多饮、多食、多尿、体重减少）"症状加重，并出现明显消化道反应（恶心、呕吐、腹痛等）、严重脱水等症状，甚至出现意识不清、呼吸深快、呼出气体带有烂苹果味，尿酮体检查呈阳性。

5-67

问：我有 2 型糖尿病，感染新冠病毒后，发热对血糖控制有影响吗？

答：糖尿病患者感染新冠病毒后，发热对血糖控制有影响。

一方面，新冠病毒感染发热作为一种应激反应，可刺激机体分泌大量的应激性激素（如糖皮质激素、肾上腺素、胰高糖素等），这些应激性激素具有拮抗胰岛素的作用，可导致血糖显著升高，严重者甚至可诱发糖尿病酮症酸中毒等糖尿病急性严重性并发症。

另一方面，发热会引起人体不适、食欲下降，患者进食量往往比平时少，这样又可能造成血糖下降。此外，焦虑失眠、活动减少、进餐及用药不规律等也会对血糖造成一定的影响。

因此，这期间患者血糖波动往往比较明显，有可能升高也可能下降，需加强血糖自我监测、血糖自我管理。

5-68

问：我有 2 型糖尿病，感染新冠病毒后，该如何居家监测？

答：糖尿病患者感染新冠病毒后，由于发热、食欲缺乏、腹泻、进餐不规律等原因，患者血糖往往波动较大，很容易发生低血糖或糖尿病酮症酸中毒，因此应加强对血糖和尿酮体的自我监测。建议每日测 7 个时间点（三餐前 + 三餐后 2 小时 + 睡前）的血糖，如果早晨出现异常血糖波动，必要时还需加测凌晨 02:00 或 03:00 的血糖。另外，当随机血糖 > 13.9mmol/L 时，还要每 4 ~ 6 小时用尿酮试纸检查有无尿酮体阳性，尤其 1 型糖尿病患者更需检查酮体。如发现持续血糖高或尿酮体阳性，应及时就医。

5-69

问：我有 2 型糖尿病，感染新冠病毒后，降血糖药、胰岛素针剂量需要调整吗？

答：2 型糖尿病患者感染新冠病毒后，降糖药物不能随意停用。因新冠病毒感染后人体炎症反应及发热引起的应激反应，可刺激机体分泌大量应激性激素如糖皮质激素、肾上腺素等，导致血糖明显升高；另一方面，感染新冠病毒后可能出现发热、食欲缺乏，甚至恶心、呕吐、腹泻等，使得进食量减少，可能造成血糖下降，出现低血糖。因此，需要密切监测血糖，及时调整降糖药物剂量，切不可贸然停用降糖药物（包括胰岛素），否则有可能诱发糖尿病酮症酸中毒等严重急性并发症。

5-70

问：我有 2 型糖尿病，感染新冠病毒后，容易发生低血糖昏迷吗？

答：糖尿病患者感染新冠病毒后，出现发热会引起机体疲劳、乏力不适、出汗，患者食欲下降，进食量减少，会使糖尿病患者身体代谢增加、葡萄糖消耗加快，再加上降糖药物未调整等因素，容易引起血糖下降，甚至发生低血糖昏迷。

5-71

问：我有 2 型糖尿病，感染新冠病毒后，很容易出现
糖尿病并发症——糖尿病酮症酸中毒吗？该怎么
预防？

答：糖尿病患者感染新冠病毒后，感染作为一种应激反应，
刺激机体分泌大量应激性激素，这些激素具有拮抗胰岛素的作
用，可使血糖显著升高，甚至可诱发糖尿病酮症酸中毒等急性并
发症。许多新冠病毒感染糖尿病患者出现发热、咽痛、咳嗽，常
伴有恶心、呕吐、腹泻、胃纳下降等消化道症状；患者可能自行
停用降糖药物和胰岛素；发热后出汗多、未能及时补充水分；以
上因素均容易诱发糖尿病酮症酸中毒。

糖尿病患者感染新冠病毒后，预防糖尿病酮症酸中毒发生的
注意点如下：①保持血糖平稳，减少血糖波动；②降糖药不要擅
自减量或停用，尤其是注射胰岛素的糖尿病患者；③积极预防和
控制感染，感染是发生糖尿病酮症酸中毒最常见的诱因；④多补
充水分，若发热、出汗、腹泻导致水分大量丢失，应及时补水，防
止出现脱水；⑤监测血糖及尿酮体，建议感染新冠病毒后增加血
糖监测频率，包括三餐前、三餐后 2 小时，以及睡前共 7 个时间
点的血糖，必要时还要监测夜间、凌晨血糖；除血糖监测外，更
应该注意酮体变化，尤其是当患者血糖 > 13.9mmol/L（250mg/dl）
时，一定要测尿酮体，以便及早发现糖尿病酮症酸中毒。

5-72

问：我有 1 型糖尿病，感染新冠病毒后，是不是更容
易糖尿病酮症酸中毒？

答：1 型糖尿病是由于患者胰腺的胰岛 β 细胞被破坏所致，
常导致胰岛素绝对缺乏，体内血糖波动特别大，需注射胰岛素来
控制血糖，该类型患者有自发性糖尿病酮症酸中毒倾向。糖尿病

酮症酸中毒最常见的原因是感染，其他原因包括胰岛素治疗中断或不适当减量、各种应激、酗酒，以及某些药物（如糖皮质激素、拟交感药物等），另有 2%～10% 原因不明。1 型糖尿病患者感染新冠病毒后，感染产生应激反应，刺激机体分泌大量应激性激素，这些激素具有拮抗胰岛素的作用，可使血糖显著升高，故更容易引起糖尿病酮症酸中毒。

在此特别提醒：1 型糖尿病患者感染新冠病毒后，一定要保持对糖尿病酮症酸中毒的高度警惕，家中多自我监测血糖、尿酮体。存在血糖波动大或无法解释的高血糖的 1 型糖尿病患者，应进行持续血糖监测，以便及早发现和处理糖尿病酮症酸中毒。

5-73

问：我有 2 型糖尿病，感染新冠病毒后的康复期，饮食上应注意哪些方面？

答：2 型糖尿病患者感染新冠病毒后的康复期，胃肠道功能逐渐恢复正常，胃纳好转，但康复期应避免"大补大吃"，要保证食物细软，吃饭要细嚼慢咽，待胃纳进一步好转后逐渐适量增加摄入量；多摄入鱼、禽、肉、蛋、奶和豆类，适量搭配蔬菜和水果。如老年糖尿病患者胃纳不佳、身体虚弱，可在医生和营养师的指导下，适时合理补充营养，如摄入特殊医学用途配方食品、营养素补充剂等。

5-74

问：我有 2 型糖尿病，感染新冠病毒出院后该怎么运动？怎样判断是否运动过度？

答：大部分糖尿病患者感染新冠病毒后，有一定程度的疲劳，甚至可持续数周到数月，适合的运动方法如下。

1. 应充分休息，保持良好的睡眠，可尝试调整每日做事节奏，不要一次做太多事情。

2. 应循序渐进地恢复锻炼，在安全和无疲劳的情况下逐渐恢复力量和耐力。

3. 通过居家进行轻度运动，如步行困难，可考虑在床上或椅子上锻炼，从简单的拉伸动作开始，逐步增加活动量，如做家务、散步、打太极拳、练八段锦等热身运动。老年糖尿病患者也可以进行呼吸练习、咳嗽训练，有助于排痰。

4. 再进一步进行低强度运动，如在小区内散步，一开始每次运动时间不超过 15 分钟，在室外要做好保暖措施不要着凉。

5. 在以上运动的基础上无不适后，适当提高运动强度，进行如快走、慢跑等有氧运动，时间控制在 30 分钟以内，从而逐渐恢复心肺功能和体力。还可增加跳舞等中等强度的运动方式锻炼。

6. 通过前面阶段的逐步锻炼，身体慢慢得到了恢复，如无不适，可进行打球、跑步等运动，回归正常生活。

7. 如果"阳康"后在运动过程中出现胸闷、胸痛、心悸、呼吸困难、心跳加速等不适，需考虑运动过度，要立即停止，进行休息或就诊。

5-75

问：我有甲状腺功能亢进，新冠病毒感染后，出现胸闷、心慌，需要马上去医院就诊吗？

答：甲状腺功能控制平稳的甲状腺疾病不是感染新冠病毒和发展为重型的危险因素，但对于未控制平稳的甲状腺功能亢进（简称"甲亢"）患者，感染新冠病毒可能导致原有甲状腺病情加重，甚至诱发甲状腺危象，因此规律监测甲状腺功能十分必要。

甲亢患者遇到以下情况需立即就医。

1. 如果甲亢控制不佳，感染新冠病毒后可能会出现心律失常、心肌缺血、体内氧化应激水平升高，严重时发生甲状腺危象；因此若出现高热不退、胸闷、心慌、呼吸困难、神志不清等不适，需马上就医。

2. 甲亢初治期（尤其是治疗前 3 个月以内），抗甲亢药物引起的中性粒细胞减少症的症状（喉咙痛、口腔溃疡、发热和流感样疾病）可能与新冠病毒感染的症状（发热、新发的持续咳嗽和流感样疾病）重叠，需要根据病史、血常规和新冠病毒抗原、核酸检测的结果鉴别，并及时就医。

3. 合并格雷夫斯眼病（突眼）的甲亢患者，若服用糖皮质激素或其他免疫抑制剂，由于免疫力低下，易发生新冠病毒感染重型，建议做好自我防护，尽量避免感染新冠病毒；若感染新冠病毒，需密切监测病情变化，必要时减少激素及其他免疫抑制剂的使用量。

免疫系统

5-76

问：我有类风湿关节炎，平时服用小剂量激素，感染新冠病毒后发热，能服用退热药吗？需停用糖皮质激素吗？

答：类风湿关节炎患者感染新冠病毒后，与普通人群一样，以对症支持治疗为主。出现发热、全身疼痛时，可服用止痛退热药（如对乙酰氨基酚、布洛芬、双氯芬酸、洛索洛芬等）。

类风湿关节炎患者常用的糖皮质激素包括泼尼松、甲泼尼龙等，以及部分患者接受关节注射激素治疗。糖皮质激素对感染新冠病毒的类风湿关节炎患者有两面性：①使用糖皮质激素可以抑制机体免疫力，增加新冠病毒感染风险，增大症状加重的概率；②激素有抗炎作用，可以缓解新冠病毒感染的高炎症状态和细胞因子风暴。因此，类风湿关节炎患者感染新冠病毒后需在医生指导下继续使用原剂量激素，或尽量使用最低所需剂量激素，并尽量缩短疗程，以减少不良反应。

5-77

问：我有类风湿关节炎，感染新冠病毒后，出现的症状会比普通人严重吗？

答：类风湿关节炎患者感染新冠病毒后，出现的发热、肌肉关节疼痛、肺炎等症状与风湿病的症状有很多相似之处，给临床判断增加了难度。目前关于新冠病毒感染是否会增加类风湿关节炎的复发率尚无定论，但类风湿关节炎患者的新冠病毒感染症状会较普通人更严重。若患者出现了新冠病毒感染常见症状之外的临床表现，如全身肌肉酸痛、多处关节疼痛等，或出现与原类风湿关节炎相似的临床症状，应及时向医生咨询。

5-78

问：我有类风湿关节炎，新冠病毒核酸转阴后多久复查风湿免疫指标？

答：类风湿关节炎通常需要 15～90 日复查 1 次。发生类风湿关节炎之后，需要观察是否处于疾病的活动期，处于活动期的类风湿关节炎建议 15 日复查 1 次，稳定期可在 90 日左右复查 1 次。

新冠病毒感染会引发机体较强烈的免疫反应，这种免疫反应是否会对自身免疫产生影响，目前尚不完全清楚。因此，建议类风湿关节炎患者在新冠病毒感染后 2～4 周到风湿免疫科门诊就诊，一方面对原有类风湿关节炎进行评估以调整用药，另一方面可以及时发现可能出现的新的并发症或免疫异常。

5-79

问：我有系统性红斑狼疮，感染新冠病毒后，需停用原来服用的免疫抑制剂吗？

答：免疫抑制剂治疗主要是抗增殖作用、抑制过度的免疫反应。系统性红斑狼疮患者感染新冠病毒后，如果原发病病情稳定，建议在医生的指导下短期停用或减量使用免疫抑制剂，如环磷酰胺、吗替麦考酚酯、他克莫司、甲氨蝶呤等；病情不稳定者建议和医生沟通后再制定方案。

但要注意以下几点：①如果患者有高热、咳嗽、咳黄痰等症状，吗替麦考酚酯、麦考酚钠、环孢素、他克莫司、环磷酰胺、甲氨蝶呤、来氟米特、艾拉莫德、雷公藤等药物建议暂停使用；②如果患者有低热，无咳嗽、咳痰等症状，可以先用药，但是具体用药需要视情况而定；③如果患者是使用塞来昔布、依托考昔、双氯芬酸钠等非甾体抗炎药，可以继续使用，但需注意这些药与布洛芬、对乙酰氨基酚合用会增加副作用。

5-80

问：新冠病毒感染会引起系统性红斑狼疮复发或加重吗？

答：系统性红斑狼疮属于自身免疫性疾病，患者自身免疫力差，更容易受到外界病原微生物侵袭、更容易感染新冠病毒。系统性红斑狼疮患者感染新冠病毒后，与普通人相比，症状更明显，病情会加重，是新冠病毒感染重型、危重型的高危人群，可能出现呼吸衰竭、多脏器功能衰竭，甚至危及生命，也可能留下肺纤维化等后遗症。目前新冠病毒感染对系统性红斑狼疮复发的影响没有明确定论。

此外，系统性红斑狼疮患者在药物治疗期间，药物毒性会损伤肝、肾，感染新冠病毒后，增加抗新冠病毒药物可能会加重肝、肾负担，进一步增加肝功能和肾功能损伤，且影响药物吸收，也会增加治疗难度。

5-81

问：我有系统性红斑狼疮，感染新冠病毒后，能服用
退热药吗？能服用中药汤剂吗？

答：系统性红斑狼疮患者感染新冠病毒后，如果出现发热，
可以在医生的指导下服用退热药，如布洛芬、对乙酰氨基酚等；
如果出现了咽干、咽痛，可以服用清咽滴丸、宣肺败毒颗粒等；
如果伴有咳嗽，可以服用止咳药，如氢溴酸右美沙芬颗粒、复方
甘草片等。

5-82

问：我有系统性红斑狼疮，感染新冠病毒后康复期，
需要复查哪些指标？

答：系统性红斑狼疮患者感染新冠病毒后康复期，复查的指
标包括血液检查、肾脏和肝脏评估、抗体测试、医学影像学检
查等。

1. **血液检查** 对系统性红斑狼疮患者血液复查过程中，可能
涉及全血细胞计数、红细胞沉降率等。系统性红斑狼疮患者可能
会出现白细胞或血小板计数减少，血液红细胞沉降率高于正常水
平等。

2. **肾脏和肝脏评估** 该复查项目可能涉及尿液分析、肾脏活
检、肝功能检查等。因系统性红斑狼疮属于全身免疫疾病，新冠
病毒感染可能累及肾脏、肝脏等脏器，故需对可能累及的脏器组
织进行全面检测评估。

3. **抗体测试** 该检测程序通常包括抗核抗体、磷脂抗体、抗
双链 DNA 抗体等多种抗体检测。系统性红斑狼疮患者抗体检测
结果通常呈现一项或多项阳性结果。

4. **医学影像学检查** 如胸部 X 线片、胸部 CT、超声心动图
等。通过医学影像学检查，可以观察到系统性红斑狼疮患者是否

存在脏器组织受累，从而更好地制定后续治疗方案。

神经系统

5-83

问：我属于脑血管病高危人群，是不是更容易感染新冠病毒？该怎么预防？

答：脑血管病高危人群常有高血压、糖尿病、高脂血症、高龄、肥胖等基础疾病，免疫功能低下和紊乱，更容易感染新冠病毒。建议接种新冠病毒疫苗及加强针。注意做好个人防护，保持安全社交距离，规范配戴口罩，勤洗手，多开窗通风（每日通风2～3次，每次至少30分钟），尽量减少外出串门、聚餐，保证充足的睡眠，均衡营养摄入，适当运动和保持愉悦心情，避免剧烈运动。

5-84

问：我有脑梗死病史，感染新冠病毒后，出现一侧面部、手臂、腿部无力，是再次脑卒中了吗？

答：原有脑血管疾病的患者常合并有高血压、糖尿病、高脂血症等基础疾病，常伴有动脉粥样硬化，且免疫功能低下和紊乱，更容易感染新冠病毒。新冠病毒感染引起血管损害、影响凝血功能，患者更易发生脑卒中。故感染新冠病毒后，如果出现一侧面部、手臂、腿部无力，极有可能已再次出现脑卒中，建议马上去医院就诊。

5-85

问：我是脑血管病高危人群，感染新冠病毒后，居家需进行哪些监测？

答：冬季是脑血管病的好发季节，一旦发生脑血管病，若再合并新冠病毒感染，则病情会相对复杂多变。因而，对于脑血管病高危人群需加强防护，使其坚持良好的生活习惯，规律服药，积极控制血压、血糖和血脂，避免情绪激动，保持良好的心态。患者需在家中监测体温、呼吸、血压、血糖、指氧饱和度等项目，有波动时可通过互联网医疗的方式与专科医生咨询用药及检查等项目。

5-86

问：我是脑血管病患者，感染新冠病毒后，需要特别注意什么？

答：脑血管病患者感染新冠病毒后，轻症表现与普通人相似，居家处理方法无异。需要注意的是，高热时应用退热药后出汗多，易发生脱水，使人体的血容量不足、血液更黏稠，会引起脑缺血加重，所以在出现发热时，需多饮水，每日摄入1 500ml液体，保证人体的血容量，降低血液黏稠度，从而减少脑血管事件的发生。

5-87

问：我是脑血管病患者，感染新冠病毒后，药物治疗的注意点有哪些？

答：脑血管病患者因长期服用预防脑卒中的药物（包括阿司匹林、他汀类降脂及控制血压、血糖等基础疾病的药物），在感染新冠病毒后发热期间，若服用退热药，需注意可能会引起肝肾功能损伤；退热药（布洛芬）可以降低阿司匹林的抗血小板作用，使其在预防卒中方面的作用减弱，而且会增加消化道出血的风险。新冠病毒感染可能会引起血压波动，需加强血压监测，必要时在医生指导下调整降压药物。在选用中成药治疗新冠病毒时，要关注中成药中的成分，含有"麻黄"成分的药物具有一定的升血压作用，所以在服用时需关注血压的变化。

5-88

问：我是脑血管病患者，感染新冠病毒后，出现哪些
情况需到医院就诊？

答：脑血管病患者若发生新冠病毒感染，或原有疾病加重、
复发，应根据病情，及时到医院就诊。早期快速识别脑卒中
（"120口诀"）有利于患者的及时救治。"120口诀"："1"代表
一张脸是否对称；"2"代表两只胳膊是否有单侧无力；"0"代表
聆听讲话是否清晰或表达困难。上述症状提示可能出现卒中，请
勿等待症状自行消失，应立即拨打120急救电话。

5-89

问：我有轻度老年痴呆，感染新冠病毒后，出现"脑
雾"，记忆力更差，注意力不集中，是怎么回
事？该怎么办？

答：感染新冠病毒后，部分人在睡眠不足、过度疲劳、电磁
辐射、服用抗组胺药物时，会出现混乱、健忘、注意力不集中等
感受，此即为"脑雾"。"脑雾"是继疲劳、呼吸急促、头痛之后
第四常见的新冠病毒感染长期后遗症，"脑雾"症状可能会持续6
周到9个月，小部分人持续时间更长，但很少超过1年。目前新
冠病毒感染引起"脑雾"的机制还不明确，可能性较大的一种原
因是免疫系统对炎症反应迅速，大脑中不受控制的炎症反应干扰
神经细胞之间的通信；另一种原因是呼吸道问题引起全身缺氧，
包括大脑缺氧。

轻度老年痴呆患者本就记忆力下降，感染新冠病毒后更易出
现"脑雾"。"脑雾"缓解办法：①释放压力，每日进行10～20
分钟冥想，当感到疲惫时，就停下来，这时可以听一种声音，或
进行呼吸练习进入冥想，使自己放松下来；②运动是缓解"脑雾"
的好方法，"阳康"最初几日的患者可以先散步，走5～10分钟

就休息，循序渐进，千万不要做剧烈运动；③玩益智游戏，尤其是老年人，最好选择远离屏幕的游戏，如果不喜欢游戏，可以尝试学习一种新技能，只要这个过程愉快并且无压力就好；④睡眠对大脑健康起着重要作用，目标为每晚睡眠 7～8 小时，且最好是连续的睡眠；⑤吃有益大脑、含 ω-3 脂肪酸的食物，要营养均衡，注意含糖、饱和脂肪酸和高能量的饮食对神经系统有害。

5-90

问：我有癫痫，感染新冠病毒后，要使用抗病毒药，有禁忌吗？

答：感染新冠病毒后，常用的抗病毒药为奈玛特韦 / 利托那韦组合包装（Paxlovid）、阿兹夫定等。

Paxlovid 最常用，但此药与其他药物的相互作用很多且严重，禁忌用药包括替格瑞洛、利伐沙班、胺碘酮、普罗帕酮、伏立康唑、秋水仙碱、辛伐他汀、洛伐他汀（血脂康）、西地那非、地西泮、咪达唑仑、艾司唑仑、卡马西平、苯巴比妥、苯妥英钠、环孢素、他克莫司、西罗莫司、利福平、疏肝解郁胶囊等。

阿兹夫定与以下药物谨慎联用，包括地高辛、达比加群酯、秋水仙碱、环孢素、伊曲康唑、伏立康唑、泊沙康唑等唑类抗真菌药、利托那韦、胺碘酮、维拉帕米、克拉霉素、葡萄柚汁、利福平、疏肝解郁胶囊。

故癫痫患者感染新冠病毒后，不宜用 Paxlovid，可以用阿兹夫定。

5-91

问：我有重症肌无力，是不是更容易感染新冠病毒？需不需要预防性使用免疫球蛋白？

答：重症肌无力是一种神经 - 肌肉接头传递功能障碍的获得性自身免疫性疾病，患者有免疫功能缺陷，是新冠病毒感染的高危人群，更容易感染新冠病毒。使用免疫球蛋白的适应证包括原发性免疫缺陷、继发性免疫缺陷（多发性骨髓瘤或慢性淋巴白血病）、川崎病、免疫性血小板减少性症、吉兰 - 巴雷综合征、慢性炎性脱髓鞘性多发性神经病、骨髓移植后移植物抗宿主病，以及儿童 HIV 相关性持续感染，发热患者慎用。在新冠病毒感染早期，有重症高风险因素、病毒载量较高、病情进展较快的患者，可以静脉注射新冠病毒人免疫球蛋白，而不是普通的免疫球蛋白。因此重症肌无力患者不需要预防性使用免疫球蛋白，最好的预防方法是接种新冠病毒疫苗及加强针。

5-92

问：我有帕金森病，感染新冠病毒后，手抖得更厉害了，有胸闷、呼吸困难，需要马上到医院就诊吗？

答：帕金森病患者是新冠病毒感染重型、危重型的高危人群，更容易感染新冠病毒。新冠病毒可入侵神经系统，也可因免疫反应引起病毒血症、代谢障碍、器官功能障碍等，从而造成脑组织损伤。

帕金森病患者感染新冠病毒后，出现以下情况需立即到医院就诊：①服用退热药后体温仍超过 38.5℃，并持续超过 2 日；②体温在 35℃及以下；③抽搐；④呼吸困难或气促；⑤失语或不能行动；⑥不能苏醒或不能保持清醒；⑦胸部或腹部疼痛；⑧头晕或意识混乱或精神状态明显改变；⑨虚弱或脚步不稳；⑩持续不能饮食，或腹泻 / 呕吐超过 2 日。

精神疾病

5-93

问：我有焦虑症，感染新冠病毒后，更加焦虑紧张了，该怎么办？

答：如果陷入焦虑，可以多想一想让自己感觉骄傲的事情，以及自己经历过最开心的事情，并与家人和朋友分享。可以通过听音乐、眺望、腹式呼吸、冥想、正念减压疗法、沐浴、太极、瑜伽等放松治疗来控制焦虑。同时，通过充足的睡眠、规律的运动、补充足够的水分、摄入充足的能量、早晚用盐水漱口、安心居家治疗等方法来放松和照顾自己。若有了持久而强烈的焦虑痛苦感，则需要寻求专业医生的帮助，包括药物治疗、心理治疗等。

5-94

问：我有抑郁症，感染新冠病毒后，感觉全身乏力，做什么都没精神、没意思，甚至想自杀，该怎么办？

答：感染新冠病毒后，感到身体乏力或自觉疲乏，休息后未见明显缓解，是新冠病毒感染恢复期最常见的症状。舒缓建议如下。

1. 保持日常生活节奏规律、确定活动优先顺序、合理制定工作计划。

2. 症状较轻微而无呼吸困难者，可适当通过百合、桔梗等补益肺气，宣畅气机。

3. 可采用泡洗等中医外治疗法，取生姜 3 片（约一元硬币大小）加艾绒 5g、盐 5g，共煮 10 分钟，加水至踝关节以上，控制温度在 40 ~ 43℃，保持此温度泡洗约 30 分钟，每日一次。以微微汗出为宜，不可大汗淋漓。

4. 如果出现持久而强烈的抑郁、痛苦感，甚至有自杀倾向，需及时就医，寻求专业医生的帮助，包括药物治疗、心理治疗等。

5-95

问：我有精神分裂症，感染新冠病毒后，能使用激素吗？

答：重型和危重型患者酌情短期内（不超过 10 日）使用糖皮质激素治疗。但要注意使用糖皮质激素的禁忌证，包括活动性消化性溃疡、肝硬化和门静脉高压引起的消化道大出血、新近接受胃肠吻合术。应严格掌握的指征包括严重感染、严重骨质疏松、严重糖尿病、严重高血压、精神病、青光眼、病毒性肝炎。故对于精神分裂症患者，感染新冠病毒后，需谨慎使用糖皮质激素。

恶性肿瘤疾病

5-96

问：我有肺恶性肿瘤，感染新冠病毒的概率会更高吗？

答：感染高风险人群之一就是有基础性疾病的患者，肺恶性肿瘤属于基础疾病，患者经过抗肿瘤治疗后，常伴随免疫力低下，故恶性肿瘤患者是新冠病毒感染的易感群体。肺恶性肿瘤患者是新冠病毒感染重型 / 危重型高危人群。恶性肿瘤患者感染新冠病毒后，发展成重型 / 危重型的风险高于非肿瘤者，高龄和 4 周内接受过化疗的患者风险更高。疫苗接种是恶性肿瘤患者最关键的预防手段。

5-97

问：我有肺恶性肿瘤，感染新冠病毒后，与普通人症状有区别吗？抗新冠病毒治疗有区别吗？

答：肺恶性肿瘤患者感染新冠病毒后，除会出现发热、咽痛、乏力、头痛、咳嗽、咳痰等普通人常见症状外，还容易出现咳痰不畅、胸闷、气促、呼吸困难等症状，甚至出现神志改变、意识障碍，并可能危及生命。

治疗上与普通人相似，要进行抗病毒治疗，同时保证充足的水分摄入和休息，伴有发热、流涕、咳嗽等症状者可应用退热、止咳药物等对症治疗，也可配合中成药治疗。肺恶性肿瘤患者如有持续发热（体温大于 38.5℃，持续 2 日以上），伴有气短、胸痛、呼吸困难、意识模糊等症状，或肿瘤原发症状（出血、疼痛等）加重，应尽快就医。

5-98

问：我有肺恶性肿瘤，感染新冠病毒后，还能继续进行抗肿瘤治疗吗？如果现在暂时要停的话，何时重启抗肿瘤治疗？

答：肺恶性肿瘤患者一旦感染新冠病毒，在绝大多数情况下需要暂停抗肿瘤治疗。何时重启抗肿瘤治疗主要取决于新冠病毒感染的严重程度（即轻型、中型、重型、危重型）、推迟治疗导致肿瘤复发和进展的风险、合并症、治疗的类型和强度，以及治疗方案的不良反应。

相关专家共识推荐，对于符合治疗条件的患者，应尽量恢复抗肿瘤治疗，必要时可结合患者情况调整治疗方案或减量。恶性肿瘤患者在连续 2 次新冠病毒核酸检测阴性（采样时间间隔 24 小时以上），且新冠病毒感染相关症状完全恢复后，可考虑重启抗肿瘤治疗；治疗前应再次进行新冠病毒核酸检测以免出现复阳。

在后续抗肿瘤治疗过程中，严密动态监测新冠病毒核酸。如果由于恶性肿瘤无法控制而迫切需要进行抗肿瘤治疗，需根据肿瘤科专家的判断进行治疗。

5-99

问：我有肺恶性肿瘤，在抗肿瘤治疗过程中，感染了新冠病毒，该怎么办？

答：如果肺恶性肿瘤患者在接受抗肿瘤治疗过程中感染了新冠病毒，无论是否有发热、咳嗽、乏力等症状，都应中断抗肿瘤治疗，恶性肿瘤化疗后的人群为重型/危重型高危人群。该阶段应密切监测神志、体温、外周指氧饱和度、饮食情况、外周血淋巴细胞、炎症因子、D-二聚体，以及是否有胸部影像学改变、咳嗽、咳痰、胸闷、气短、呼吸困难。若病情出现恶化，如呼吸困难加重、外周指氧饱和度 ≤ 93% 且吸氧治疗后不能纠正、体温超过 38.5℃，且持续 3 日以上、痰多且咳痰费力、出现神志改变或精神状态异常，需及时救治。

5-100

问：我有肺恶性肿瘤，感染新冠病毒后，出现焦虑、失眠，该怎么办？

答：肺恶性肿瘤患者感染新冠病毒后，难免出现焦虑、失眠。此时可以采用舒缓心情的方法：①放松心情，看一部让人心情愉快的电影，听一首节奏舒缓的音乐；②做一些呼吸训练（深呼吸）；③白天进行一些舒缓的运动，如冥想、瑜伽等；④创造适宜的卧室环境，如适宜的温度、光线和助眠的白噪声；⑤规律作息，白天享受太阳光的照射，傍晚应避免饮酒、喝咖啡、饱食或饥饿，晚饭后不可大量饮水，以减少夜尿，调节自身生物节律。

5-101

问：我有肺恶性肿瘤，感染新冠病毒后，如何补充营养?

答：肺恶性肿瘤患者在新冠病毒感染前，可能存在营养失衡。患者在新冠病毒感染后，由于消耗增加，加重蛋白质的丢失；同时部分患者在感染新冠病毒后会出现咽痛、腹泻和呕吐，导致进食困难或胃纳下降，摄入量减少，蛋白质合成减少，更加重营养失衡。

肺恶性肿瘤患者胃纳下降，建议以流质饮食、营养粉、鲜榨果汁等为主，总体原则是保证充分的营养和水分摄入，补充适量的新鲜水果、蔬菜。若患者有呕吐，呕吐后仍需及时补充水分，腹泻或呕吐严重者可适量补充温盐水，以防电解质紊乱。肺恶性肿瘤新冠病毒感染后恢复期，可少量多餐、定时定量进食；保持食物多样化，注意荤素搭配、粗细搭配；避免食用辛辣刺激性食物、油炸油腻食物；保证每日饮液体量 1 500 ~ 2 000ml；戒烟、限酒。

5-102

问：我有肺恶性肿瘤，感染新冠病毒后康复期，该如何进行康复运动?

答：大部分肺恶性肿瘤患者在新冠病毒感染后康复期可能出现乏力、胸闷、气短、活动耐量下降等情况。肺恶性肿瘤患者需在合理清淡饮食的基础上，保证充足的休养时间。

肺恶性肿瘤患者在急性感染和疾病恢复早期，应尽量避免洗澡；急性发热症状消退后，若体力允许可以洗澡，但应尽量缩短洗澡时间，洗澡水温不宜过高，要避免受凉、避免蒸桑拿，洗澡后及时补充水分和能量。

肺恶性肿瘤患者康复期在运动锻炼方面应循序渐进，先进行呼吸练习、缓慢步行、拉伸和平衡练习等；再做低强度活动，如散步、轻微家务、园艺工作等；再进行中强度活动，如快走、上下楼梯、慢跑、阻力运动等。

（吴林飞　王晓娟　张艳　熊瑛　吴耿茂　叶宏波　吴超群）

第三篇
案例与拓展篇

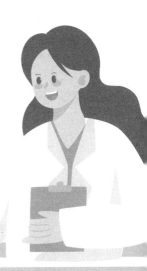

第一章

症状识别

新冠病毒感染后急性期常见的临床表现有发热、咳嗽、肌痛、乏力、咽干、咽痛、味觉和嗅觉减退、鼻塞、气促、呕吐、腹泻等，多数在 7～14 日逐渐消失，但部分症状在核酸检测转阴，即"阳康"阶段可能会持续存在或再次出现，甚至会延续 2～3 个月或以上，且无法用其他疾病来解释，又称为"长新冠"。国外有研究显示，在感染新冠病毒的 3 个月后，6.2% 的新冠病毒感染者仍存在至少一种症状。

若感染新冠病毒后一段时间内仍有反复发热、咳嗽、胸闷、气促、乏力、肌痛、呼吸困难等症状，并且无缓解趋势，甚至加重，除考虑新冠病毒感染的恢复期或"长新冠"外，还要考虑是否合并了某些未分化疾病。

未分化疾病指处于疾病的任一阶段，尚不能作出明确诊断的一类疾病。本章将从未分化疾病的角度，简单介绍新冠病毒感染后常见症状的安全诊断策略。

▌第一节　发热

发热通常为躯体对病原体侵入感染反应的症状，起防御作用。感染病原体后，下丘脑感受器引起体温调节中枢重新设定使体温维持在高水平，激活 T 细胞，使干扰素类的合成及功能增强，并限制一些常见病毒的复制。常分为经典型发热待查、住院患者的发热待查、粒细胞缺乏患者的发热待查，以及 HIV 感染者的发热待查 4 类。

经典型发热待查作为常见未分化疾病之一，需满足以下条件：发热持续 3 周以上，至少 3 次口腔温度 > 38.3℃（或至少 3 次体温在 1 日内波动 > 1.2℃），经过至少 1 周的系统、全面检查仍不能确诊。引起经典型发热待查的病因很多，可归纳为 4 大类：感染性疾病、非感染性炎症性疾病、肿瘤性疾病、其他疾病。

📑 病例

患者，董老伯，78 岁，因"反复发热 10 日，迁延不愈"前来就诊。

董老伯 10 日前开始出现发热，最高体温 39.2℃，伴畏寒，口服布洛芬治疗有效，伴全身乏力，偶有咳嗽，咳少量白痰，无咽痛，无鼻塞、流涕，无明显胸闷、胸痛，无头晕、头痛，无腹痛、腹泻，无尿频、尿急、尿痛，家中自测新冠病毒抗原为阳性，2 日前再次出现发热，体温 38.8℃，胃纳较差，自服阿兹夫定治疗。今为进一步诊治来我院发热门诊就诊。

董老伯冠状动脉支架植入术后 21 年，冠状动脉搭桥术后 20 年，高血压 20 余年，长期口服阿司匹林、单硝酸异山梨酯、阿托伐他汀钙、美托洛尔缓释片、厄贝沙坦氢氯噻嗪进行常规治疗，控制较好。否认药物、食物过敏史。

在女儿的陪同下，董老伯来到发热门诊，分诊护士为其检测生命体征：体温 37.9℃，脉搏 78 次 /min，血压 128/67mmHg，呼吸频率 18 次 /min，不吸氧状态下指氧饱和度 97%。医生对其进行体格检查：神志清，对答如流，精神一般，浅表淋巴结未及肿大，皮肤、口腔黏膜及巩膜未见黄染，颈静脉无怒张，两肺呼吸音粗，未闻及干湿啰音，心律齐，各瓣膜听诊区未及明显病理性杂音，腹软，无压痛及反跳痛，双下肢无水肿，四肢肌力及肌张力正常，两侧足背动脉可触及。

知识普及 1

新冠病毒感染后出现的发热大约持续多久？

不同人群新冠病毒感染后出现的发热有所不同，但多数在病程的第 2～3 日出现高峰，有的体温可达 40℃，2～3 日后可逐渐恢复正常。大多数患者伴有全身乏力、肌肉酸痛、口干、咽痛、鼻塞、咳嗽、胃肠不适等其他症状。

接诊医生完善初步检查：

血常规＋超敏 C 反应蛋白：白细胞计数 4.33×10^9/L，中性粒细胞百分比 47.5%，单核细胞百分比 15.6%，超敏 C 反应蛋白 13.00mg/L。

胸部 CT 平扫：两肺炎症，请结合临床及实验室检查（图 3-1-1）（本急诊报告仅提供急诊相关的影像描述和诊断，供急诊医生处理急症时参考）。附见：主动脉及冠状动脉钙化，胆囊多发结石。

确认存在肺炎，提示新冠病毒感染重型，高龄，有冠心病、高血压基础疾病史，属高风险人群，予鼻导管吸氧、地塞米松抗炎、阿兹夫定（自备）抗病毒及补液等对症支持治疗。

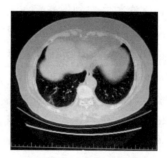

图 3-1-1　胸部 CT 平扫

知识普及 2

新冠病毒感染后高热需要使用头孢等抗生素治疗吗?

新冠病毒感染后发热,应避免盲目或不恰当使用抗生素。若有细菌感染证据,如咳黄脓痰、白细胞计数增高、中性粒细胞百分比增高等,可选择抗生素治疗。不限于新冠病毒感染,其他发热待查也应避免盲目使用抗生素。

董老伯服药 3 日后复诊,血常规及超敏 C 反应蛋白指标正常,体温基本正常,未反复,乏力等症状明显好转,胃纳较好,未出现胸闷、气急等其他不适。予激素减半,3 ~ 4 日后停药,密切观察病情变化。

◉ 知识拓展——全科医学莫塔安全诊断五问

一、发热的可能诊断有哪些?

1. **感染性疾病** 是引起发热待查的最主要病因,以细菌感染占多数,病毒次之。例如:普通感冒、鼻窦炎、中耳炎、牙源性感染;EB 病毒感染致单核细胞增多症、巨细胞病毒感染;社区获得性肺炎、肺结核;真菌性感染(曲霉病、念珠菌病、隐球菌病、耶氏肺孢子菌肺炎等);急性肠炎、胆囊炎、肝炎、肝脓肿、胰腺炎、阑尾炎;肾盂肾炎;脑脓肿、隐球菌脑膜炎;盆腔感染性疾病;手术部位脓肿等。

2. **非感染性炎症性疾病** 该组疾病在发热待查中所占的比例近年来有所上升。例如:溃疡性结肠炎、克罗恩病、痛风、系统性红斑狼疮、成人斯蒂尔病、强直性脊柱炎、白塞综合征、风湿性多肌痛 / 颞动脉炎、抗磷脂综合征、费尔蒂综合征(关节炎、粒细胞减少、脾大综合征）等。

3. 肿瘤性疾病　血液系统肿瘤（淋巴瘤、急性髓系白血病、多发性骨髓瘤、骨髓增生异常综合征、浆细胞瘤等）、实体肿瘤中的肝癌、胰腺癌、乳腺癌、胃肠道肿瘤（尤其是结直肠肿瘤）和中枢系统肿瘤相对常见。随着影像学检查的普及，肿瘤性疾病易于被早期发现。

4. 其他　机械性外伤（如挤压伤）、亚急性坏死性淋巴结炎、急性溶血性贫血等。

二、有什么重要的不可忽略的疾病吗？

感染性心内膜炎、血管意外（如脑梗死、脑出血），感染性动脉瘤、结节性多动脉炎等。

三、有什么容易被遗漏的情况吗？

1. 药物热　如别嘌醇、抗组胺药、巴比妥类、头孢菌素类、青霉素类、异烟肼、水杨酸类及磺胺类等，停药 48 小时后，药物热会减轻。另外，在服用抗精神病药者（尤其是单服氟哌啶醇），或同服其他药者（特别是碳酸锂），可发生神经阻滞药恶性综合征，多表现为高温、肌肉僵直、自主功能障碍及意识改变，虽罕见却有潜在的致命危险。

2. 动物源性疾病　布鲁氏菌病、钩端螺旋体病、鹦鹉热、猫抓热、弓形虫病等。

3. 旅行获得性感染　伤寒、登革热、疟疾、阿米巴病等，要关注有无疫区旅居史。

四、是否患有潜在的、易被掩盖的疾病？

例如：亚急性甲状腺炎、肺外结核（如肾、骨、中枢系统结核）、脑膜炎、脊柱骨髓炎、肾上腺样瘤、卟啉病、POEMS 综合征（多发性周围神经病、脏器肿大、内分泌障碍、M 蛋白增高、皮肤病变）、周期性中性粒细胞减少症等。

五、患者是否有什么话还没有说？

1. **某些性传播疾病**　如梅毒、淋病、艾滋病，关注有无不洁性生活史。

2. **伪装热**　主诉以发热为主，但伴随症状多样且多变，之间缺乏关联性，症状与精神状况、体征、实验室检查、治疗反应及疾病演变规律不相符，需要仔细观察"患者"的生活，了解"患者"的思想，找到伪装发热的动机，及时进行心理疏导。

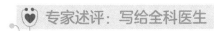
专家述评：写给全科医生

发热待查的诊断思路首先需要有高质量的病史采集，应注意以下几点。

1. 热程长短对发热待查的病因分类具有参考价值。热程在数周，有乏力、寒战等毒性症状者，抗生素应用、病灶切除、脓肿引流后发热终止，有利于感染性疾病的诊断；如热程达数月，呈渐进性消耗，则肿瘤多见；若热程达数年，发作与缓解交替出现，无毒性症状伴随，需要考虑结缔组织病。

2. 仔细询问发热规律，一些特殊热型有一定的诊断提示意义。

3. 伴随症状具有重要的诊断参考价值，为防遗漏可以按系统顺序询问。如常见的全身症状、呼吸系统、消化系统、泌尿生殖系统等。

4. 获取所有院外相关检查结果。

5. 了解既往发热病史、个人史、用药史、手术史、输血史、动物接触史、冶游史、职业史、业余爱好及旅游史等。如布鲁氏菌病多见于与动物接触的职业者；同性恋者及静脉药瘾者的发热需要考虑有无艾滋病或合并机会性感染，也需要考虑性传播疾病；有生食习惯者需要考虑寄生虫疾病。

6. 关注情绪变化及心理问题。

（李帅　吴李鸣　任菁菁）

▌ 第二节　咳嗽

咳嗽是机体的防御性神经反射，有利于清除呼吸道分泌物和有害因子。成人咳嗽通常按持续时间长短分为三类，分别为急性咳嗽（＜ 3 周）、亚急性咳嗽（3 ~ 8 周）和慢性咳嗽（＞ 8 周）；按咳痰量又可分为干咳与湿咳，若每日痰量 ＜ 10ml 则为干咳。

病例

患者，周先生，32 岁，因"反复咳嗽 2 周"前来就诊。

周先生 2 周前受凉后出现阵发性咳嗽，以干咳为主，较剧烈，无昼夜规律，伴发热、寒战，最高体温 39.2℃，伴鼻塞、流涕、咽喉痛、全身酸痛及乏力，无胸闷、气促，无心悸，无咯血，无呼吸困难，无胃灼热、反酸，无鼻咽瘙痒。2 日后自测新冠病毒抗原阳性，曾口服"布洛芬"退热，体温逐渐恢复正常，但至今仍有频繁的干咳，对生活造成困扰。患者既往体健，否认药物、食物过敏史，否认慢性咽炎、过敏性鼻炎、哮喘、食管炎等基础疾病，无长期用药史。

周先生来到门诊，分诊护士为其检测生命体征：体温 36.8℃，脉搏 72 次 /min，血压 116/74mmHg，呼吸频率 20 次 /min，血氧饱和度 98%。诊间医生进行体格检查：精神尚可，情绪焦虑，浅表淋巴结未及肿大，皮肤、黏膜及巩膜未见黄染，颈静脉无怒张，两肺呼吸音清，未闻及明显干湿啰音，心律齐，各瓣膜听诊区未及病理性杂音，腹软，无压痛、反跳痛，双下肢无水肿。

周先生着凉后出现干咳、寒战高热、咽喉不适、全身酸痛及乏力症状，自测新冠病毒抗原是阳性，生命体征都在正常范围，体格检查未发现异常体征，无过敏史，无长期用药史，最近周围同事有新冠病毒感染，有聚集性发病情况，使用退热药等对症治疗后周先生发热、全身酸痛、乏力已经好转，目前阵发性咳嗽比较明显，首先考虑新冠病毒感染后咳嗽，给予复方甲氧那明止咳药物治疗，观察疗效。

知识普及 1

新冠病毒感染后出现的咳嗽和普通感冒引起的咳嗽一样吗？

不一样。新冠病毒具有嗜神经性，导致神经病理改变，咳嗽比普通感冒引起的咳嗽会更严重和持久。另外，新冠病毒感染后除呼吸道症状外，全身症状如乏力、肌肉酸痛等也很明显。

周先生对自己的咳嗽比较担心，影响日常工作和睡眠，非常希望排除其他可能的疾病，同时考虑来医院排队时间长，强烈要求全面检查明确诊断。为解除周先生的疑虑，缓解他的焦虑情绪，医生给予完善相关检查，包括血常规、超敏 C 反应蛋白、总 IgE、流感病毒及肺炎支原体检测、新冠病毒核酸、心电图、肺部 CT；若后续病情有变化，再行气管激发试验、诱导痰中查嗜酸粒细胞、肺功能、心脏超声等检查。

周先生的辅助检查结果示：血液检查炎症及过敏指标正常，心肌酶谱及 N 末端脑钠肽前体在正常范围内，流感、支原体抗体、新冠病毒核酸阴性，心电图、肺部 CT 未见明显异常。目前基本排除细菌性感染、变应性咳嗽、流行性感冒、支气管扩张、肺炎、肺癌等疾病，医生向周先生解释，他发病已有 2 周，病毒载量减少，核酸结果转阴，像这种感染后咳嗽的情况，在未分化疾病咳嗽的病因中占 10%～15%，多为病毒、支原体、衣原体及细菌感染后迁延性发生，新冠病毒感染也属于其中一类，需要止咳对症处理及病情监测、动态随访。

知识普及 2

新冠病毒感染后的咳嗽大概会持续多久？

新冠病毒感染后急性期，有 60%～80% 的患者会出现咳嗽，一般持续咳嗽 2～3 周，大多数咳嗽在 3 个月内消退，很少持续 12 个月。若 3～4 周后持续咳嗽仍然没缓解，建议到医院就诊，排除其他病因。

周先生坚持规律用药，1 周后自觉明显好转，停药后也只是偶有咳嗽，目前已恢复正常的工作和生活。

👁 知识拓展——全科医学莫塔安全诊断五问

一、咳嗽的可能诊断有哪些？

（一）急性咳嗽

1. **普通感冒**　多由病毒感染引起，主要依靠病史和体格检查，通常不需要进行病原学检查或影像学检查，多有上呼吸道相关症状，如鼻塞、喷嚏、鼻后滴流感、咽喉刺激感或不适，可伴发热，但全身中毒症状较少，普通感冒的咳嗽与鼻后滴流有关。

2. **流行性感冒**　传染性比普通感冒强，表现为高热，体温可达 39℃以上，全身中毒症状明显，如头痛、咽痛、咳嗽、全身肌肉酸痛；鼻塞、流涕、打喷嚏少见。病程一般持续 5～7 日。流感抗体检测可快速诊断。

3. **急性气管支气管炎**　起病初期常有上呼吸道感染症状，随后咳嗽加剧，全身症状可在数日内消失。诊断主要依据临床表现，通常无须进行病原学检查，咳嗽时间在 3 周以内，伴或不伴咳痰。

（二）亚急性咳嗽

1. **感染后咳嗽**　当呼吸道感染的急性期症状消失后，咳嗽仍然迁延不愈，持续 3～8 周，胸部 X 线检查无明显异常，此即为感染后咳嗽，是亚急性咳嗽最常见的原因。

2. **迁延性感染性咳嗽**　由于抵抗力低下、排痰不畅、细菌耐药或抗感染、疗效不佳等原因，一些细菌性急性支气管炎患者可能病程迁延超过 3 周。除细菌外，肺炎支原体、衣原体等感染气管、支气管亦可造成迁延性感染性咳嗽，血清学抗体检测有助于临床早期诊断。

（三）慢性咳嗽

1. **上气道咳嗽综合征**　由鼻部分泌物倒流至鼻后和咽喉等部位，刺激咳嗽感受器所致，曾称鼻后滴漏综合征，是慢性咳嗽最常见的病因之一。除咳嗽、咳痰外，可表现鼻塞、频繁清嗓、咽喉黏液附着及鼻后滴流感。变应性鼻炎多具有季节性，与吸入性变应原（如草花粉、尘螨）有关。鼻窦炎常有鼻塞、脓涕、嗅觉异常等症状。慢性咳嗽以白天或体位转变后为主，入睡后较少。

2. **咳嗽变异性哮喘**　是哮喘的一种特殊类型，无明显喘息、气促等症状，但存在气道高反应性。感冒、冷空气、灰尘及油烟等容易诱发或加重咳嗽，常表现为明显的夜间刺激性干咳，咳嗽比较剧烈。支气管激发试验阳性或平均昼夜 PEF 变异率大于 10% 或支气管舒张试验阳性。抗哮喘治疗有效。

3. **嗜酸粒细胞性支气管炎**　慢性咳嗽为刺激性干咳或伴少量白黏痰，肺通气功能正常，无气道高反应性，PEF 变异率正常，痰细胞学检查嗜酸粒细胞百分比 ≥ 2.5%，口服或吸入糖皮质激素有效。以往可能接触面粉、异氰酸和氯胺等，所以要考虑职业因素。

4. 胃食管反流性咳嗽 因胃酸和其他胃内容物反流进入食管所致，咳嗽大多发生在日间直立位及体位变换时，干咳或咳少量白色黏痰，进食酸性油腻食物容易诱发或加重咳嗽。抗反流治疗后咳嗽明显减轻或消失。

5. 变应性咳嗽 多为刺激性咳嗽，肺通气功能正常，支气管激发试验阴性，诱导痰嗜酸粒细胞不高，以及有变应性疾病史或变应原接触史或变应原皮试阳性或血清总 IgE/ 特异性 IgE 增高，糖皮质激素 / 抗组胺药物治疗有效。

二、有什么重要的不可忽略的疾病吗？

支气管扩张、支气管肿瘤、肺炎、肺结核、肺癌、喉癌、扁桃体肥大、气管狭窄、支气管异物等。

三、有什么容易被遗漏的情况吗？

阻塞性睡眠呼吸暂停是一种以睡眠打鼾，伴呼吸暂停和日间思睡为主要临床表现的睡眠呼吸疾病，有些患者扁桃体肥大、腺样体肥大、悬雍垂过长、舌根后坠、咽腔狭窄，严重者可以加重哮喘样症状、胃食管反流，出现难治性慢性咳嗽、肺栓塞、肺间质疾病等。

药物诱发性咳嗽是指某些药物的一些常见不良反应是出现咳嗽，如血管紧张素转化酶抑制剂类降压药物，其诱发咳嗽的发生率为 5%～25%，通常停药 1～4 周后咳嗽明显减轻或消失。另外也有个案报道 β 受体拮抗剂、辛伐他汀、奥美拉唑、呋喃妥因、来氟米特等亦可引起咳嗽。

四、是否患有潜在的易被掩盖的疾病？

胸腺瘤、霍奇金淋巴瘤、心律失常、左心室功能不全、心脏副神经节瘤、肝海绵状血管瘤、创伤后假性主动脉瘤、颈椎病、迷走神经球瘤、胸膜子宫异位症、巨细胞动脉炎、艾滋病等。

五、患者是否有什么话还没有说?

心理性咳嗽/躯体性咳嗽综合征多与中枢调节紊乱、焦虑或抑郁等精神因素有关,属于排他性诊断。典型表现为日间咳嗽,当患者专注于某一事物或睡眠时咳嗽消失,常伴随焦虑症状,感觉、行为、情绪、学习及生活方式等多种因素可导致咳嗽,临床上需要重视,尽早诊断并辅以心理干预治疗。

专家述评:写给全科医生

病因诊断是慢性咳嗽诊治成功的基础,但对基层医院或经济条件有限的患者,经验性治疗可以作为一种替代措施,需要遵循以下几条原则。

1. 对于无明显临床特征提示潜在病因者,建议采用以常见病因为导向的阶梯性、序贯性治疗策略。

2. 了解患者的伴随症状,对慢性咳嗽病因诊断有一定的参考价值。如果患者的主要表现为夜间或凌晨刺激性咳嗽,则可先按咳嗽变异性哮喘进行治疗;咳嗽伴有明显反酸、嗳气、胸骨后烧灼感者则考虑胃食管反流病;如感冒后继发咳嗽迁延不愈,可按感染后咳嗽处理。

3. 可以行经验性治疗的情况有激素敏感性咳嗽(包括咳嗽变异性哮喘、嗜酸粒细胞性支气管炎及变应性咳嗽)、上气道咳嗽综合征和胃食管反流性咳嗽等。

4. 多数慢性咳嗽病因与感染无关,经验性治疗时应避免滥用抗生素。

5. 经验性治疗有一定的盲目性,应注意排除气管异物、恶性肿瘤、结核及其他肺部疾病。

6. 针对潜在病因进行经验性治疗4周无效者,建议及时转诊到有条件的医院进行相关检查明确病因。

（李帅　吴李鸣　任菁菁）

▌第三节　胸闷

胸闷是解剖学胸部范围堵塞不畅、满闷不舒的一种自觉症状，常有胸痛、心悸、喘憋、呼吸困难等伴随症状，且各种症状易混淆常描述不清，患者的典型描述可以是喘气、呼吸费力、胸口被什么压着等，有时可发展为胸痛，也可以是胸痛减轻后的表现。目前胸闷尚无定量评估方法。胸闷可大致分为功能性胸闷和器质性胸闷。

▤ 病例

患者，李先生，76岁，因"反复胸闷1周"前来就诊。

李先生1周前在养老院感染新冠病毒后出现反复胸闷，活动后喘气、呼吸费力，静坐休息后可好转，与体位变化无关，伴有咳嗽，咳黄白痰，不易咳出，量不多，伴有发热，最高体温38.4℃，使用"泰诺"对症治疗后可退热，在养老院测新冠病毒抗原阳性。于当地医院就诊，血常规：白细胞计数 13.56×10^9/L，C反应蛋白107.1mg/L；肺部CT提示两肺感染（未见具体影像）。先后予左氧氟沙星、注射用甲泼尼龙琥珀酸钠（甲强龙）、地塞米松治疗（具体剂量不详），发热明显好转，但仍有咳嗽，性质同前，近2日胸闷次数增多，精神状态较前变差，不吸氧状态下指氧饱和度90%~92%，为进一步诊治来我院就诊。

既往史：冠状动脉支架植入术后12年，因口服"阿司匹林"后有皮肤瘀斑，改"波立维"抗血小板治疗，以及"阿托伐他汀"稳定斑块治疗，"波立维"逐渐减量至每日1/4片，近半年自行停用"波立维"及"阿托伐他汀"，现服用"三七通舒胶囊"。曾有海鲜过敏（皮疹表现）情况，否认药物过敏史。

李先生来到门诊，分诊护士为其测生命体征：体温 36.8℃，脉搏 80 次/min，血压 148/63mmHg，呼吸频率 20 次/min，指氧饱和度 93%。医生进行体格检查：患者神志清，精神一般，浅表淋巴结未及肿大，皮肤及巩膜无黄染。双侧瞳孔等大等圆，对光反射灵敏。两下肺呼吸音粗，未闻及明显干湿啰音。心律齐，未闻及病理性杂音。腹软，无压痛、反跳痛。双下肢无水肿。四肢肌力及肌张力正常，无活动受限。

医生给予完善相关检查，包括血常规、超敏 C 反应蛋白、血气分析、心肌酶谱、肌钙蛋白、N 末端脑钠肽前体、血浆 D- 二聚体、凝血功能、肺部 CT 等。

知识普及 1

新冠病毒感染转阴后还会胸闷、气短吗？为什么？

对于有基础疾病的患者，在感染新冠病毒后可能会引起基础疾病复发或加重，从而导致胸闷、气短；对于没有基础疾病者，可能因为新冠病毒导致了肺部和心脏的器质性变化，肺部影像学的病灶吸收、心脏功能的恢复都需要一定的时间。

李先生的辅助检查结果示：

血常规 + 超敏 C 反应蛋白（急诊）：白细胞计数 15.75×10^9/L，中性粒细胞百分比 89.0%，淋巴细胞百分比 6.5%，超敏 C 反应蛋白 55.33mg/L。

血气分析：指氧饱和度 92.4%。

肺部高分辨率 CT 平扫：两肺多发炎症，请结合临床及实验室检查；两侧胸腔少量积液；右主支气管痰栓可能。附见：主动脉及冠状动脉钙化，纵隔多发小淋巴结（本急诊报告仅提供急诊相关的影像描述和诊断，供急诊医生处理急症时参考）。

D- 二聚体 36 529μg/LFEU。

其余指标无明显异常。医生向李先生及家属解释，李先生的 D- 二聚体水平比较高，有血栓形成或肺栓塞的可能，需要再完善急诊肺动脉计算机体层血管成像（CT angiography，CTA）、双下肢血管超声、心脏超声等检查。

肺动脉 CTA：右下肺动脉分支少许肺栓塞，请结合临床，建议复查。附见：两肺多发炎症。超声：双下肢深静脉血流通畅；左心室舒张功能减退，主动脉瓣退变伴轻度反流，二、三尖瓣轻度反流。患者高龄，结合病史，D- 二聚体升高和缺氧状态考虑为感染为主要因素，继续抗病毒、抗炎治疗，为避免血栓进展，给予低分子量肝素启动抗凝治疗，并请呼吸科急会诊进一步转至专科诊治。

知识普及 2

新冠病毒感染后肺栓塞风险增大，
出现哪些症状需要警惕血栓形成？

有相关研究显示，新冠病毒感染住院患者发生深静脉血栓的风险比流感住院患者高 60%～89%。感染新冠病毒后引起凝血功能障碍，这是静脉血栓形成的原因之一，急性肺栓塞是住院和死亡的主要因素之一。如果出现胸痛、胸闷、气急、呼吸困难、晕厥、低血压、低氧血症、突发的单侧肢体肿胀及小腿"抽筋"等，且休息后症状仍不缓解，需要及时就诊。

李先生转至专科后，采用头孢哌酮钠舒巴坦钠、地塞米松、氨溴索、吸入用乙酰半胱氨酸、那曲肝素钙等进行抗感染、抗炎、抗凝、化痰及补钾、补充白蛋白的对症支持治疗，稳定酸碱平衡及电解质，2 周后炎症指标下降、血浆 D- 二聚体降至 943μg/

LFEU。肺动脉 CTA：未见明显异常。胸闷、咳嗽等症状较前有好转，出院后继续抗凝治疗（口服利伐沙班），嘱其定期复查 D-二聚体，警惕出血风险。

◉ 知识拓展——全科医学莫塔安全诊断五问

一、胸闷的可能诊断有哪些？

（一）可迅速威胁生命的疾病

1. 急性冠脉综合征。

2. 肺栓塞。

3. 大动脉夹层或动脉瘤。

4. 张力性气胸。

（二）暂时不威胁生命的疾病

1. **心脏疾病**　稳定型心绞痛、各种心律失常、心功能不全、主动脉瓣狭窄、肥厚型心肌病、心肌炎、心包炎及起搏器综合征等。另外，心脏高循环动力状态，因心脏搏动增强、心率增快等原因，可出现心悸、胸闷症状，生理情况可见于情绪激动、运动或妊娠等。

2. **呼吸系统疾病**　如肺部感染、哮喘、肺大疱、慢性阻塞性肺疾病、肺间质病等引起的呼吸困难易与不典型胸闷混淆。

3. **心理精神疾病**　如焦虑症、抑郁症、惊恐发作等，甚至焦虑、抑郁状态下出现胸闷、呼吸困难等症状，多不典型，持续时间长，常伴有麻木、叹息样呼吸，甚至有过度通气情况，其辅助检查与症状严重程度不符，排除器质性疾病后方可考虑。

4. **其他**　甲状腺功能亢进、严重贫血、发热、代谢性疾病（如低血糖、血脂异常、肥胖）等。

二、有什么重要的不可忽略的疾病吗？

对于老年患者，以下 3 大病症不容忽视：感染、恶性肿瘤、心肌缺血。

三、有什么容易被遗漏的情况吗？

胸闷变异性哮喘以胸闷为唯一的临床表现，而无喘息、气急、咳嗽等典型的哮喘表现，肺部听诊无哮鸣音，但具有气道高反应性和可逆性气流受限，以及典型的哮喘病理特征，吸入性糖皮质激素或长效 β_2 受体激动剂治疗有效。

可引起胸闷不适感的药物有收缩血管药物、抗胆碱能药物、拟交感药物、β 受体拮抗剂戒断，以及安非他命类（含冰毒、摇头丸）、可卡因等滥用及大量摄入含咖啡因、尼古丁等。

四、是否患有潜在的易被掩盖的疾病？

胸椎小关节紊乱综合征是指当胸椎小关节因为外伤、劳损等因素导致其位置改变时就会影响到胸椎及胸廓的生理机能，从而出现胸背部疼痛与功能受限，还可刺激交感神经节前纤维引起相应内脏的自主神经功能紊乱，出现胸闷、烦热盗汗、憋气、呼吸不畅、心律失常、腹胀和腹痛等症状。

五、患者是否有什么话还没有说？

功能性的胸闷，如人在长时间内处于密闭空间，或工作生活遇到不愉快的事情，或处于低气压环境中，可能会产生胸闷、透不过气、疲劳等的感觉。但这种情况在经过一定时间的休息、开窗通风、户外活动等自我调节后很快就能恢复正常，无须药物治疗，需要医生关注患者工作生活环境及心情变化。

🩺 专家述评：写给全科医生

对于胸闷的患者，需要询问胸闷的性质、部位、诱因和持续时间，典型症状可排除急性冠脉综合征等威胁生命的疾病。然后追问与活动量、进餐时间、情绪改变、体位变化等有无密切关系，以及有无发热、咳嗽、咳痰、咯血、心悸、发绀、反酸、吞咽困难、呼吸困难等伴随症状和严重程度，诊疗经过及治疗效果也有助于鉴别诊断。

导致胸闷的疾病非常多，但大多数是以心血管系统和呼吸系统疾病为主，有些疾病必须及时排除，否则会造成严重后果。若胸闷发作时伴有心前区压榨性疼痛、大汗淋漓、明显气促、呼吸困难、濒死感等，需及时至急诊就诊，尤其有高血压、糖尿病、冠心病等基础病史的老年人，要排除急性心肌梗死、肺梗死、主动脉夹层、动脉瘤破裂、自发性气胸、重症肺炎、支气管哮喘等。若为年轻人感冒时出现胸闷，需要警惕合并病毒性心肌炎的可能，如果在剧烈运动时突然出现的胸闷伴胸痛，需考虑自发性气胸的可能，同样需要急诊就诊。

新冠病毒感染后血栓形成风险显著增高，多数患者是以反复胸闷、气促、乏力、呼吸困难或血氧饱和度低来就诊，临床高度可疑急性肺血栓栓塞症时，在等待诊断结果的过程中建议开始应用胃肠外抗凝治疗。一旦明确急性肺血栓栓塞症，则尽早启动抗凝治疗。目前应用的抗凝药物主要分为胃肠外抗凝药物和口服抗凝药物。初始抗凝，推荐选用低分子量肝素、普通肝素、磺达肝癸钠、负荷量的利伐沙班或阿哌沙班。注意，若选用利伐沙班或阿哌沙班，初期应给予负荷剂量；若选择达比加群或依度沙班，应先给予胃肠外抗凝药物至少 5 日。若选择华法林长期抗凝，推荐在应用胃肠外抗凝药物 24 小时内重叠华法林，并复查 INR（目标值为 2~3），达标后停用胃肠外抗凝。抗凝治疗的标准疗程至少 3 个月，是否进行延展期抗凝治疗，要充分考虑获益/风险比，即在出血和复发之间寻求最佳平衡点，如果复发风险显著高于出血风险，则需要延长抗凝治疗时间。

（李帅　吴李鸣　任菁菁）

第二章

重点人群并发新冠病毒感染案例

▌第一节 老年人慢性心房颤动和心力衰竭并发新冠病毒感染

早在 20 世纪，心房颤动和心力衰竭就被预言为心血管疾病最后的两大"堡垒"，两者常合并存在且互为因果，发病率和病死率均较高。慢性心房颤动和心力衰竭患者作为新冠病毒感染高危人群，感染新冠病毒后更容易发展为重型、危重型。

病例

患者，阮大爷，88 岁。既往史：合并有慢性心力衰竭，心功能Ⅲ级；心律失常，心房颤动；冠心病；慢性肾脏病Ⅲ期；中度贫血等慢性病 5 年余。长期口服利伐沙班（15mg，1 次 /d）、沙库巴曲缬沙坦（50mg，2 次 /d）、呋塞米（20mg，1 次 /d），螺内酯（20mg，1 次 /d）、多糖铁复合物（150mg，1 次 /d）、单硝酸异山梨酯（20mg，1 次 /d）。体重、尿量控制尚可，生活能自理，能做一些简单家务，每日坚持散步 10 分钟，夜间能平卧入眠。

阮大爷出现发热，自测体温 39.5℃，伴有头痛、畏寒、四肢酸痛，稍活动即感胸闷、气促，休息可缓解，不能平卧，食欲缺乏，自服"复方感冒灵颗粒"，无好转，其儿子遂联系签约家庭医生上门诊治。

知识普及 1

老年人感染新冠病毒何时需要尽快就诊？

出现以下情况时需尽快就诊：①呼吸困难或呼吸频率明显增快，家中有条件者监测外周血氧饱和度，标准为发现外周指氧饱和度≤93%时；②经药物治疗后体温仍持续高于38.5℃，且持续超过3日；③原有基础疾病在新冠病毒感染后明显加重，通过现有的药物治疗方案不能控制或改善。

老年人出现神志淡漠、活动减少、嗜睡、食欲缺乏等需及时就诊。

家庭医生测生命体征：体温39.5℃，脉搏102次/min，血压100/65mmHg，呼吸频率22次/min，血氧饱和度95%。体格检查：神志清，精神软，甲床苍白，双侧瞳孔等大等圆，对光反射灵敏，结膜苍白，口唇无发绀，伸舌居中，咽部充血（＋＋），两侧扁桃体无明显肿大，两肺呼吸音粗，两下肺可闻及少量湿性啰音，左侧明显，心率116次/min，律绝对不齐，未闻及明显杂音。全腹软，无压痛、反跳痛，肠鸣音正常。神经系统体格检查未见异常。双下肢凹陷性水肿（＋＋）。予以新冠病毒抗原检测显示阳性。考虑患者新冠病毒感染（中型），原有心血管疾病较前加重，心功能Ⅳ级。

处理：

1. 卧床休息，抬高床头，给予低盐精蛋白饮食，适当增加蛋白质摄入，控制饮水（较平日稍增加），注意观察尿量。

2. 完善心电图、血常规、C反应蛋白、肝肾功能、电解质、心肌酶谱、肌钙蛋白、脑钠肽、D-二聚体检查（因社区医院无夜间急诊化验，故第2日上门抽血送检完成）；并进行了降钙素原、血气分析、胸部CT和痰培养等检查（因家属拒绝去医院，要求居家隔离治疗，故降钙素原、血气分析、胸部 CT 和痰培养等未开展）。

3. 给予对乙酰氨基酚（单次 250mg）退热，莫诺拉韦胶囊（800mg，每 12 小时 1 次）抗病毒，小柴胡颗粒（1 包，3 次 /d）解表对症治疗。注意观察体温变化，如反复发热，12 小时后可进行其他退热处理。

4. 增加利尿剂量，改用螺内酯（20mg，2 次 /d），继续给予利伐沙班（15mg，1 次 /d）抗凝，沙库巴曲缬沙坦（50mg，2 次 /d）改善心室重构，呋塞米（20mg，1 次 /d）利尿，单硝酸异山梨酯（20mg，1 次 /d）扩张冠状动脉，多糖铁复合物（150mg，1 次 /d）补铁等对症治疗。

注意观察患者血压、体温、尿量情况，必要时上级医院就诊。

知识普及 2

心力衰竭患者退热时需要注意什么？

1. 发热能导致心率增快，增加心肌耗氧量，容易诱发心力衰竭加重，需要尽快控制体温，但是老年患者在退热过程中不能求快，应从小剂量开始，避免大量出汗引起血容量的急剧变化。

2. 普通人发热需要多饮水来补充体内丢失的水分，但是心力衰竭患者应避免大量饮水、补液，以免加重心脏容量负荷，诱发心力衰竭加重。要保持进出平衡，嘱患者及其家属学会记录每日出入量（容量杯），喝水时不要大口喝，要少量分次饮用。

3. 心力衰竭合并发热，如退热时大量出汗，需要警惕低血压和电解质紊乱的风险。

知识普及 3

小分子抗病毒药物莫诺拉韦胶囊适应证和用法用量

1. **适应证** 18 岁以上新冠病毒检测阳性，且至少存在一个发展为重型的风险因素的轻型或中型新冠病毒感染。需要在感染早期服用，才能取得较好的效果。

2. **发展为重型的风险因素** ①年龄 > 60 岁；②活动性癌症；③慢性肾病（不包括透析患者或严重肾功能不全）；④慢性阻塞性肺病；⑤肥胖（体重指数 > 30kg/m²）；⑥严重心脏病，如心力衰竭、冠心病；⑦糖尿病。

3. **用量** 在症状出现早期（5 日内）服用，成人推荐剂量 800mg/ 次（4 粒），每 12 小时口服 1 次，连续给药5 日。

4. **用法** 用水整粒吞服，不可打开、碾碎或咀嚼服用。老年人和肝肾功能损害患者无须调整剂量。

第 2 日阮大爷体温恢复正常，夜间未再发热，出现咳嗽明显，咳较多白色泡沫痰，伴有咽痒，胸闷、气促稍好转，夜间能平卧。

体格检查：血压 106/68mmHg，体温 37.3℃，呼吸频率 18 次 /min，脉搏 85 次 /min，神志清，精神稍软，咽部充血（ + + ），两侧扁桃体无明显肿大，两肺呼吸音粗，两下肺可闻及少量湿性啰音，左侧明显，心率 95 次 /min，律绝对不齐，未闻及明显杂音。全腹软，无压痛、反跳痛，肠鸣音正常。神经系统体格检查未见异常。双下肢凹陷性水肿（ + ）。

血常规：白细胞计数 $4.5×10^9$/L，血红蛋白 85g/L；C 反应蛋白 32mg/L；肌酐 156mmol/L；尿素氮 8.9mmol/L；脑钠肽 5 800pg/ml。心电图：快心室率心房颤动，T 波改变。肝功能、电解质、心肌酶谱、肌钙蛋白、D- 二聚体未见异常。

处理：加用普米克令舒等雾化吸入、盐酸氨溴索口服液化痰，其余不变。

知识普及 4

新冠病毒流行的情况下，
慢性心力衰竭患者需要注意什么？

1. 心血管药物不能随便停用，尤其是支架植入术后、心房颤动等患者。

2. 监测血压、脉搏，每日检查 2 次，观察变化。

3. 无症状不用担心，要是出现发热、心率增快，可以咨询签约全科医生，在医生指导下用药，不要擅自用药。

4. 监测体重、尿量，如果体重增加明显，应及时咨询签约全科医生，调整利尿剂剂量。

5. 防诱发，避免焦虑。

6. 如果症状加重，呼吸急促，不能平卧，或下肢水肿加重，外周指氧饱和度低于 90%，需及早就医。

第 4 日阮大爷无发热，无头痛，无四肢酸痛，咳嗽好转，咳少量黄白色黏痰，能咳出，伴有咽痛、流涕、胸闷、气促好转，夜间能平卧入眠。患者咳黄白色黏痰伴黄色脓涕，考虑合并细菌感染可能，经验性加用头孢呋辛（250mg，2 次 /d，口服）抗感染，复查血常规、C 反应蛋白、脑钠肽，余治疗方案不变。嘱患者适当下床活动，预防下肢血栓形成，多做呼吸肌锻炼，促进排痰，注意控制饮水量，观察尿量。

知识普及 5

对于慢性心力衰竭患者，平时可以通过哪些方面防治？

1. 饮食 应低盐、低脂、易消化、高纤维饮食，多食新鲜蔬菜、水果，保持大便通畅，忌饱餐，宜少食多餐。

2. 运动锻炼 可以选择步行、保健操等低强度运动项目，每周 3 次，每次 0.5~1.0 小时，循序渐进，量力而行，长期坚持。

3. 心态 保持良好的心态，避免情绪激动、紧张、焦虑。

4. 中医治疗 可以在中医辨证论治的指导下服用中药汤剂、中成药来进行预防和治疗。也可以通过针灸、推拿、拔罐等中医理疗调理，提高机体免疫力。

第 5 日患者仍有咳嗽，但较前稍好转，咳少量黄白色黏痰，能咳出，咽痛、流黄涕好转，无发热，无头痛，无四肢酸痛，床上活动无明显胸闷、气促，夜间能平卧入眠。

血常规：白细胞计数 10.6×10^9/L，血红蛋白 78g/L；C 反应蛋白 26mg/L，脑钠肽 3 778pg/ml。

处理：继续当前治疗方案不变，嘱患者次日晚上停用莫诺拉韦胶囊，注意观察体温变化，加强营养摄入，避免受凉。

1 周后电话随访，阮大爷症状基本消失，生活又恢复了平日的状态。

专家述评：写给全科医生

本案例患者为老年男性，慢性病程，患有冠心病、心房颤动、慢性心力衰竭、慢性肾脏病Ⅲ期、中度贫血等，长期服药控制病情。患者突然出现发热、头痛、畏寒、四肢酸痛等症状，并感胸闷、气促、不能平卧，经全科门诊新冠病毒抗原检测阳性，并随着病情的进展，新冠病毒可直接引起患者多器官多系统的炎症反应，同时新冠病毒感染可加重患者原有的冠心病、心房颤动、心力衰竭的临床症状。本例患者属于高危人群，在基层全科门诊诊疗中，老年人就诊的占比很高，全科医生在诊疗管理中尤其需要重视和关注该类合并有基础疾病的老年人在感染新冠病毒后的个体化治疗。

全科医生门诊一方面需要判断新冠病毒感染导致患者原有基础疾病的加重情况，另一方面要重视新冠病毒引发病毒性心肌炎的可能，重点是暴发性心肌炎的早期识别。根据国外文献，新冠病毒感染相关的心肌炎分为以下 3 类。

1. 新冠病毒引起的心肌炎（新冠病毒心肌炎） 在新冠病毒感染的早期（1 周内），病毒直接感染心肌细胞，造成心肌细胞损伤和死亡，同时病毒激活大量炎性因子释放，导致心肌损害。新冠病毒还可能感染冠状动脉内皮细胞引起血管内皮损伤和血栓形成，导致心肌缺血损伤。临床报道的新冠病毒感染引起的急性暴发性心肌炎也不少，尤其是在新冠病毒感染早期，心肌炎是新冠病毒感染致死的主要原因之一。

2. 与新冠病毒诱导的多系统炎性综合征相关的心肌炎 新冠病毒感染可以引起多系统炎性综合征，一般发生于感染后 2 ~ 4 周，多见于 21 岁以下的青少年。主要临床表现为发热及多脏器损伤症状，是导致青少年发展为重型及死亡的主要原因之一。发病机制可能与新冠病毒感染引起的超敏反应有关，主要是心肌炎和冠状动脉扩张或瘤样变。美国疾病控制预防中心的数据显示：Alpha 和 Delta 型新冠病毒变异毒株引起的多系统炎性综合征的发生率分别为 54.5/10 万和 49.2/10 万，而 Omicron 型毒株引起的多系统炎性综合征仅为 3.8/10 万。

3. mRNA 新冠病毒疫苗引起的心肌炎 该类疫苗含有新冠病毒的 mRNA，接种后可能会出现病毒性心肌炎表现，但症状一般较轻。

根据世界卫生组织《新冠个人康复指南》，结合临床观察和人群调查，老年人新冠病毒感染恢复期主要存在呼吸急促、体力活动与锻炼受限、体力下降和疲劳感、声音嘶哑与咳嗽、吞咽困难、嗅觉和味觉异常、焦虑抑郁和睡眠不良、身体疼痛等问题。老年人康复过程中，全科医生需做好以下几方面工作。

1. 老年人核酸或抗原转阴后往往仍然有一定程度的疲劳，持续数周乃至数月。如老年人感到疲劳，可尝试调整每日做事节奏，不要一次做太多事情，同时应让老年人多休息。

2. 如果精力允许，应让老年患者逐步恢复日常作息，并为其制定日常活动时间表，包括睡眠、进餐、活动等。

3. 在安全和无疲劳的情况下进行锻炼，恢复力量和耐力。如果步行对老年人来说困难，可考虑在床上或椅子上锻炼，从拉伸动作开始，逐步增加活动量，如做家务、散步、太极、八段锦等。刚开始锻炼时，从 5 ~ 10 分钟开始，然后每日增加一分钟，如果担心跌倒，应在与家人或朋友一起的时候锻炼。如果在运动期间或运动后感到头晕、胸痛或呼吸困难，应停止运动，立即休息并向医生咨询。

4. 普通老年人发热需要多饮水来补充体内丢失的水分，每日饮水 1 500 ~ 2 000ml，但是心力衰竭患者应避免大量饮水、补液，以免加重心脏容量负荷，使心力衰竭加重。要保持进出平衡，嘱患者及家属学会记录每日出入量（容量杯），饮水时不要大口，要少量分次饮用。每日三餐不缺，可以适当加餐。建议记录每日食物种类，帮助了解是否保持健康饮食。

5. 保持社交。鼓励老年人每日尽可能多地与亲人和信任的人通过电话、视频通话或其他通信方式交谈。

6. 引导老年人每日想 3 件快乐的事情，尝试在深呼吸时重复"放松""平静"等词，尽量避免消极或不健康的想法；如果压力、担心、恐惧和悲伤连续数日妨碍日常活动，应联系医生，寻求社会心理支持。

7. 协助列出紧急联系电话，如附近医疗机构的电话、社会心理支持求助热线、家庭医生电话、家庭成员和朋友的电话等。

8. 有基础疾病的老年人感染新冠病毒后，基础疾病会加重。例如：心力衰竭的老年人感染后心功能进一步降低，高血压老年人感染后可能血压不稳定，糖尿病老年人感染后可能血糖不稳定，脑血管病的老年人感染后有脑梗死或出血风险，慢性阻塞性肺疾病老年人感染后可能出现咳嗽、呼吸困难加重等。老年人经过治疗，核酸或抗原检测可转阴，但加重的基础疾病病情不一定也随之稳定，需要密切监测血压、血糖、指氧饱和度等，如果病情不稳定且持续时间较长，应及时到医院就诊，调整基础疾病治疗方案。

（姜知财　王为波）

第二节　儿童新冠病毒感染

儿童作为特殊人群，免疫力低下，被认为是新冠病毒的易感高危人群，多为家庭聚集性发病。感染新冠病毒后更容易出现轻型症状。具有基础疾病（如先天性心、肺、气道疾病，以及慢性肾疾病、营养不良、免疫缺陷病、血液肿瘤疾病等）和近期使用大剂量免疫抑制剂或接受器官移植者容易发展为重型。

病例

患者，小明，10岁，家中自测体温39.0℃，诉嗓子疼，其母亲给他测了新冠病毒抗原，显示阳性，服用"美林"后，嗓子疼痛可暂时缓解，体温可下降1～2℃，但容易反复，同时出现发冷、发抖，乏力，不想吃东西，吃什么都没味的情况，伴随出现阵发性咳嗽，有咳痰，总感觉咳不痛快，痰很黏、不容易咳出，有时伴有黄痰咳出。发病后第3日，小明仍然有顽固的高热、乏力、精神差，测体温39.8℃，继续服用"美林"后，前往医院就诊。

知识普及 1

何时需要立即就诊？

出现以下情况时需立即就诊。

1. 呼吸困难或呼吸频率明显增快（2月龄以下，呼吸频率 ≥ 60 次 /min；2 ~ 12 月龄，除外发热和哭闹的影响，呼吸频率 ≥ 50 次 /min；1 ~ 5 岁，呼吸频率 ≥ 40 次 /min；5 岁以上，呼吸频率 ≥ 30 次 /min）；家中有条件监测外周指氧饱和度的情况下，发现其 ≤ 95%；咳嗽不止，面色苍白或青紫，端坐呼吸，影响日常生活和睡眠。婴幼儿出现呻吟、喘憋。

2. 发热时出现抽搐、意识障碍、对答不切题。

3. 发热合并或未合并咳嗽等超过 72 小时。

4. 发热伴随精神萎靡、嗜睡，体温不高时精神状态差。

5. 新生儿及婴儿烦躁哭闹，无法安抚，出现脱水，四肢有花斑，小便量少。

6. 发热咳嗽后不愿进食，频繁呕吐，食欲下降，小婴儿出现拒奶。

小明到医院后，测生命体征：体温 38.9℃，脉搏 138 次 /min，血压 110/75mmHg，呼吸频率 32 次 /min，指氧饱和度 93%。医生马上将其送到急诊室，予鼻导管吸氧（2L/min），并进行体格检查：精神偏软，半卧位，口唇轻度发绀，颈静脉无怒张，可见轻度三凹征，两肺呼吸音低，可闻及痰鸣音、少量湿啰音，心率 138 次 /min，律齐，腹软，无压痛、反跳痛，双下肢无水肿。予以辅助检查，包括新冠病毒核酸检测、胸部 CT、心电图、血常规、C 反应蛋白、血气分析、降钙素原、肌钙蛋白、心肌酶谱、肝肾功能、电解质、血糖、尿常规等。

知识普及 2

儿童发热时该如何处理？

1. **退热药使用指征** 退热药治疗的目的在于改善发热儿童的舒适感，而不是强调体温降至正常。如体温大于38℃，但精神状态不好，明显不舒服，可以用退热药；反之，如果体温在38.5℃以上，但精神状态好，没有特别不适，可以不用退热药。

2. **退热药种类的选择** 对乙酰氨基酚和布洛芬是目前推荐用于儿童的退热药。6月龄以上的患儿，可以选择布洛芬或对乙酰氨基酚；3～6月龄的患儿不适合用布洛芬，可选用对乙酰氨基酚；2月龄以下的婴儿不推荐常规使用退热药，可以采用物理降温等措施并及时就诊。

3. **联合用药** 一般不建议联合或交替应用对乙酰氨基酚和布洛芬治疗儿童发热。有关联合或交替使用退热药治疗安全性及其缓解儿童不适的疗效信息较少，并且这种疗法有可能造成肝肾功能损害。

4. **护理** 体温上升期儿童可能手脚冰冷，伴有畏寒、寒战表现，此时不宜物理降温，需适当添加衣物，搓热或温水浸泡手脚；体温持续期时，儿童手脚暖和，浑身发热，此时可以开始物理降温，需保持合适的室温，减少衣物，用温水擦拭颈项两侧、腋窝、肘窝、腹股沟等处皮肤，泡温水澡，多喝水。一般不推荐酒精擦身、冰水灌肠、冰水擦拭、"捂汗"等。

2小时后检查结果显示：新冠病毒核酸检测阳性。血气分析：pH 7.34，氧分压59mmHg，二氧化碳分压45mmHg。胸部CT提示两肺多发散在斑片状浸润影，近胸膜边缘为主；血常规：白细胞计数 15×10^9/L；C反应蛋白33.7mg/L；血钾3.3mmol/L；降钙素原、尿常规、肝肾功能、血糖、肌钙蛋白、心肌酶谱、凝血功能等未见明显异常。医生告诉小明妈妈，考虑小明为新冠病毒感染重型，肝肾功能、心肌酶谱等未受损；血常规炎症指标升高，提示合并细菌感染可能，血钾降低可能与进食较少有关。

医生给出了一系列治疗方案：血白细胞和C反应蛋白升高考虑存在细菌感染，加用头孢曲松（静脉滴注，1次/d）；患儿外周指氧饱和度93%，考虑为新冠病毒感染重型，予甲泼尼龙（静脉滴注，1次/d）；予异丙托溴铵＋布地奈德＋特布他林祛痰；维持水、电解质平衡。通过叩背手法，帮助小明将痰液咳出。

知识普及3

哪些症状应考虑儿童新冠病毒感染重型可能？

儿童新冠病毒感染出现下列任意1条需考虑重型：

1. 超高热或持续高热超过3日。

2. 出现气促（<2月龄，呼吸频率≥60次/min；2～12月龄，呼吸频率≥50次/min；>1～5岁，呼吸频率≥40次/min；>5岁，呼吸频率≥30次/min），除外发热和哭闹的影响。

3. 静息状态下，吸空气时指氧饱和度≤93%。

4. 出现鼻翼扇动、三凹征、喘鸣或喘息。

5. 出现意识障碍或惊厥。

6. 拒食或喂养困难，有脱水症状。

经过住院治疗，小明白细胞计数、C反应蛋白、血气分析、电解质等检查指标明显好转，体温恢复正常，精神状态明显好转，咳嗽减少，痰液能正常咳出。

在未吸氧状态，小明的外周指氧饱和度可以维持在95%以上，体温正常，持续3日。新冠病毒核酸及抗原检测均已转阴。

出院前已改为口服药物。出院后，咳嗽减少了。

知识普及 4

儿童新冠病毒感染后会有后遗症吗？

　　大多数儿童新冠病毒感染症状相对成人轻，主要表现为发热和咳嗽，大多预后良好。尽管有研究表明急性感染后的 1 ~ 6 个月内可出现持续的呼吸道症状，包括咳嗽、运动不耐受、疲劳等，但大多数患儿的肺功能检查正常，遗留肺实质性病变如支气管扩张、闭塞性细支气管炎等较为少见。

❤ 专家述评：写给全科医生

　　本病例为儿童，当出现新冠病毒感染时，需及时识别重型、危重型。对于基层医院，若观察到疾病进展较快的高危患者、需要氧疗的普通型患者、需无创或有创呼吸支持治疗的重型及危重型患者，均应立即使用糖皮质激素治疗。应用糖皮质激素时，可选择甲泼尼龙 [1 ~ 2mg/（kg·d）] 或地塞米松 [0.15mg/（kg·d）（最大剂量 5mg/d）]，静脉注射，1 次 /d；疗程 3 ~ 5 日，应避免长时间、大剂量使用糖皮质激素，尽可能减少不良反应。在不考虑存在细菌感染时，不建议应用抗生素。

　　对于儿童新冠病毒感染无症状感染者，无须药物治疗，只需要密切监测病情变化；对于轻型病例，可予以对症治疗；而对于重型病例，应根据病情需要予以氧疗、呼吸循环支持、糖皮质激素、血液净化等治疗。当出现儿童多系统炎症综合征时，由于这些患儿通常合并休克或心血管功能障碍，应收入重症监护病房（ICU）严密监护，治疗原则是尽早抗炎、纠正休克和出凝血功能障碍，以及脏器功能支持。对于合并有基础疾病（如先天性心、肺、气道疾病，以及慢性肾疾病、营养不良、遗传代谢性疾病、免疫缺陷病、血液肿瘤疾病等）者易发展为重型，且病死率高，应在控制原发疾病的基础上，积极治疗新冠病毒感染。对于早产儿及小婴儿，应加强营养、喂养及护理等，加强生长发育监测。

有关儿童新冠病毒感染抗病毒治疗的研究较为少见。国家药品监督管理局批准的抗新冠病毒药物用于治疗发病 5 日以内的轻型和普通型且伴有进展为重型高风险因素的成人。尽管《新型冠状病毒感染诊疗方案（试行第十版）》中也明确推荐其可以用于青少年，但目前不推荐 12 岁以下儿童超说明书用药，因为无法确定有效的治疗剂量，临床获益也不明确。

（费玲 徐雪峰）

▎第三节 妊娠新冠病毒感染

妊娠期是育龄女性一生中重要的特殊生理时期，妊娠合并症、并发症关乎母胎健康。孕妇感染新冠病毒后对母胎的影响已成为医患共同关心、关注的问题，也是当前孕产妇保健及危重孕产妇救治中的重点问题。

▤ 病例

患者，应女士，30 岁，妊娠 7 月余，定期产前检查正常。入院前 3 日应女士突然出现发热，体温 38.7℃，伴有畏寒，偶有干咳，无腹痛、腹胀、阴道流血 / 流液，胎动正常，自测新冠病毒抗原阳性，家中自行口服对乙酰氨基酚（泰诺林）退热治疗，服药后体温降至正常。3 日来应女士反复发热，间隔 6～10 小时，体温 38.5～38.7℃，伴乏力、疲劳，精神、食欲欠佳，有咳嗽、咳痰，无胸闷、气急，在发热等不适感明显时胎动较频繁，至我院就诊。

知识普及 1

孕妇感染新冠病毒后，什么情况需要就诊？

关于孕妇感染新冠病毒后要不要去医院，分为产科因素和非产科因素。

1. **产科因素** 出现阴道流血、流液和腹痛提示分娩情况，头晕、头痛和胎动异常提示母胎安全异常，此时需要立即就诊。

2. **非产科因素** 经过对症处理症状持续加重，高热不退，甚至出现呼吸困难、头晕、意识模糊或其他紧急情况，需立即就医。对于合并哮喘、糖尿病、高血压、自身免疫疾病等基础疾病的孕妇，一旦感染，更需严密监测，对症处理后病情不缓解可及时就诊。

入院检测生命体征：体温 39.2℃，脉搏 115 次 /min，呼吸频率 28 次 /min，血压 128/72mmHg。自诉胎动较前频繁，胎心率 150～175 次 /min；超声提示胎儿各项指标在正常范围，胎心监护反应型，有不规则宫缩。拟以"发热，先兆早产，新型冠状病毒感染"收入院。

入院后予复方对乙酰氨基酚（散利痛）1 片（含对乙酰氨基酚 250mg、异丙安替比林 150mg、咖啡因 50mg）口服，未吸氧情况下外周指氧饱和度最低 91%，给予鼻导管吸氧后，外周指氧饱和度维持在 95%～97%。予硫酸镁（静脉滴注）抑制宫缩，地塞米松（6mg，每 12 小时 1 次）促胎肺成熟治疗。入院当晚自诉呼吸时感右侧胸痛。实验室检查示：白细胞计数 6.7×10^9/L，中性粒细胞百分比 88.2%（↑），淋巴细胞百分比 6.5%（↓），白蛋白 38.5g/L（↓），超敏 C 反应蛋白 31.0mg/L（↑）；新冠病毒核酸检测阳性；血降钙素原 1.5ng/ml（↑）（参考值 < 0.06ng/ml）；脑钠肽 154.9pg/ml（↑）（参考值 < 100pg/ml）；血气分析：pH 7.35，

二氧化碳分压 25.0mmHg（↓）（参考值 35 ～ 45mmHg），氧分压 78.5mmHg（↓）（参考值 80 ～ 100mmHg）。胸部 CT 平扫：两肺外带多发磨玻璃影。心电图：窦性心动过速，心率 117 次 /min。成人心脏超声：主动脉瓣前向血流加快，三尖瓣轻度反流。

知识普及 2

孕妇感染新冠病毒哪些情况需要进行 CT 检查？

对于无症状或轻症孕妇，若对症处理能缓解、无进行性加重且不严重影响日常生活，均不建议行胸部 CT 检查。对于发热不能缓解或反复发热超过 3 日、严重咳嗽和咳痰、胸闷、呼吸困难、血氧饱和度降低等考虑重症的孕妇，需及时就医，遵医嘱行 CT 检查，检查时适当用铅衣遮挡下腹部，尽量缩短辐射暴露时间以降低对胎儿的影响。

入院第 2 日，应女士病情加重，最高体温 39.6℃，胸闷明显，呈端坐呼吸，予面罩给氧（5L/min）后，外周指氧饱和度 97%，转入 ICU 治疗，完善血培养、痰培养，予哌拉西林钠他唑巴坦钠（4.5g，每 8 小时 1 次，静脉滴注）预防细菌感染，甲泼尼龙琥珀酸钠（甲强龙）（40mg，1 次 /d，静脉推注）抗炎，布地奈德（1.0mg，2 次 /d，雾化吸入），盐酸氨溴索（沐舒坦）（30mg，2 次 /d，静脉滴注），肠内营养粉剂加强营养，以及心理支持等对症支持治疗。

经上述治疗，应女士体温反复升高，出现气促，呼吸频率 30 ～ 35 次 / min；静息状态吸空气时，外周指氧饱和指数 91%，动脉血氧分压（PaO_2）/ 吸氧浓度（FiO_2）280mmHg，结合胸部 CT 检查结果，符合新冠病毒感染重型。

知识普及 3

妊娠合并新冠病毒感染重型，该如何治疗？

1. **一般治疗** 保证营养，注意水、电解质平衡。高热者可进行物理降温、应用退热药。咳嗽、咳痰严重者给予止咳祛痰药物。监测生命体征，复查血常规、生化、动脉血气、胸部 CT 等。

2. **抗病毒治疗** 建议使用美国食品药品管理局标准中的妊娠安全等级 C 类药物，尽量避免使用 D 类药物。可选用奈玛特韦 / 利托那韦（200mg/50mg）组合包装（Paxlovid）。关于阿兹夫定片和莫诺拉韦胶囊，只有在患者潜在获益大于对胎儿的潜在风险时，才能在妊娠期使用。

3. **免疫治疗** 对于重型和危重型病例，可酌情使用糖皮质激素（不超过 10 日），建议使用地塞米松（5mg/d）或甲泼尼龙（40mg/d），避免长时间、大剂量使用。

4. **抗凝治疗** 产后是血栓发生的高危时期，无禁忌的情况下，及时使用低分子量肝素或普通肝素，可有效预防血栓栓塞事件的发生。

5. **俯卧位呼吸** 具有发展为重型的高风险因素、病情进展较快的中型、重型和危重型病例，可予俯卧位呼吸治疗，建议每日不少于 12 小时。

6. **心理辅导** 很多孕妇在妊娠期感染新冠病毒后常存在紧张焦虑的情绪，积极地加强心理疏导，减少孕产妇不必要的担忧。

7. **中医治疗** 中医治疗可参照《新冠病毒感染者居家中医药干预指引》，应在医生指导下进行治疗。

因暂缺抗病毒药物，以及妊娠晚期孕妇俯卧式呼吸难以进行，未行上述治疗，余支持对症治疗短时间内对病情缓解不明显，多学科会诊后考虑肺炎进一步加重，若继续妊娠则母胎不良结局风险升高，于入院第 3 日行剖宫产终止妊娠。

知识普及 4

妊娠合并新冠病毒感染重型，
如何选择终止妊娠时机和方式？

终止妊娠的时机需要综合孕周、孕妇病情变化和胎儿宫内情况进行综合考量，最终综合分析疾病严重程度及产科情况来决定。

1. **终止妊娠时机** 产科出现胎儿窘迫及早产、临产指征需终止妊娠者；重型病例包括呼吸窘迫（呼吸频率 ≥ 30 次 /min）、静息状态下外周指氧饱和度 ≤ 93%、动脉血氧分压（PaO_2）/ 吸氧浓度（FiO_2）≤ 300mmHg；危重症病例若出现呼吸衰竭且需要机械通气、休克、合并其他器官功能衰竭，需入 ICU 监护治疗。

2. **分娩方式** 包括阴道分娩和剖宫产。病情轻、宫颈条件成熟且已临产者可在严密监测下经阴道分娩；病情严重的孕妇不能耐受阴道分娩、胎儿窘迫致胎儿不能耐受阴道分娩，或有其他产科因素（如胎位异常等）无法经阴道分娩者，可选择剖宫产。

手术过程顺利，总共失血量 200ml，羊水量 400ml，羊水清。新生儿出生体重 2 000g，Apgar 评分 9-9，因早产气促转入新生儿科。

痰培养结果：无细菌生长。血培养：无细菌生长。术后继续采用哌拉西林钠他唑巴（4.5g，每 8 小时 1 次）预防感染，产后予高流量吸氧，俯卧位呼吸训练，补充血浆及白蛋白营养支持，布地奈德雾化吸入，甲泼尼龙琥珀酸钠（甲强龙）（40mg，1 次 /d，静脉推注）抗炎治疗（共 3 日），低分子量肝素预防静脉血栓形成等治疗。产妇间断挤母乳送新生儿科。

知识普及 5

妊娠合并新冠病毒感染终止妊娠后可以母乳喂养吗?

目前尚无足够证据表明新冠病毒会通过乳汁传播，因此没有理由避免或停止母乳喂养，应鼓励母乳喂养，这对母婴有诸多好处。如果母亲感染新冠病毒或接种了新冠病毒疫苗，由于母乳含有母体的抗体和其他抗感染因子，婴儿可能摄入抗体而对病毒产生被动免疫，坚持母乳喂养，恰恰可以给孩子提供强有力的免疫保护。如果母亲感染新冠病毒或为疑似患者，在做好个人防护的基础上可以继续进行母乳喂养。

应女士剖宫产术后体温正常，鼻导管吸氧（3L/min）外周指氧饱和度维持在 95% 以上。术后 3 日血气分析：二氧化碳分压 31.2mmHg（↓），氧分压 91.5mmHg，血钾 3.31mmol/L（↓），实际碳酸氢盐 19.4mmol/L（↓）；白蛋白 32.8g/L（↓），血清总钙 2.08mmol/L（↓）。术后 4 日体温正常，生命体征平稳，转入普通产科病房。

患者术后 8 日，有少量血性恶露，咳嗽、咳痰较前明显好转，无明显胸闷、气急。复查血常规正常，超敏 C 反应蛋白及降钙素原较前明显下降。患者术后 8 日本院胸部 CT 平扫：两肺多发磨玻璃影，两肺情况与之前基本相同。患者空气吸入下外周指氧饱和度水平正常，考虑术后恢复较好，产科无特殊治疗，予出院，出院后于综合性医院呼吸科就诊。

知识普及 6

妊娠合并新冠病毒感染重型终止妊娠后，
康复治疗包括哪些？

1. 体位管理　新冠病毒感染重型的产妇不建议非夜间睡眠长时间卧床。刚康复的患者需要进行预防性体位治疗，若出现病情加重，应尽早给予俯卧位通气治疗，一般每日不少于 12 小时。

2. 呼吸训练　产妇可适当地根据自身体力情况进行呼吸控制训练，学习主动循环呼吸技术进行自我管理，也可进行主动抗阻吸气肌的肌力训练（推荐使用弹簧阈值型负荷呼吸训练器或渐减式流阻负荷呼吸训练器）。

3. 咳嗽训练　产后患者应尽量避免用力咳嗽，尤其是剖宫产术后患者，减少反复咳嗽带来的胸部振荡和腹部切口疼痛，必要时可将双上肢抱胸深吸气辅助咳嗽。在咳嗽时应使用纸巾将口鼻部遮住，痰液用纸巾包好置入专门的垃圾袋处理。

4. 活动及运动　产妇产后较虚弱，此阶段需根据自身情况而定。可选择床上、坐位、站位等自主活动，以肢体拉伸、关节活动、床边活动为主，避免活动后疲劳。

5. 心理辅导　孕产妇受激素水平较大波动的影响，本身心理会有较大变化，再加上新冠病毒感染所带来的身心不适，更容易出现产后焦虑、抑郁等心理问题。适当地进行心理健康咨询指导，有利于产后康复。

6. 中医康复治疗　需在中医医生指导下进行，切勿盲目擅自服用各类中药，以免带来副作用。

专家述评：写给全科医生

本案例为育龄女性，妊娠晚期。孕妇自发现妊娠后，建立妊娠期保健册，定期产检。妊娠期产检可分为妊娠早期产检、妊娠中期产检和妊娠晚期产检。检查内容：体格检查，包括身高、体重、血压等；实验室检查，包括血常规、尿常规、肝肾功能、血糖、甲状腺功能、产前筛查（唐氏筛查、无创 DNA、羊水穿刺等）、超声等。该孕妇定期产检的各项产前检查均正常，无妊娠并发症，属于正常妊娠孕妇。但妊娠晚期和围产期女性感染新冠病毒属于可能会发展为重型、危重型的高危人群，需严密监测。

孕妇出现新冠病毒感染时，建议严密监测胎心、胎动，轻症者居家观察，对症处理，经对症处理后若症状持续加重，出现呼吸困难、高热不退、头晕、意识模糊或其他紧急情况，需及时就医。基层医院如遇到疾病进展较快的重型患者，建议转往危重孕产妇救治中心。

若妊娠合并新冠病毒感染重型，终止妊娠的时机和分娩方式需要综合孕周、孕妇病情变化、胎儿宫内情况来决定。

关于终止妊娠时机：产科指征，产科出现胎儿窘迫及早产临产指征需终止妊娠者；新冠病毒感染重型病例，呼吸窘迫（呼吸频率 ≥ 30 次 /min），或静息状态下，外周指氧饱和度 ≤ 93%，或动脉血氧分压（PaO_2）/ 吸氧浓度（FiO_2）≤ 300mmHg；危重型病例出现呼吸衰竭且需要机械通气，或出现休克，或合并其他器官功能衰竭需 ICU 监护治疗。

关于分娩方式：阴道分娩，病情轻，宫颈条件成熟，已临产时选择；剖宫产，新冠病毒感染重型、病情严重的孕妇不能耐受经阴道分娩，胎儿窘迫致胎儿不能耐受经阴道分娩，其他产科因素（如胎位异常等）无法经阴道分娩时选择。

终止妊娠后，产科治疗需联合呼吸科医生共同参与，有利于产妇快速康复。新冠病毒感染重型导致肺炎的孕产妇康复后，肺功能依然会受到一定影响，建议尽早开始康复治疗。早期活动、体位管理、营养支持和心理帮助是康复治疗重要而有效的内容。

（白晓霞）

第三章

慢性病并发新冠病毒感染案例

▎第一节 慢性阻塞性肺疾病并发新冠病毒感染 〃〃〃

慢性阻塞性肺疾病（简称"慢阻肺"）是一种常见的、可预防和治疗的慢性气道炎症性疾病，是最常见的慢性气道疾病。我国 60 岁以上人群患病率超过 27%，2017 年已成为我国第三大死因。慢阻肺患者作为新冠病毒感染高危人群，感染新冠病毒后更容易出现肺炎，甚至呼吸困难。

病例

患者，张阿姨，77 岁，慢性咳嗽、咳痰伴喘息病史 16 年，确诊为慢阻肺，每年她都因为病情急性加重住院 1～2 次。3 个月前，张阿姨的肺功能报告显示：第 1 秒呼气容积占预计值的百分比（$FEV_1\%pred$）为 45%。医生将其定为重度，即"GOLD 3 级"。张阿姨平时每日下午在小区里散步，在家做一些简单的家务。每天早上都能咳出几口白痰，咳痰不算费劲。她按照医生的处方规律应用噻托溴铵粉雾剂和布地奈德福莫特罗粉吸入剂治疗。

本次张阿姨出现发热，体温 38.0℃，嗓子疼，新冠病毒抗原检测为阳性，服用"洛索洛芬片"，2 日以后退热，但嗓子还是疼，乏力，食欲缺乏，吃什么都没味。咳嗽、咳痰也比平时加重了，总感觉咳不痛快、咳起来停不下，痰很黏、不容易咳出。2 日后，张阿姨感觉起床后站立不稳、气不够用；自测体温 38.8℃，新冠病毒抗原检测依然为阳性，遂前往医院就诊。

知识普及 1

何时需要及时就诊？

出现以下情况时需及时就诊。

1. 呼吸困难或呼吸频率明显增快；家中有条件监测外周指氧饱和度情况下发现≤93%，对于本身就有慢性呼吸系统疾病平日指氧饱和度偏低的患者，外周指氧饱和度较平日下降为标准。

2. 经药物治疗后体温仍持续高于38.5℃，超过3日。

3. 原有基础疾病在新冠病毒感染后明显加重，通过现有的药物治疗方案不能控制或改善。

入院检测生命体征：体温38.9℃，脉搏92次/min，血压146/90mmHg，呼吸频率24次/min，指氧饱和度88%。医生立即给予鼻导管吸氧（2L/min），并进行了体格检查：精神偏弱，半卧位，口唇轻发绀，颈静脉无怒张，桶状胸，两肺呼吸音低，可闻及痰鸣音、少量湿啰音，心率92次/min，律齐，腹软，无压痛、反跳痛，双下肢无水肿。辅助检查及相关指标包括新冠病毒核酸检测、胸部CT、心电图、血常规、C反应蛋白、动脉血气分析、降钙素原、肌钙蛋白、心肌酶谱、肝肾功能、电解质、血糖、尿常规等。

检查结果显示：新冠病毒核酸阳性。血气分析中pH 7.40，氧分压59mmHg，二氧化碳分压45mmHg，动脉血氧分压（PaO_2）/吸氧浓度（FiO_2）295mmHg。胸部CT提示两肺散在斑片状磨玻璃浸润影。血常规：白细胞计数$12×10^9$/L；C反应蛋白126mg/L，降钙素原2.1ng/ml，尿常规、电解质、肝肾功能、血糖、肌钙蛋白、心肌酶谱、凝血功能等未见明显异常。诊断为新冠病毒感染（重型），肝肾功能、心肌、电解质等未受损。张阿姨原有慢阻肺，属于新冠病毒感染重型、危重型的高危人群。

医生给出了一系列治疗：奈玛特韦/利托那韦组合包装（Paxlovid）抗病毒治疗，早3粒，晚3粒，连服5日；地塞米松，5mg，静脉滴注，1次/d，连用7日；因白细胞、C反应蛋白、降钙素原升高，考虑已合并细菌感染，完善痰培养检查后，给予头孢哌酮舒巴坦抗感染治疗；异丙托溴铵+布地奈德+沙丁胺醇雾化祛痰及舒张支气管治疗，暂停平时使用的吸入剂；维持水、电解质平衡。

医生还给张阿姨使用了振荡排痰仪，陪护人员也每隔2小时为其拍背、帮助排痰。并在帮助下进行俯卧位通气。为了防止合并真菌感染，每日给张阿姨做口腔护理。

知识普及2

如何将痰咳出来？

新冠病毒感染肺炎的患者肺泡和支气管内可能有较多黏稠分泌物，因此促进呼吸道分泌物排出十分必要。

痰多或痰不易咳出者，可服用乙酰半胱氨酸、盐酸氨溴索、桉柠蒎肠溶软胶囊、羧甲司坦等祛痰药；有条件者也可进行雾化治疗。

清醒者可选用呼吸技巧排痰，通过深呼吸，逐渐将肺内周边位置的痰液集中到气道，通过呼吸肌和膈肌共同做功，将痰液排出。

俯卧位通气适用于具有发展为重型的高风险因素、病情进展较快的中型、重型和危重型新冠病毒感染患者，建议每日不少于12小时。俯卧位通气具体操作：将床放平，取俯卧位，将第一个软枕垫在胸部，第二个软枕或毛巾/浴巾卷垫在前额下方，留出足够的空间容纳氧气面罩或其他供氧装置，将头部放在最舒服的位置。

有条件的患者，可采用正压呼气治疗／振荡正压呼气治疗、高频胸壁振动等方法。特别是正压呼气治疗和振荡正压呼气治疗，能使患者更容易排出气道分泌物，改善肺功能和预防肺部并发症。

3日后，张阿姨体温恢复正常，咳嗽减轻，痰液也能咳出。7日后，复查新冠病毒核酸及抗原均已转为阴性。张阿姨食欲恢复。入院时，营养科医生给定了营养处方，根据张阿姨的病情，指导营养支持方案，鼓励她多进食高蛋白、清淡的饮食，食物种类多样化，每日饮用1500ml以上的液体；并予以服用益生菌。应用抗病毒药的第1日，张阿姨腹泻3次，每次量不多，第2日起不再腹泻。张阿姨在家时，很紧张，睡不好觉；到医院后，医生、护士向她解释病情并安慰鼓励，还进行了一些量表评估，在医生、护士的帮助下，她克服了恐惧焦虑，睡觉也踏实了。

3日后，张阿姨病情好转，逐步进行床边坐位、床边椅子坐位、扶椅床边站立、床边行走等活动。张阿姨还学会了坐位及立位呼吸操锻炼方法。

知识普及3

除了体位管理、气道清洁、呼吸控制训练，还有哪些因素对于新冠病毒感染康复早期很重要？

除体位管理、气道清洁、呼吸控制训练外，早期活动、营养支持及心理康复对新冠病毒感染康复早期也十分重要。

应鼓励患者进行早期渐进性活动。在不增加患者疲劳的情况下每日进行体位转换活动，如床边坐位、床边椅子坐位、扶椅床边站立和床边行走，每日1～2次。对转移障碍的患者，可以利用助行器、牢固的椅子或在床档或治疗师辅助下进行。

新冠病毒感染患者存在不同程度的炎症反应和消耗增加，感染引起的食欲下降或消化道症状等可导致摄入较少和/或消化吸收功能受损，继之出现营养不良和免疫力下降，因此营养支持十分必要。应根据其临床状况及营养风险筛查和评估，早期给予合理的膳食和营养治疗，以改善营养状况、免疫功能和临床结局。

新冠病毒感染患者容易出现恐惧、易怒、失眠等，或不配合治疗，或出现绝望、放弃治疗等心理问题，故防止病情加重及心理疏导是康复治疗的重点之一。主要评估患者是否有焦虑、抑郁及创伤后应激障碍等表现。可以选用焦虑自评量表或抑郁自评量表进行评定。抑郁症筛查可以采用患者健康问卷-9（patient health questionnaire-9，PHQ-9），焦虑症筛查可以采用广泛性焦虑障碍量表-7（generalized anxiety disorder-7，GAD-7）。

在未吸氧状态下，张阿姨的外周指氧饱和度可以维持在93%以上。出院前，张阿姨恢复使用平时的吸入药物，继续服用祛痰药物。出院后，居家继续呼吸康复锻炼，疲乏症状逐渐缓解，体力也逐渐恢复。

张阿姨入院与出院胸部CT见图3-3-1。

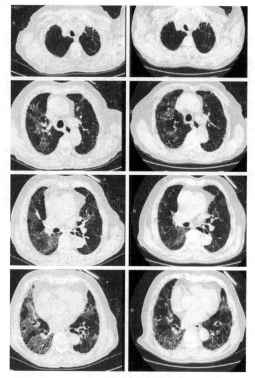

图 3-3-1　入院与出院胸部 CT 对比

左侧为入院时胸部 CT，右侧为 7 日后出院时胸部 CT。

知识普及 4

继续居家呼吸康复是否有必要？

新冠病毒感染后，虽然核酸、抗原检测结果已经转阴，但机体尚未恢复到病前水平，需要 12 周，甚至更长时间才能完全康复。此阶段在日常生活起居、活动锻炼等方面要本着循序渐进、量力而行的原则，逐步恢复如常。

居家呼吸康复，可以维持或改善呼吸功能，促进呼吸道分泌物排出；运动训练可以提高肌肉力量，缓解乏力症状，提高日常生活活动能力，还可以减少抑郁或焦虑的情绪，改善睡眠。

可指导患者进行循序渐进的肢体运动，包括重型患者。

上肢运动：床上取坐位或卧位，肘关节微屈（虚弱患者可将前臂垫起），手心朝下，嘱患者注视双手。双手同时用力握拳，将双拳持续握紧，慢慢屈肘屈肩，将双拳靠近肩关节，双肘与双肩在同一水平。当肌肉感觉稍微有点疲劳发酸，将双手放松慢慢背伸，肘关节伸直，放回床面。3个动作为1组，组间休息1分钟，每次完成3~6组，每日2~3次。

下肢运动：床上取坐位或卧位，单侧足跟不离开床面，慢慢向臀部滑动，屈曲膝关节和髋关节。在足跟滑动向臀部的极限位置保持中立位，同时背屈踝关节，以感到轻微的牵拉感，保持10秒，然后足跟不离开床面，慢慢伸直滑动下肢。当整个单侧下肢接触床面后，踝关节跖屈，以感到轻微的牵拉感，保持10秒，然后缓缓地将踝关节放松至中立位。左右下肢交替进行，双侧下肢交替进行一次，组间休息1分钟，每次完成3~6组，每日2~3次。虚弱的患者可指导其足跟在床上滑动完成动作。

另外，坐位或立位呼吸操也是切实可行的有效居家康复方法。

专家述评：写给全科医生

本案例为老年女性，慢性病程，慢阻肺病史明确。《慢性阻塞性肺疾病全球倡议》（global initiative for chronic obstructive lung disease，GOLD）2023 年修订版明确提出，慢阻肺是一种以呼吸困难、咳嗽、咳痰等慢性呼吸道症状为特征，因气道（支气管炎，细支气管炎）和 / 或肺泡（肺气肿）异常导致持续性气流阻塞，且这种气流阻塞往往呈进展性。慢阻肺评估分组为 A、B、E 三组，该患者每年因急性加重需住院 1 次以上，为 E 组。根据 GOLD 2023 年修订版，此患者第 1 秒用力呼气容积占预计值的百分比 ≥ 30% 且 ≤ 50%，气流受限严重程度为 GOLD 3 级（重度）。患者平日吸入糖皮质激素 + 长效 β 受体激动剂 + 长效 M 受体拮抗剂治疗。对于慢阻肺患者，呼吸康复十分必要。慢阻肺患者为新冠病毒感染重型、危重型的高危人群。

当此类患者出现新冠病毒感染时，建议早期（发病 5 日以内）应用小分子抗病毒药物，目前最多选用奈玛特韦 / 利托那韦组合包装（Paxlovid），奈玛特韦 300mg 与利托那韦 100mg 同时服用，每 12 小时 1 次，连续服用 5 日。如在基层医院观察到疾病进展较快的高危患者、需要氧疗的患者，均建议立即使用糖皮质激素治疗。具体应用方面，建议短期（不超过 10 日）应用糖皮质激素治疗：地塞米松（5mg/d）或甲泼尼龙（40mg/d）。对于存在结构性肺病的患者，更易合并细菌感染，需根据当地细菌耐药情况选择抗生素，同时应考虑到革兰氏阴性杆菌（如铜绿假单胞菌属或其他耐药菌株）感染和抗生素耐药情况。使用抗生素前应先留取痰液进行细菌、真菌培养，根据痰液培养结果及时调整抗生素。

当出现新冠病毒感染时，对慢性呼吸系统疾病患者的肺功能会存在进一步打击，早期呼吸康复更加必要。呼吸康复目标是维持或改善呼吸功能，促进呼吸道分泌物排出，建立更好的呼吸模式，提高患者生活质量。对于慢阻肺同时存在高碳酸血症的患者，外周血氧饱和度可适当放宽到88%～92%，达到此标准即可启动康复治疗。体位管理、气道清洁、呼吸控制训练、早期活动、营养支持及心理康复是新冠病毒感染康复的重要内容。本着循序渐进、量力而行的原则。

（王晓娟）

▌第二节　糖尿病并发新冠病毒感染 ﹏﹏﹏﹏﹏﹏﹏﹏﹏﹏

近年来，我国成人糖尿病患病率持续上升，已高达11.9%。2018年中国慢性病及危险因素监测报告显示，全国糖尿病知晓率、治疗率和控制率分别为38.0%、34.1%和33.1%。我国糖尿病患病人群中，2型糖尿病接近90%。2型糖尿病患者可出现多种并发症，严重影响患者的生活质量，是新冠病毒感染的高危人群，需要特别注意。

病例

患者，杨先生，61岁，确诊2型糖尿病10年余，高血压3年。1年前杨先生出现排泡沫尿的情况，相关实验室检查结果显示：尿蛋白阳性、随机尿微量白蛋白阳性、血尿素氮12.5mmol/L、血肌酐222μmol/L；眼底镜检查示存在糖尿病视网膜病变；超声提示肾脏大小正常。临床诊断为"2型糖尿病，糖尿病视网膜病变，糖尿病肾病"。平时规律用药：瑞格列奈（1mg，餐前口服，3次/d）、甘精胰岛素（10IU，皮下注射，1次/d，晚间使用）控制血糖；厄贝沙坦（150mg，口服，1次/d）控制血压、保肾；至灵胶囊（3粒，口服，3次/d）、尿毒清颗粒（1包，冲服，4次/d）护肾排毒；血压、血糖控制在正常水平，肾功能方面肌酐稳定在220μmol/L左右。杨先生日常在老年人活动中心与老年人们围坐，下棋、打牌、唠家常，或到菜园摘菜，做一些简单的家务。

2022 年 12 月 22 日，杨先生出现发热、咽痛、食欲缺乏等不适，自服 1 片对乙酰氨基酚，并进食少量流质饮食。1 日后退热，但咽痛、乏力，食欲缺乏、吃什么都没味，有少许咳嗽，无痰。12 月 25 日傍晚，杨先生感觉全身乏力明显，四肢酸痛，体温 38.6℃，自测新冠病毒抗原为阳性，准备次日去当地社区卫生服务中心就诊。

杨先生当晚在家突然出现神志不清，家人发现后紧急送到当地社区卫生服务中心，医生体格检查发现其四肢皮肤湿冷，急查指尖血糖 2.2mmol/L、新冠病毒核酸检测阳性，诊断："2 型糖尿病并低血糖昏迷、新冠病毒感染"。紧急给予 50% 葡萄糖注射液 40ml 静脉推注、补液 500ml 等综合治疗后，患者神志转清。复测指尖血糖 11.4mmol/L。留院观察至次日早晨查静脉血糖为 16.4mmol/L；肾功能示：尿素 16.56mmol/L，血肌酐 312μmol/L，尿酸 470μmol/L，肝功能、血脂未见异常，提示患者肾功能减退、高尿酸血症。

知识普及 1

杨先生为什么会发生低血糖？什么是低血糖症？

低血糖症是一组多种病因引起的血糖浓度过低，临床上以交感神经兴奋和脑细胞缺乏葡萄糖为主要特点的综合征。低血糖标准：非糖尿病患者血糖 < 2.8mmol/L，糖尿病患者血糖 < 3.9mmol/L。

患者感染新冠病毒后出现发热，会引起机体疲乏不适、出汗、食欲下降，进食量比平时少，使患者身体代谢、糖分消耗加快，再加上糖尿病肾病患者药物排泄异常，药物未调整等均可导致低血糖，引起低血糖症。

知识普及 2

作为糖尿病患者，如何知晓出现哪些症状提示可能发生
"低血糖症"？

低血糖呈发作性，时间和频率随病因不同而异，症状千变万化。低血糖症的临床表现可归纳为以下两方面。

1. 自主神经过度兴奋 低血糖发作时由于交感神经和肾上腺髓质释放肾上腺素、去甲肾上腺素等，临床表现为皮肤出汗、饥饿、感觉异常、流涎、颤抖、心悸、紧张、焦虑、软弱无力、面色苍白、心率加快、四肢冰凉等。

2. 脑功能障碍 是大脑缺乏足量葡萄糖供应时功能失调的一系列表现。初期表现为精神不集中、思维和语言迟钝、头晕、嗜睡、躁动、易怒、行为怪异等精神症状，严重者可出现惊厥、昏迷，甚至死亡。

低血糖发作时，最简便易行的处理方法是给患者喝糖水，或吃含糖的食物等，如果通过这样应对措施能够缓解低血糖的症状，一般问题不大，但需要与家庭医生取得联系，做好后续随访和健康指导。

知识普及 3

糖尿病患者感染新冠病毒后，
还能吃降糖药和注射胰岛素吗？

感染新冠病毒后，降糖药不能随意停服。因新冠病毒感染后，发热导致应激反应，会引起人体炎症反应，保护性分泌大量糖皮质激素、肾上腺素等，从而导致血糖明显升高，甚至会出现指尖血糖"爆表"。同时，因为咳嗽可能会服用一些含糖浆制剂的止咳药物，也会引起血糖升

高。另一方面，糖尿病患者感染新冠病毒后，会出现发热、食欲缺乏，甚至恶心、呕吐、腹泻等，患者进食量往往比平时减少，这样又可能引起血糖下降，甚至低血糖昏迷。因此，糖尿病患者合并感染新冠病毒后，需要密切监测血糖，及时调整降糖药物剂量，特别对有慢性肾脏病且多病共存的患者，需更加密切监测血糖及意识状况，以免发生严重低血糖或发生糖尿病严重急性并发症（低血糖昏迷、糖尿病酮症酸中毒）。

　　12 月 26 日，当地社区卫生服务中心医生考虑杨先生血糖监测波动大、肾功能差且多病共存，遂于当日上午 11:00 征得患者及其家属同意并联系全科医学科门诊后转至上级医院。入院体格检查：体温 36.3℃，脉搏 100 次 /min，呼吸频率 20 次 /min，血压 140/90mmHg；慢性病容，自动体位，神志清，定向力、理解力、计算力正常，皮肤无出汗，皮肤弹性尚可，呼吸规则，呼气无烂苹果味，两肺呼吸音清，未闻及干湿啰音，心率 100 次 /min，律齐，未闻及病理性杂音，腹平软，无压痛、反跳痛，肝脾肋下未及，肠鸣音 4 次 /min，双下肢无水肿，双侧足背动脉搏动对称、良好，四肢末梢温暖、感觉无异常，四肢肌力 V 级，肢体肌张力无亢进。入院后急查血常规：白细胞计数 $6.96×10^9$/L，中性粒细胞百分比 81.10%，淋巴细胞百分比 9.9%，血红蛋白 116g/L，血小板计数 $144×10^9$/L；急诊生化示尿素 14.75mmol/L，肌酐 281μmol/L，血糖 8.6mmol/L。胸部 CT 未见炎性浸润影，排除肺炎，头颅磁共振成像示鼻窦炎，排除脑梗死。

知识普及 4

低血糖的转诊指征是什么？

1. 对于意识不清的低血糖患者，静脉推注高渗葡萄糖后 15 分钟，如意识仍然不清或血糖仍 ≤ 3.9mmol/L，应在给予相应处理基础上及时转诊。

2. 在社区卫生服务中心处理后，血糖的波动幅度较大，需要进行转诊的治疗。

3. 糖尿病患者出现并发症，引发心脑血管疾病，如发生脑卒中，或伴肾功能不全，均需转诊。

患者在医院全科医学病区住院期间排除急性心脑血管疾病后，诊断为"新冠病毒感染轻型、2 型糖尿病、糖尿病视网膜病变、糖尿病肾病、慢性肾脏病急性加重、原发性高血压"。给予瑞格列奈（0.5mg，餐前口服，3 次 /d）、甘精胰岛素（8U，皮下注射，1 次 /d，晚间使用）（住院期间根据床边指尖血糖及时调整剂量，并逐渐过渡到维持剂量）控制血糖，厄贝沙坦（150mg，口服，1 次 /d）控制血压，至灵胶囊（3 粒，口服，3 次 /d）护肾，尿毒清颗粒（1 包，冲服，4 次 /d）排毒，碳酸氢钠（0.5g，口服，3 次 /d）碱化尿液，谷胱甘肽抗氧化助肾功能恢复，以及补液等对症综合处理后，病情好转。

12 月 30 日，患者无畏寒发热，无咽痛，轻度乏力，无四肢酸痛，无咳嗽、咳痰，无胸闷、气短，胃纳好转。复查血生化示：尿素 12.0mmol/L，肌酐 218μmol/L，尿酸 320μmol/L，空腹血糖 11.46mmol/L，肾功能恢复至 10 个月前的稳定水平，低血糖得到纠正，新冠病毒核酸检测阴性，于 2023 年 1 月 2 日步行出院。

知识普及 5

有糖尿病、高血压、慢性肾脏病等多病共存，感染新冠病毒后在饮食、活动方面有什么建议？糖尿病患者该如何预防新冠病毒感染？

1. 感染新冠病毒后，在饮食、活动方面有以下建议

（1）饮食方面：新冠病毒核酸检测转阴后，胃肠道功能逐渐恢复正常，恢复期应避免大补大吃，要保证食物细软，吃饭要细嚼慢咽，待食欲好转后逐渐适量增加摄入量；多吃鱼、禽、肉、蛋、奶和豆类，适量搭配蔬菜和水果；如老年人食欲不佳、身体虚弱，可在医生和临床营养师指导下，适时合理补充营养，如摄入特殊医学用途配方食品、营养素补充剂等。

（2）活动方面：大部分人"阳过"后有一定程度的疲劳，甚至可持续数周，应充分休息，保持良好的睡眠，可尝试调整每日做事节奏，不要一次做太多事情。应循序渐进地恢复锻炼，在安全和无疲劳的情况下逐渐恢复力量和耐力。如步行困难，可考虑在床上或椅子上锻炼，从拉伸动作开始，逐步增加活动量，如做家务、散步、打太极拳、练八段锦等。

2. 糖尿病患者是新冠病毒感染的高危人群，需做好个人防护

（1）应尽量避免与返乡、外来人员接触，接触的时候要做好个人防护。

（2）感染过新冠病毒的糖尿病患者身体比较虚弱，易诱发原有基础疾病的加重，即便是已经"阳康"的糖尿病患者，也应尽量减少聚集性活动，如走亲访友、聚集等。

（3）良好的营养保障对提升糖尿病患者的免疫力十分重要。

（4）平时应做好自我健康监测，尤其需监测血糖、血压等。

（5）保持日常作息规律，膳食营养均衡，避免过多摄入食物。

专家述评：写给全科医生

本案例为老年男性，"新冠病毒感染轻型，2型糖尿病、糖尿病视网膜病变、糖尿病肾病、慢性肾脏病急性加重，原发性高血压"诊断明确。患者日常以甘精胰岛素联合降糖药控制血糖，厄贝沙坦降压保肾，至灵胶囊护肾，尿毒清颗粒排毒。本次新冠病毒感染后并发低血糖昏迷，经积极综合处理苏醒后，因血糖波动大、肾功能减退转入上级医院全科医学病区。入院后根据血糖监测情况及时调整瑞格列奈和甘精胰岛素剂量并逐渐过渡到维持剂量。

目前常用的抗新冠病毒药如下。

1. 奈玛特韦/利托那韦组合包装（Paxlovid）　在确诊及出现症状后5日内尽快服药，常规用法为奈玛特韦300mg（150mg×2片）/利托那韦100mg（100mg×1片），口服，每12小时1次，连服5日；中度肾功能不全[估测肾小球滤过率（estimated glomerular filtration rate，eGFR）30～60ml/min]者减量使用，奈玛特韦150mg（1片）/利托那韦100mg（1片），重度肾功能不全（eGFR＜30ml/min）者不应使用本药。

2. 阿兹夫定 应尽早使用，常规用法：5mg/次，整片吞服，1次/d，疗程不超过14日；中度肾功能不全（eGFR 30～60ml/min）：3mg/次；重度肾功能不全（eGFR < 30ml/min）：谨慎使用。

3. 莫诺拉韦胶囊 发病5日以内尽快服用，常规用法：800mg/次，口服，每12小时1次，连续5日；不建议在妊娠期和哺乳期使用。

糖尿病患者是新冠病毒感染重型、危重型的高危人群，但该病例为新冠病毒感染轻型，根据肌酐值、年龄、男性的eGFR（20.01ml/min），属于重度肾功能不全，不宜使用目前本院能提供的Paxlovid和阿兹夫定这两种抗病毒药，故该病例仅予对症治疗。若该病例短时间内有进展为新冠病毒感染重型或危重型的可能，可考虑使用不受肾功能影响的莫诺拉韦胶囊抗病毒治疗。

患者入院前使用厄贝沙坦降压，该药属于血管紧张素Ⅱ受体阻滞剂，是慢性肾病的一线用药，入院后血压140/90mmHg，血肌酐281μmol/L，继续用厄贝沙坦（150mg，口服，1次/d）降低血压的同时减少蛋白尿。患者感染新冠病毒后出现高尿酸血症，考虑与新冠病毒感染影响肾脏代谢，以及使肾排泄功能下降有关，患者无痛风症状，暂不给予苯溴马隆促进尿酸排出，嘱患者多饮水增加尿量；给予碳酸氢钠（0.5g，口服，3次/d）碱化尿液以降尿酸。同时辅以至灵胶囊（3粒，口服，3次/d）护肾，尿毒清颗粒（1包，冲服，4次/d）排毒，谷胱甘肽抗氧化助肾功能恢复，以及补液等对症综合处理后，患者血压、血糖、尿酸控制在正常水平，肾功能恢复至感染新冠病毒前的水平。

对于2型糖尿病患者，日常血糖监测是控制病情的核心，血糖的波动不仅会引起糖尿病慢性并发症（眼、肾、心脏、血管、神经的慢性损害、功能障碍），也易引起糖尿病严重急性并发症

（低血糖昏迷和糖尿病酮症酸中毒）。2型糖尿病合并并发症的患者为新冠病毒感染重型、危重型的高危人群，作为全科医生应予以关注。

此类患者感染新冠病毒后，在进行对症处理的过程中，要特别警惕低血糖症的发生，本例患者就是感染新冠病毒后出现低血糖症。因此全科医生应做好健康宣教，指导教育患者及家属在日常生活中观察哪些情况提示可能出现低血糖症，其常见表现为精神不集中、思维和语言迟钝、头晕、嗜睡、躁动、易怒、行为怪异等精神症状，严重时可导致意识丧失，若不及时抢救可致死亡。患者应在家自行监测指尖血糖，以及掌握发生低血糖症后如何在家自救等健康知识。

另外，要对糖尿病患者进行宣教，感染新冠病毒后降糖药不能随意停服，应密切监测血糖，密切关注血糖过高或过低情况。同时，由于此类糖尿病患者通常基础病多，病情复杂，低血糖症的出现往往是多种原因造成的结果，全科医生要掌握转诊指征，对于低血糖症积极处理后效果仍不满意或可能出现其他并发症者，均要及时转诊。

对于糖尿病患者预防感染新冠病毒，全科医生应从饮食、运动、睡眠、个人防护等各方面详细指导患者及家属，如勤洗手、戴口罩，规律饮食、定时定量进餐，每日保证充足的饮水，饮食均衡，遵医嘱合理用药，科学运动，保证充足睡眠，保持心情愉悦，按时接种新冠病毒疫苗，降低新冠病毒感染风险，从而维持病情平稳。

综上所述，2型糖尿病作为我国社区常见的慢性病之一，血糖控制达标可以明显减少糖尿病并发症的风险。糖尿病目前一般采用综合治疗，包括饮食治疗、运动治疗、药物治疗、糖尿病患者教育，以及糖尿病管理。当糖尿病患者感染新冠病毒后，作为全科医生一定要告知患者在血糖控制过程中，可能会发生血糖低于正常水平的现象，做好相关的健康宣教，加强自我血糖监测。同时，个体化治疗是避免低血糖的关键，要及时调整降糖药物剂量以确保疗效最大化。血糖并不是控制得越低越好，也不是降得越快越好，在控血糖的同时也需警惕低血糖的发生。

（吴耿茂）

推荐阅读

[1] 国家卫生健康委员会办公厅，国家中医药局综合司 . 新型冠状病毒感染诊疗方案（试行第十版）. (2023-01-05) [2023-01-13]. http://www.nhc.gov.cn/ylyjs/pqt/202301/32de5b2ff9bf4eaa88e75bdf7223a65a/files/02ec13aadff048ffae227593a6363ee8.pdf.

[2] 北京市疾病预防控制中心 . 新冠病毒感染者居家隔离"十注意". (2022-12-14) [2023-01-09]. https://study.bjwomen.gov.cn/thought/live/2022/12/14/6602.shtml.

[3] 北京市卫生健康委员会 . 新冠病毒感染者用药目录（第一版）.（2022-12-12）[2023-01-09]. http://wjw.beijing.gov.cn/wjwh/ztzl/xxgzbd/gzbdzcfg/202212/t20221212_2877983.html.

[4] 北京市卫生健康委员会 . 新型冠状病毒阳性感染者居家康复实用手册（第 一 版）.（2022-12-09）[2023-01-09]. http://www.beijing.gov.cn/ywdt/zwzt/yqfk/kpzs/202212/t20221209_2874493.html.

[5] 北京市卫生健康委员会 . 新型冠状病毒感染者恢复期健康管理专家指引（第一版）.（2022-12-29）[2023-01-09]. http://wjw.beijing.gov.cn/wjwh/ztzl/xxgzbd/gzbdfkgz/202212/t20221229_2886740.html.

[6] 迟春花，吴浩 . 新型冠状病毒感染基层诊疗和服务指南（第一版）. 中华全科医师杂志，2023, 22(2)：115-137.

[7] 葛均波，徐永健，王辰 . 内科学 . 9 版 . 北京：人民卫生出版社，2018.

[8] 国家儿童医学中心，首都医科大学附属北京儿童医院新型冠状病毒感染重症救治专家组，北京儿童新型冠状病毒感染医疗救治市级专家组 . 儿

童新型冠状病毒 Omicron 变异株感染重症早期识别和诊治建议. 中华儿
科杂志，2023,61(3):199-202.

[9] 国家卫生健康委员会. 新冠病毒疫苗接种技术指南（第一版）. 传染病
信息，2021,34(2):97-98.

[10] 国家中医药管理局. 新冠病毒感染者居家中医药干预指引.（2022-12-
10）[2023-01-09]. http://www.natcm.gov.cn/yizhengsi/gongzuodongtai/
2022-12-10/28466.html.

[11] 国务院应对新型冠状病毒肺炎疫情联防联控机制综合组. 加强老年人新
冠病毒疫苗接种工作方案.（2022-11-09）[2023-01-09]. http://www.nhc.
gov.cn/xcs/gzzcwj/202211/9bb71c9c7d664fb0bbcd2b3eaaefcf84.shtml.

[12] 国务院应对新型冠状病毒肺炎疫情联防联控机制综合组. 新冠病毒疫苗
第二剂加强免疫接种实施方案. (2022-12-14) [2023-01-09]. https://www.
ccdi.gov.cn/yaowenn/202212/t20221214_236429.html.

[13] 杭州市卫生健康委员会. 杭州市老年人新冠病毒疫苗接种建议专家共识
（第一版）.（2022-06-17）[2023-01-09]. http://www.jiande.gov.cn/art/
2022/6/17/art_1229246416_59116133.html.

[14] 湖北省健康管理学会，中华医学会健康管理学分会. 新型冠状病毒感染
恢复期健康管理专家共识. 健康研究, 2022, 42(6): 601-611.

[15] 蒋荣猛，谢正德，姜毅，等. 儿童新型冠状病毒感染诊断、治疗和预防
专家共识（第四版）. 中华实用儿科临床杂志，2022,37(14):1053-1065.

[16] 林连君，朱蕾，时国朝，等. 老年新型冠状病毒肺炎诊治与防控专家共
识. 中华内科杂志,2020,59(8):588-597.

[17] 戚晓昆，王志伟. 新型冠状病毒肺炎疫情下头晕和眩晕的诊治. 中华老
年心脑血管病杂志, 2020, 22(5): 559-560.

[18] 上海市临床营养质量控制中心. 新型冠状病毒肺炎患者的营养管理建议.

中华传染病杂志，2022,40(12):705-710.

[19] 上海市新型冠状病毒肺炎临床救治专家组．新型冠状病毒肺炎患者俯卧位治疗上海专家建议．中华传染病杂志，2022, 40(9): 513-521.

[20] 上海市医学会分子诊断专科分会，上海市医学会检验医学专科分会，上海市微生物学会临床微生物学专业委员会，等．病原体核酸即时检测质量管理要求专家共识．中华检验医学杂志，2021, 44(11): 1021-1028.

[21] 世界卫生组织欧洲区域办事处．康复指导手册：COVID-19 相关疾病的自我管理 (第二版)．（2022-12-7）[2023-01-14]. https://apps.who.int/iris/handle/10665/349695.

[22] 王卫庆，单忠艳，王广，等．新型冠状病毒肺炎疫情期间糖尿病基层管理专家建议．中华内分泌代谢杂志，2020,36(3):185-190.

[23] 张帆，杨凌艳，王颖，等．新型冠状病毒肺炎疫情期间妊娠期孕妇居家护理指导策略．中华护理杂志，2020,55(z2):784-786.

[24] 张福杰，王卓，王全红，等．新型冠状病毒感染者抗病毒治疗专家共识．中华临床传染病杂志，2023,16(1):10-20.

[25] 张晓利，贾文文，张红梅．新型冠状病毒肺炎疫情期间社区及居家防护策略研究进展．中华护理杂志，2020,55(4):842-844.

[26] 中国老年保健医学研究会老年内分泌与代谢病分会编写组．新型冠状病毒肺炎疫情间老年糖尿病患者疾病管理与应急指引．中国糖尿病杂志，2020,28(1):1-6.

[27] 中华医学会呼吸病学分会哮喘学组，国家呼吸医学中心．新型冠状病毒感染咳嗽的诊断与治疗专家共识．中华结核和呼吸杂志，2023,46(3):217-227.

[28] 中华医学会全科医学分会，中华中医药学会全科医学分会，中华预防医学会呼吸病预防与控制专业委员会，等．新型冠状病毒感染基层诊疗和

服务指南（第一版）.中华全科医师杂志，2023,22(2):115-137.

[29] 中华医学会糖尿病学分会.糖尿病患者合并新型冠状病毒肺炎的管理建议.中华糖尿病杂志,2020,12(2):73-75.

[30] 中华预防医学会公共卫生眼科学分会.中国新型冠状病毒眼病防控专家共识（2022年）.中华眼科杂志,2022,58(3):176-181.